Die „Monographien aus dem Gesamtgebiete der Neurologie und Psychiatrie" stellen eine Sammlung solcher Arbeiten dar, die einen Einzelgegenstand dieses Gebietes in wissenschaftlich-methodischer Weise behandeln. Jede Arbeit soll ein in sich abgeschlossenes Ganzes bilden. Diese Vorbedingung läßt die Aufnahme von Originalarbeiten, auch solchen größeren Umfanges, nicht zu.

Die Sammlung möchte damit die Zeitschriften „Archiv für Psychiatrie und Nervenkrankheiten, vereinigt mit Zeitschrift für die gesamte Neurologie und Psychiatrie", und „Deutsche Zeitschrift für Nervenheilkunde" ergänzen. Sie wird deshalb Abonnenten zu einem Vorzugspreis geliefert.

Manuskripte nehmen entgegen

aus dem Gebiete der Anatomie:	Prof. Dr. M. MÜLLER, Rüfenacht (Bern), Hinterhausstraße 28
aus dem Gebiete der Neurologie:	Prof. Dr. H. SPATZ, 6 Frankfurt (Main)-Niederrad, Deutschordenstraße 46
aus dem Gebiete der Psychiatrie:	Prof. Dr. P. VOGEL, 69 Heidelberg, Voßstraße 2

MONOGRAPHIEN AUS DEM GESAMTGEBIETE DER NEUROLOGIE

UND PSYCHIATRIE

HEFT 105

HERAUSGEGEBEN VON

M. MÜLLER-RÜFENACHT (BERN) · H. SPATZ-FRANKFURT

P. VOGEL-HEIDELBERG

SCHIZOPHASIE
IN LINGUISTISCHER DEUTUNG

VON

HORST FLEGEL

DR. MED., PRIVATDOZENT FÜR NEUROPSYCHIATRIE
LANDESMEDIZINALRAT

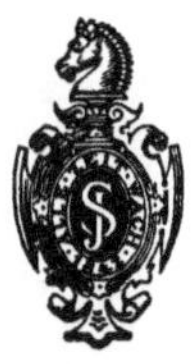

SPRINGER-VERLAG BERLIN HEIDELBERG GMBH · 1965

Aus dem Rheinischen Landeskrankenhaus Düsseldorf, Psychiatrische Klinik der Medizinischen Akademie Düsseldorf (Direktor: Dr. Fr. Panse)

ISBN 978-3-540-03367-7   ISBN 978-3-642-94929-6 (eBook)
DOI 10.1007/978-3-642-94929-6

Additional material to this book can be downloaded from http://extras.springer.com.

Titel-Nr. 6437

Vorwort

Wie kann man von Schizophasischen verwertbare Mitteilungen erhalten? Der sprachliche Rapport ist ja fast aufgehoben. Unsere Vpn. sollten zunächst ihre eigenen Äußerungen selbst kommentieren. Dazu wurden sie mit ihren Redephonogrammen konfrontiert. Sie ließen sich aber auf keinerlei Deutung ein. Von einigen augenscheinlichen Sinnresten abgesehen, beschränkte sich der Zugang zu den Spracheigentümlichkeiten aufs Formale. Auch bei dessen Analyse gerät man immer wieder in Bedeutungsabhängigkeit. Hängt doch, was das Formale besagt, großenteils vom Sinn ab, wie z. B. die Wortgattung. Können Testaufgaben erkennbare Sinndirektiven schaffen? Die Kranken gingen darauf nur mehr oder weniger vage ein. Ihre Rede wirkt kodifiziert trotz aller thematischen Bindungsversuche. Dazu wurden außer bestimmten Testverfahren auch persönlich bedeutsame Themen herangezogen. Die Sinnausbeute blieb spärlich.

So wurden morphologische, lexikalische, syntaktische und stilistische Phänomene zur Sinninterpretation nutzbar gemacht. Der vorwiegend linguistische Aspekt ist es, was Gegenstand und Einheit der Studie am Beispiel von drei Schizophasiefällen schafft. Die Fälle dienen mehr kontinuierlicher Exemplifikation als typisierender Gliederung. Die Untertitel der Hauptabschnitte, unpräjudizierlich mit den Fallnamen überschriftet, haben Mottocharakter. Sie beanspruchen keinerlei thematische Ausschließlichkeit. Allzu straffe Gliederung wurde vermieden. Manche Probleme überschneiden sich. Ihre Bedeutung wechselt je nach Blickrichtung. Allzu formale Erörterungen sollen sich verteilen. Der Stoff ist von sich aus spröde genug. Kursivdruck — auch im Schrifttumsteil (von Verfasser) — mag die Übersichtlichkeit fördern. Die Ergebnisse wurden mit anderweitigen früheren verglichen. Vergleiche sind wegen terminologischer Schwierigkeiten begrenzt. Auch sind so hochgradige schizophrene Sprachstörungen verhältnismäßig selten untersucht worden. Den Ansporn zu dieser Studie gab der Gedanke, an Hand von Extremvarianten auf Primärphänomene der Schizophrenie aufmerksam zu werden.

Besonderer Dank gebührt dem Initiator und Förderer dieser Arbeit, Herrn Professor Dr. Fr. PANSE, Leitender Direktor des Rheinischen Landeskrankenhauses Düsseldorf, Psychiatrische Klinik der Medizinischen Akademie Düsseldorf.

Düsseldorf, im März 1964   Horst Flegel

Inhaltsverzeichnis

Einleitung

„Nihil est in verbo
quod non prius fuerit in phantasia."
A. Dempf

I. Sprachwissenschaftliches

In der Sprache spiegelt sich die Vorstellung eines Menschen (Kainz). Sie ist „das psychische Ausdrucksmittel katexochen" (Stransky). Die Beschreibung der Sprache liest sich mitunter wie eine Beschreibung der Person (Sanford — zit. n. Miller). Die Sprache hat diagnostischen Wert. Er reicht von der artikulatorischen und graphischen Ausführungsmotorik bis zu Wortwahl und Stil. Hinter jeder Sprachhandlung steht die ganze Persönlichkeit mit ihren habituellen Qualitäten und deren temporären Beeinträchtigungen (Kainz). *Gedanken*, die uns *innerlich* tief beschäftigen, haben eine starke Tendenz, sich *in Sprache umzusetzen*. Der Schauspieler entgleist, wenn er an etwas anderes als an den Inhalt seiner Rolle denkt (Schliessmann). Sprache als Diagnostikum hat aber auch ihre Grenzen. Nach Marty deckt auch die reichste Sprache die Mannigfaltigkeit der Erlebnisse nur unvollkommen (Kainz).

Die Begriffe „Sprache"

Man unterscheidet Sprache als menschliche Fähigkeit und Vorrecht der Vernunft (Objekt der Sprachphilosophie und -theorie), die *Einzelsprachen* (Gegenstand der Linguistik — frz. *langue*), die *individuelle Sprachfähigkeit*, die Tatsache, daß man sprechen kann (Porzig — frz. *Langage*) und den *Sprechakt* (frz. *parole*). Zum „langage" gehört auch die Art zu sprechen, z. B. „Sprache des Siegers" oder „eigenartige Sprache". Frz. „parole" meint auch Ausspruch, Wort, d. h. etwas Objektives.

Nach Leischner bedeuten die Unterscheidungen zwischen „langage" und „parole" (Englisch: „language" und „speech") „wenig für die praktische Anwendung auf die Sprachstörungen", mit denen es Neuropsychiater, Otologe und Sprachheilpädagoge zu tun haben.

Innerhalb der Einzelsprachen (langue) unterscheidet man *Alltags*-Sprache und *Hoch*-Sprache, je nachdem, ob am Kaffeetisch und im Freundeskreis oder in der Versammlung gesprochen oder eine Eingabe gemacht wird (Porzig). Die Alltagssprache zeichnet einfachste Satzbildung aus; nur das Wesentliche wird ausgesprochen. Die Wortwahl ist nachlässig (Porzig). — Die Pennälersprache ist eine *Sonder*-Sprache. Dazu gehört auch die Sprache der Jäger als besondere Sprache eines geschlossenen Kreises, durch deren Gebrauch man seine Zugehörigkeit beweist. Weitere besondere Sprachen gibt es unter den Soldaten, Seeleuten, früher auch Studenten, kurz, überall da, wo eine Gruppe von Menschen eine *besondere Gemeinschaft* bildet.
Von praktischer Bedeutung ist die Sondersprache der Gauner, das sogenannte Rotwelsch oder (auf Französisch) Argot; es stellt eine regelrechte *Geheim*-Sprache

dar und wird von Kriminalisten studiert. Es gibt eigens Wörterbücher dafür in den verschiedenen Sprachen.

Den Sondersprachen stellt man als Gegensatz die gemeine Sprache zur Seite; die *Gemein*-Sprache steht andererseits auch wieder den *Mundarten* gegenüber. Drittens ist sie auch der Gegenbegriff der *Fach*-Sprachen. Im Deutschen verwendet man für die Mittelstufen zwischen Mundart und Gemeinsprache den Ausdruck Umgangssprache (PORZIG).

Das Wort in der Rede

Das Sprechen ist an „Signale, Darstellungs- und Symbolfelder" gebunden; sie „reichen mit ihrer Wesensbeschaffenheit in die Sphäre des objektiven Geistes hinein". Sprechen ist deshalb „Teilhabe" an *über*-individuellen Kulturbereichen" (KAINZ). Der *persönliche* Wortschatz ist Funktion der *Kultur* (SCHÖNE). „Nur was einer individuellen Anschauung oder Empfindung nicht schlechthin eigentümlich, sondern ihr mit anderen gemeinsam ist", kann die Sprache fassen. Die Vieldeutigkeit des Lautzeichens duldet nicht, daß das Zeichen bloßes Individualzeichen bleibt (CASSIRER). Die Sprachgemeinschaft besitzt einen gemeinsamen Wortschatz (PORZIG). Der Sprachbesitz des einzelnen festigt sich „nur sehr allmählich und gelangt eigentlich nie zum Abschluß"; er umfaßt nicht nur den Wortschatz, sondern auch einen reichen Vorrat an sprachlichen Bausteinen wie an Baumustern als *syntaktische Modelle* (PANSE, KANDLER, LEISCHNER). Nach ALAJOUANINE denken wir in erlernten Formeln. *Fertige Ausdrücke* sind es, die bewußt werden und sich gegenseitig hervorrufen. Das geschieht in einer *automatischen Folge*, die das Denken kaum kontrolliert (zit. n. CHAUCHARD). Das „*syntaktische Rahmenwerk*" (STURTEVANT) legt den Sprecher ziemlich fest. Wenn einmal, in einer Situation, ein Wort gewählt ist oder sich aufgedrängt hat, dann ist der Sprecher in der Gestaltung der Rede nicht mehr völlig frei. Er ist auf gewisse Möglichkeiten in der Wahl der anderen Worte beschränkt; oder vielmehr, es bieten sich ihm nur *feldzugehörige* Wörter dar. Andere fallen ihm gar nicht mehr ein (PORZIG). Den automatischen Formeln stehen die Konstruktionen des freien, *überlegten* Sprechens gegenüber. Diese Konstruktionen werden vollzogen, sobald man die Alltagssprache verläßt, um eine ungewohnte Sprache zu verwenden. Sei es, daß man etwas Schwieriges erörtern will, sei es, daß die Sätze lang und kompliziert sind. Der Satzbau wird dann ein eigentümlicher Willensakt, eine echte Konstruktion. Gerade dies ist das Eigentümliche normaler Sprachfähigkeit, daß man unaufhörlich vom fertigen zum erarbeiteten Satz, vom automatischen zum willentlichen Ausspruch überwechseln kann (ALAJOUANINE, zit. n. CHAUCHARD). Die eine Art, zu sprechen, hat JACKSON „Sprache nach Maß" und die andere „Sprache von der Stange" genannt (CHAUCHARD).

Um es hier einzuflechten: die Fähigkeit zur überlegten, eigenen, willentlichen, freien und improvisierten Sprache ist es, was in der Aphasie gestört ist. Die *automatische* Sprache ist viel *widerstandsfähiger* als das freie Sprechen. Eine Mutter kann den Namen ihrer Tochter nicht mehr nennen; sie ruft weinend: „Meine arme Jaqueline, ich kann Deinen Namen nicht mehr sprechen!" Angesichts eines Zebras kann man es nicht mehr nennen, auf die Frage aber: „rennen wie...?" antwortet man: „ein Zebra!" (ALAJOUANINE anläßlich der Beschreibung eines „syndrome de dissociation automatico-volontaire). Nach STURTEVANT lernen wir durch Imitation und Reproduktion aus dem Gedächtnis einen beträchtlichen *Stock von einfachen Sätzen*. Das

Regelgefüge — so KAINZ — steht grundsätzlich über allen konkreten Verwendungen und muß in ihnen enthalten sein. Jeder neue Gebrauch stößt auf eine neue Struktursituation; sie bietet dem Gedanken neue Möglichkeiten und verändert den Widerstand des Zeichens (GUIRAUD). Und doch, eine Fülle von *individuellen Verwendungsweisen* ist es, was konkret von der Norm abweicht und über das *Gemeinsprachliche hinaus* reicht. Trotz allen Sprachzwangs und aller Sprachverführung zeigt es *spezifisches Sprachverhalten* an (KAINZ).

In diesem *Spannungsfeld* von *Gemeinschafts*-Sprachlichem und *Individual*-Sprachlichem — man könnte es in Anlehnung an ALAJOUANINE „potentiel automatico-volontaire" nennen — findet sich die Untersuchung *pathologischer* Spracheigentümlichkeiten vor. Welche Methoden sind da am angemessensten? Nach CASSIRER „besteht alle Wirklichkeit des Psychischen in Prozessen und Veränderungen. Die Fixierung zu Zuständen ist ein nachträgliches Werk der Abstraktion und Analyse". Der Aktionsquotient (BUSEMANN — zahlenmäßiges Verhältnis zwischen Verben und Adjektiven) schwankt z. B., je nachdem, ob gesprochen oder geschrieben ist (SANFORD). Die geringste *Hinwendung* auf das *eigene Sprechen* verändert schon seine Eigenart und beeinträchtigt die Unmittelbarkeit der Alltagssprache (PORZIG). Die „künstliche Laboratoriumsisolierung" einzelner Worte beläßt zu viel Zeit für die Entwicklung reichhaltiger Bedeutungserlebnisse, die im fließenden Denken und Sprechen unentfaltet bleiben (KAINZ)! Solche Art „Mosaikpsychologie" (KAINZ) vermittelt verfälschte Ergebnisse. Keineswegs „taucht mit jedem Anschlagen des Wortklangs das innere Bild des gehörten Gegenstandes auf; das geschieht bestenfalls beim Hören isolierter Worte" (KAINZ, vgl. a. ROHRACHER). Der Übergang vom allgemeinen zum *besonderen* Wort-*Sinn* erfolgt rasch, spontan, ohne Vorwissen des Hörers; aber viel schneller noch geschieht er im Geist des Sprechers (SCHÖNE).

Vorsicht mit dem grammatischen Aspekt

Wortklassen sind keine selbständigen Einheiten; sie *hängen* vielmehr *vom jeweiligen Satzsinn ab*. PORZIG stellt mit Recht die Frage: „Ist Abfahrt ein Ding, eine Substanz oder nicht vielmehr ein Vorgang?" Mit den Worten „es glänzt der Saal" vermittelt Goethe weniger die Vorstellung eines Vorganges als vielmehr einer Eigenschaft (PORZIG). Ein anderes geläufiges Beispiel für den verbalen Ausdruck einer Eigenschaft ist die Wendung: „Der Himmel blaut". Umgekehrt kann weit von echter Tätigkeit abliegen, was Verben bezeichnen, z. B. „bleiben", „dauern" (SNELL). BODMER sagt: Es gibt keine Bedeutungskategorie, die ausschließlich durch das Verb, Substantiv oder Adjektiv bezeichnet wird. Die Sprache der *Zeitungsüberschriften durchbricht* alle diese funktionalen Schranken, die um die *Wortklassen* herum errichtet sind.

Auch ob ein Artikel bestimmt oder unbestimmt ist, hängt nicht allein von seiner formalen grammatischen Zugehörigkeit ab. SCHÖNE schreibt in „Vie et mort des mots", nach häufigem Sprachgebrauch determiniere der Artikel das Substantiv zu Unrecht: „Die Determination ist unabhängig vom Artikel... wenn ich sagen oder schreiben kann: ,*der* Mensch erschien wieder im Fenster', dann deshalb, weil ich ,den Menschen' schon dargestellt habe, etwa folgendermaßen: ,*ein* Mensch ging vorüber, der etwas zu suchen schien...', und so weiter. ,Ein' bezeichnet hier nur eine zahlenmäßige Determination; die echte Determination des Substantives ,Mensch' geschieht in dem folgenden Relativsatz. — Die Determination wird zwecklos, aber der Artikel beibehalten, wenn man das Substantiv in seinem allgemeinsten Sinn nimmt, d. h. mit seinem größten Umfang." So kann „der Mensch" das ganze Menschengeschlecht repräsentieren; „ ‚der Mensch' ist für ‚die Menschen' gesetzt" (SCHÖNE). Nach KRAUS „kann gerade der *unbestimmte* Artikel eine bestimmte, fast *demonstrative* Tendenz haben: Von einem Bäumchen, das andere Blätter gewollt hat. Der unbestimmte Artikel bestimmt hier erst das Bäumchen." Es gibt viele, aber bloß eines, das andere Blätter gewollt hat.

Die üblichen *grammatischen Kategorien* sind mithin *keine festen* Größen, auf die sich die Textinterpretation unbedenklich verlassen könnte. SANFORD hat die grammatischen Kategorien statistisch ausgewertet, sie aber für die Persönlichkeitsanalyse zu plump (clumsy) befunden.

Die Grammatik kann mit ihren Mitteln nicht entscheiden, ob und wann „Feuer" ein Wort oder ein Satz ist. Man muß auf das psychisch Funktionale und Intentionale zurückgreifen. Es unterscheidet als Redeeinheit den Satz vom bloßen Wort. Der Satz ist ein Begriff der lebendigen Sprechleistung (parole), nicht der Sprache (langue — KAINZ).

Das einzelne Wort genügt nicht

Besonders *vieldeutig* ist das *einzelne Wort*. Man kann nicht einmal scharf zwischen funktionaler und lexikalischer Bedeutung trennen. STURTEVANT exemplifiziert: „The boy's father". „Boy" hat nicht mal eine possessive, sondern bestenfalls determinierende Bedeutung, was ja im allgemeinen schon von einem so funktionalen Wort wie dem Artikel geleistet wird. Der *Kontext* ist es, von dem die *Bedeutungserfüllung* ausgeht. Er spielt eine bedeutsame Rolle in der Bestimmung des exakten semantischen Wortwertes. Für sich allein wird das Wort in einem sehr allgemeinen Sinn aufgenommen. Es schließt in sich ein gewisses Potential ein oder vielmehr mehrere *latente* Möglichkeiten. Der Kontext ist es, was ihm seine Aktualbedeutung gibt und es für den Gebrauch spezialisiert, den der Sprecher von ihm machen will. Der Sprecher evoziert nur eine Bedeutung. Er hat an das Wort gedacht in der *Sinneinengung*, die ihm seine *Redeabsicht* auferlegt (SCHÖNE). Nach MAROUZEAU kann man eigentlich gar nicht von Wortbedeutungen sprechen, die ihrem Gegenstand angemessen sind: „Man stellt vielmehr eine beinahe unendliche Möglichkeit von Bezeichnungen fest, deren Auftreten jedesmal neu verstanden wird unter der Bedingung, daß sie sich in eine Kategorie einfügen und vom Kontext erklärt werden."

Außer dem Kontext wirkt die *Situation selektiv,* als auswählende, „determinierende" Tendenz (ROHRACHER). Die Situation ist *sinndirektiv.* Sprechen und Situation sind wesenhaft aufeinander bezogen (KAINZ). Nach KAINZ „kann die behavioristische Methodik der Sprachwissenschaft darüber belehren, daß es eine gedankliche Abstraktion ist, einen psychischen Prozeß, in welchem das Sprachgebrauchen besteht, von seinen wesenhaften Beziehungen zur Situation, in der er sich vollzieht, zu entfernen".

Die Niedersprache entwertet

GUIRAUD schreibt in „L'Argot": „Die Volkssprache, Spiegel der Grundgefühle, die eine ganze Klasse bewegen, besitzt einen sehr reichen Wortschatz, um die niedrigsten Gedanken, Jubel, Überdruß, Langeweile, Zorn auszudrücken und um anzuschwärzen, keinen oder fast keinen aber für die edelsten und zartesten Gesichtspunkte des Empfindens. Wie MAROUZEAU hervorhebt, ‚läßt sie (die Volkssprache) kaum Worte zu, um Rührung, Mitleid, Menschlichkeit, Großmut, Entsagung, Nächstenliebe, Duldsamkeit, ja sogar einfache Güte, auszudrücken; alle Nuancen der Liebe, Zuneigung, Anhänglichkeit, Neigung, des Mitgefühls, der Zärtlichkeit, enden bei ihr in Ungeniertheit.' ...Elend, Krankheit, Angst, Feigheit, Lüge, Schändlichkeit usw., alle körperlichen und charakterlichen Mängel, jede Schande der Gesellschaft sind in einem zahllosen Wortschatz vertreten ohne Gegenstück zum Ausdruck von Schönheit, Gerechtigkeit, Menschlichkeit und Harmonie. ...Die *Nieder*-Sprache unterschiebt in ihrer plumpen Art den feinsten Worten einen *gemeinen* Sinn; nicht genug damit, werden ihr die klarsten Worte und Sätze zweideutig ... schmutzig oder obszön; es ist eine Art der Entwertung (NICEFORO). ...Die Obszönität spielt in der Volkssprache die kathartische Rolle, die Aristoteles der Tragödie zuschreibt. Nach LACCASSAGNE sind es außer Fachwörtern expressive Ausdrücke, in denen sich die Welt des Landstreichers spiegelt. Geld (70 Wörter), physische Liebe (74 Wörter gegenüber nur 14 für „lieben"), die Genitalorgane (70), essen (50), Überdruß (40), Krankheit (30), Tod (40), sind wesentliche *Themen der Volksseele* (LACCASSAGNE)".

„Der Beruf" — so sagt GUIRAUD an anderer Stelle — „stellt . . . eine vorherrschende Tätigkeit dar. Ihm gelten beständige Hauptsorge und Interesse; sie färben auf das Verhalten und ganze Dasein des einzelnen ab. ...Die Volkssprache der modernen Fabrik ist roh, auf fade Weise obszön, vollgestopft mit abgenutzten Redensarten. Bei den kleinen Leuten, Angestellten und Ladeninhabern ist sie glanzlos." Demselben Autor zufolge ist es ein weitverbreiteter Irrtum, im „Volk" die große sprachschöpferische Quelle zu suchen. Diese liege weniger innerhalb eigentlicher Gruppenqualitäten, als in der *Begegnung* der *verschiedensten Fachbereiche*, verschiedenster Ideen, Gesichtspunkte, Lebensformen. Ob nicht der *Verlust* derartiger Begegnungen oder *Begegnungsfähigkeit* zur Schmälerung auch eines *individuellen Wortschatzes* beitragen kann? Laut CARROLL *wiederholt* jemand ein Wort im Durchschnitt um so häufiger, je *geringer* sein *Wortschatz* ist. Ist eine übersteigerte Wiederholung (Palilalie) mittelbarer Ausdruck autistischen Verhaltens?

Überindividueller Sprachzwang

Viele Spracheigentümlichkeiten können also supraindividueller Herkunft sein. Deshalb haben sprachpathologische Bemühungen um individuelle Interpretation ihre Grenzen und Fehlerquellen. Trotzdem erfolgte hier weitgehende Anlehnung ans Semantische und Grammatische. Stilistisches wird nur miteinbezogen, wo es sich besonders aufdrängt. Tonfall, Sprachmelodie und Rhythmus, obwohl bedeutsame Ausdrucksformen, werden selten mitberücksichtigt. Die Methode soll möglichst einheitlich bleiben. Zudem verlocken größere Präzision und Faßbarkeit semantischer und grammatischer Phänomene, so vorsichtig sie immer gedeutet werden müssen. Reiz und Risiko der Methode ist es, Erlebnisse nach Art und Inhalt zu objektivieren, an deren Verdeckung krankhaft gestörtes (autistisches?) Verhalten alles daranzusetzen scheint. Im übrigen muß man immer eingedenk bleiben, daß es „manchen Leuten nicht leicht fällt, genau das zu sagen, was sie im Sinne haben: zwischen dem von ihnen faktisch *Gemeinten* und dem *sprachlich Geäußerten* bestehen *Diskrepanzen*, die Anlässe für Mißverständnisse werden" (KAINZ).

Die Sprache habe ihre eigenen *Modelle* (pattern); sie könne nur in Grenzen vom Individuum abgewandelt werden (LORENZ). Fürs Englische beträgt nach SHANNON und WEAVER der Spielraum über 50% (er entspricht dem Mitteilungsüberschuß — redundancy — den jede Sprache besitzt — Anm. d. Verf.). Die Hälfte der Buchstaben und Worte unterlägen im Englischen der freien *Wahl* des Sprechers. Ungefähr die Hälfte werde durch die statistische *Sprachstruktur bestimmt*. Gewöhnlich merke man das nicht.

Einem bestimmten Aspekt zufolge ist die Sprache ein Bestand eingeschliffener *Automatismen*. Sie mögen *übergewichtig* werden, wenn die *gedankliche* Intention oder Substanz *zurücktritt*. Die Sprache weicht dann von der Norm ab. Das ist aber sekundär und braucht weder individuell bezeichnend noch krankheitsspezifisch zu sein.

Die Modi sind beispielsweise nach KANTOR nur Reaktionsmuster oder Stilformen der Sprach-*Gemeinschaft*. Eine individuelle Regung kann sich demzufolge gar nicht im Modusgebrauch ausdrücken. Vielmehr ist das Individuum auf Vorgegebenes angewiesen.

Wegen der sexuellen Tabus fehle dem gebildeten Europäer — so schrieb KANTOR 1935 — das sprachliche Rüstzeug, um über sexuelle Schwierigkeiten zu sprechen. In solchen Fällen müßte man auf eigene, individuelle Sprachmodelle zurückgreifen. Auf Grund gleichartiger Überlegungen deuten manche Autoren die Schizophasie als Sprachnot angesichts von Erlebnissen, die mit den konventionellen Sprachmustern nicht angemessen ausgedrückt werden können.

Am Beispiel des grammatischen Geschlechts sieht KANTOR den *nichtsymbolischen* Charakter der Sprache illustriert. Es ist ja tatsächlich nur innerhalb des grammatisch-syntaktischen Bezugssystems — allgemeiner gefaßt, innerhalb der „Verhaltensorganisation" (KANTOR, vgl. a. MARTYs „Innere Sprachform") — bedeutsam und versinnbildet nichts Außersprachliches, solange es nicht gerade mit dem natürlichen Geschlecht zusammenfällt und sich nicht eigens darauf bezieht.

Als einen anderen Beleg für den nichtsymbolischen Charakter der Sprache verwendet KANTOR JESPERSENs sieben Vergangenheitsformen des Englischen mit einer Vergangenheitsfunktion, aber fünf verschiedenen Zeitbedeutungen, darunter nur *eine* für die Vergangenheit.

Für KANTOR ist Sprache eine Sammlung von Modellen der Reaktion auf Dinge und Situationen; Sprechen ist Leistung von linguistischen Anpassungsaktionen. Anders wäre nicht zu verstehen, daß trotz vieler doppeldeutiger Konstruktionen verhältnismäßig wenig mißverstanden werde (für JESPERSEN verwunderlich).

Individuell bedeutsam für die Charaktere, gegenwärtigen Stimmungen und Affektlagen des Gesprächspartners sind dagegen auch nach KANTORs Auffassung Wortschatz, Gesten, Tonfall und Akzent. Die Gesprächssituation, das Verhalten der Partner, sei die entscheidende Grundlage für eine psycholinguistisch annehmbare Klassifikation. Die Analyse müsse die Gesprächssituation mitberücksichtigen, sonst bleibe vieles undeutbar.

Psycho-experimentelle Untersuchungen

STRANSKY geht davon aus, daß „auf keinem Gebiet der Differenzierungsmöglichkeit im Ausdruck ein solcher Spielraum geboten ist wie gerade auf sprachlichem. Auf keinem Gebiet... verfügt der psychomotorische Apparat über eine solche relative Autonomie... wie gerade auf dem... glossopsychischem" (Terminus von STORCH).

14 *normale* intelligente Vpn. hatten an ein *gegebenes Stichwort anzuknüpfen*. Sie waren angewiesen, ihre Aufmerksamkeit zu entspannen, d. h. vom Gesprochenen abzuwenden. Sie „redeten drauflos, ins Blaue hinein, blind *durcheinander*, was ihnen eben einfiel und *wußten* gleich *nachher kaum*, was sie gesprochen hatten". Dabei wurde phonographisch registriert.

Angeknüpft wurde besonders sprachlich-motorisch. Die sprachlich-*motorische* Komponente trete *stärker* in ihre Rechte, sobald die Leitvorstellung ausgeschaltet sei. Demgegenüber stehe die sprachlich-motorische Komponente mehr im Hintergrund, solange zielvoll assoziiert oder gesprochen werde. *„Ohne Übung"* sei es *nicht* möglich, rein *ideenflüchtige* Reihen zu bilden. Unter dem Einfluß des Aufmerksamkeitsmangels werde reichlich *kontaminiert.* Schon „physiologisch" werde das Versprechen durch Aufmerksamkeitsmangel begünstigt. Kontaminationstendenzen fördern *„paralogisierende"* Wortbildungen, ja sogar Neologismen. Durch „Summation... derartiger Paralogien" sollen sich Kontaminationen, lose Ideenflucht, Perseverationen und „Episoden verbigeratorischer Entäußerungen" mischen und „ganz den Charakter des klassischen *Wortsalates"* (FOREL) annehmen. Völlig agrammatisch sei nicht aneinandergereiht worden. Die *grammatische* Kopulation sei physiologisch *eingeschliffen.* Die Neigung dazu bleibe beibehalten.

Wenn sich mehrere Vorstellungen oder Reihen zu annähernd gleicher Zeit kreuzen oder konkurrieren, werde besonders leicht kontaminiert. „Grüner Glaube" sei kontaminiert, indem sich „Hoffnung — grün" und „Hoffnung — Glaube" gekreuzt haben. *Antizipiert* werde, indem die „stärkst *betonte Vorstellung zeitlich zuerst* auftritt" statt etwa am Ende, wie logisch erforderlich wäre. Die *logische* Prämisse *hinke nach* und bewirke dadurch die *verschrobensten* Verschmelzungen.

Perseverierende Ausgangsvorstellungen oder ihre Kontrastvorstellungen verschmelzen dem Autor (STRANSKY) zufolge mit Verbalformen zu *Wortneubildungen.* So werde einmal zur Bildung „gejapant" (zur Zeit des russisch-japanischen Konfliktes) angesetzt. Starke Perseverationstendenz werde als „Gefühl eines inneren Widerstandes" gegen den weiteren Gedankenablauf empfunden. Die *„motorische* Sprachvorstellungskomponente" *persistiere* und behindere „andere im Hintergrund emportauchende Sprachvorstellungen". Die sprachlich-motorische Natur des Perseverierens werde „verdeutlicht, indem sich namentlich in den Zwischenräumen *zwischen* den *einzelnen Assoziationen* besonders die jeweilig *letzt-*gesprochenen Worte förmlich nach Art der von KRAEPELIN sogenannten *Logoklonie* wiederholen". — Die — primitive — Satzform sei korrekt, der Satzinhalt meist real, die Verbindung der Einzelsätze wenig logisch. Die Sprache mutete ideenflüchtig an, wenn nicht Perseverationen dazwischenspielten (STRANSKY).

SANFORD ließ Anfang der vierziger Jahre auf Tonträger frei sprechen, Bilder kommentieren und vertraute Szenen beschreiben (MILLER). In seiner Fallstudie zur unterschiedlichen individuellen Verbalisation an zwei Studenten ermittelte SANFORD zwei Redestile; der eine komplex, perseverativ, vorsichtig, definitiv, im Urteil vollständig; der andere im Ausdruck mehr individuell und in der Absicht, den Hörer zu beeindrucken. Nach Busemannschen Untersuchungen aus der Mitte der zwanziger Jahre korrespondierte emotionale Instabilität bei Kindern mit „aktiven" Konstruktionen; sie verringerten sich mit ansteigender Gefühlsstabilität. Mit *aktivem Stil* sollen sich verbinden Beweglichkeit, Gefühlsansprechbarkeit, *Subjektivität, Mangel an Konkretheit* und Intelligenz. (In dem Versuch, bestimmte Urphänomene des Bedeutens sichtbar zu machen, vertritt SNELL die Auffassung, daß im *Verb* das *Sinnphänomen „Wirkung"* prävaliere vor dem *„Ausdruck"* im *Adjektiv.)*

Aus der experimentellen Denkpsychologie

PICK trägt in seinen „agrammatischen Sprachstörungen" die für die Sprachpathologie bedeutsamen Auffassungen seiner Zeit über die Formulierung des Gedankens zusammen. Die Form des Satzes hänge vom subjektiven Faktor ab (SHEFFIELD). „Der

Gedankenkomplex im Satze ‚Babylon fiel‘ enthält viele Elemente, die der Sprecher bei der speziellen, in diesem Satz ausgedrückten Analyse außer Betracht läßt. Bei anders gerichtetem *Interesse* kommen andere *begriffliche* Elemente zum Ausdruck, z. B.: ‚die Babylonier übergaben ihre Stadt dem Cyrus‘...“. Nach GOMPERZ geht der Wortfindung ein *grammatisches Schema* voraus, etwa als Totalimpression oder „Gestaltqualität“ des Satzes. H. MAIER sieht in der Vorstellung des Satzes den psychischen Ausdruck der Objektvorstellung; im Aussprechen des Satzes drücke sich die Objektvorstellung physisch aus. MAIER zufolge ist es „der Niederschlag einstigen Lernens, dem wir auch beim inneren Reden die Kenntnis der für den einzelnen Fall erforderlichen Sprachmittel entnehmen“. Auch nach BÜHLER gehört *„ein Zurückgreifen auf Bekanntes* zu den häufigsten Vorgängen in unserer Denkarbeit überhaupt“. Nach den Feststellungen BÜHLERs in seinen Gedankenexperimenten gibt es Fälle, in denen „der *Gedanke* erst *nach* dem *Wort* kommt“, gegenüber einem zweiten Typ, „bei welchem man den *fertigen Gedanken* hat und zu ihm die *Worte sucht“.* Eine — der gesunden — Vpn. BÜHLERs hat gesagt: „Die Worte kamen unter dem *leitenden* Bewußtsein der *Satzform“;* eine andere Vp.: „Ich hatte erst so etwas wie ein Netz, in das sich die Worte einfangen sollten“. Die Form der gedanklichen Formulierung sei mithin innerhalb der Formulierung des Gedankens selbständig und könne dementsprechend isoliert zerstört werden (PICK). Die Erfassung der Gestaltqualität des Satzes stelle einen Typ für sich dar und die fertige Satzform her, zu der die Worte kommen (BÜHLER). Früher habe man angenommen, daß sich unser Denken stets in innerem Sprechen oder in adäquaten visuellen, akustischen u. a. Erinnerungsbildern vollziehe (PICK). Demgegenüber hebt ACH hervor, „daß es sehr komplexe Inhalte gibt, bei denen die *Teilinhalte* in mannigfachen gegenseitigen Beziehungen *bewußt* vorliegen, *ohne* daß hierbei diese einzelnen Inhalte durch ihre adäquaten *sprachlichen* Beziehungen repräsentiert sind oder werden können“. — Der grammatische Aufbau und die Formulierung des Gedankens fallen unter die „Aufgabe“; Störungen der „Einstellung“ wirken sich besonders im Sprechen Polyglotter aus (PICK). Nach BÜHLER kann man die Eigenart der grammatischen Gesetze gegenüber logischen durch Erlebnisse erklären, die sich zwischen den Gedanken und die Worte einschieben und ihre Träger sind: „Wenn wir ein kompliziertes Satzgefüge durchschauen, so ist das ein *Wissen um* seine *grammatische Struktur“.* OWEN spricht von einem „Gedanken-*Skelet“* in gleichem Sinne wie JAMES von einem „Schema“. Der Ausdruck „Schema“ verdeutlicht nach PICK besser „den modifizierenden und *modellierenden* Einfluß des schon *Vorhandenen* auf das neu Hinzukommende und dem Vorhandenen sich Einfügende“. Das gedankliche Schema und speziell der emotive Einschlag desselben sei fertig, ehe die sprachliche Formulierung einsetze (PICK, vgl. a. BÜHLERs 2. Typ); in Fällen von Agrammatismus sei es offenbar das den Sprechakt begleitende, *von der gedanklichen* Formulierung hergenommene *„Gefühl“ der Grammatisierung,* was den Kranken leicht über seine Sprachstörung täusche. PICK vergleicht das durch das gedankliche Schema emporgehobene sprachliche Schema mit einem *Mosaikbild,* dessen Linien in einer Grundmasse entworfen seien. Im Stadium der Wortwahl werden in die Maschen des *Linienentwurfes* die *Worte* „versetzt“. „Die Syntaxe wird man etwa durch die Lokalisation in der Grundmasse, die mit ihr gleichzeitig einsetzende Grammatisierung mit dem *modifizierenden* Einflusse analogisieren können, den die Wortelemente teils von der *Grundmasse* erfahren, teils aufeinander *gegenseitig* nehmen“. Daß die schematische Formulierung des Satzes der Wortwahl vorausgehe, werde „dadurch bewiesen, daß der Sinn des einzelnen Wortes... erst durch die *Stelle*... bestimmt wird bzw. mit dieser wechselt" (PICK). Nach DODGE kann sich „der Inbegriff dessen, was ich beabsichtige, in den Satz hineinzubringen, *schattenweise* bei jedem Wort darstellen". Der „*Schattensatz*" sei ein prädikativ gegliedertes, von der Sprache abhängiges Ganzes. BÜHLER führt aus: „...Wenn wir einen Satz mit ‚als' beginnen und am Schluß des Nebensatzes plötzlich abbrechen, dann kommt uns zum Bewußtsein, daß wir etwas *erwartet* haben; das ist nicht eine sachliche Ergänzung, sondern auch eine grammatische: wir erwarten einen Hauptsatz". Gegenüber der Sechehayeschen Auffassung, man denke keine grammatische Struktur, betont PICK, daß sich die *grammatische* Struktur *unbewußt* in die Reihe der sprachformulierenden Vorgänge sozusagen einschleicht. Nach OWEN geht die Gedankenstruktur dem Gebrauch der Wortformen voran; die Satzformulierung müsse der Modifikation des Gedankenganges folgen. Die Frage: „Wer tötete Lincoln?" stelle eigentlich einen neunwortigen Satz dar: „Ich wünsche, daß Sie mir sagen, wer Lincoln tötete?" (OWEN). Normalerweise richtet sich die *Aufmerksamkeit* auf den *Sinn* des Gesagten und *nicht* auf die *Wörter* (PICK). Ein epileptischer Patient (Arzt) HUGHLINGS JACKSONS hat sich dahin selbst beobachtet, daß in Petit-mal-Anfällen während des Lesens sein „sense of rhythm and metre" sich früher restituierte als die ... Aufmerksamkeit für die Worte oder deren Verständnis. PILLSBURY weist auf die *Inkongruenz* zwischen dem *Urteil* und seinem *Ausdruck* hin, „indem Elemente, die für den Gedanken bedeutsam sind, in der Versprachlichung fortgelassen werden, und andererseits Faktoren in dieser dargestellt werden, die mehr Folge der Konvention als des Gedankenganges sind". Nach MESSER stellt das negative Urteil sich in einzelnen Fällen als ein aus zwei Akten bestehendes Erlebnis dar, und zwar aus einem primären „Versuchsurteil" (Ausdruck einer Vp.), das nachher verneint werde. Schon SIGWART hat das negative Urteil als Urteil über ein Urteil bezeichnet.

II. Aus dem sprachpathologischen Schrifttum in der Psychiatrie

Erste Beschreibungen und Deutungen

Vor mehr als hundert Jahren hatte BROSIUS den „Spracheigentümlichkeiten... als Ausdruck psychischer Veränderungen" besondere Aufmerksamkeit gewidmet. Bedeutungslose Laute werden nach seiner Ansicht zwischen die einzelnen *Laute eingeschoben,* wenn das „*Vorstellen* in einer begonnenen Richtung stockt. ...Der Zusammenhang des Vorstellens geht verloren, das vorher Gedachte scheint vergessen zu sein... das richtige Wort für eine Vorstellung mangelt. Intonationen füllen die Lücken im Vorstellen aus. Schon ausgesprochene Silben werden wiederholt. ...Manchmal hört der Kranke mitten in seiner Erzählung auf und bezeichnet das Ausbleiben der Vorstellung durch die Ausdrücke ‚ja, was weiß ich' oder ‚was weiß ich' ".

Gleichfalls im vorigen Jahrhundert hat sich KUSSMAUL mit der Pathologie der Sprache befaßt:

Sätze können abgebrochen werden, wenn „bei sehr lebhaften Geistern die Gedanken den Worten vorauseilen". Die *Sätze* können aber auch *abbrechen,* wenn das *Denken zerstreut* oder verwirrt ist; „doch fließt mitunter auch die *verwirrte Rede in raschem* Strom dahin." Nach LIEBMANN kommen sogar bei gebildeten Patienten häufig *Anakoluthien* vor.

Ein Patient beendet teilweise die Sätze nicht; er „macht dann entweder eine Pause und sucht vergebens nach dem verlorenen Faden der Rede, oder er hilft sich mit einem ‚und so weiter‘ ". Ein anderer Kranker „legte sich etwa den linken Arm um den Kopf herum, während er die rechte Hand in die linke Seite stemmte. Befragt, was diese eigentümliche Haltung zu bedeuten habe, sagte er: ‚Eine Satanerstellung für die Berliner Offiziere‘ " (LIEBMANN).

Oft hängen die Sätze überhaupt nicht mehr zusammen; vielmehr werden *abgerissene* Worte oder *sinnlose Silben* mit leichten Variationen oder Reimen endlos „*wiedergekäut*".

Die Satzbildung geht nach KRAEPELIN in schweren Erregungszuständen meistens verloren; *zusammenhanglos* werde Einzelnes ausgerufen, aufgezählt und abgerissen aneinandergestückelt und gemengt.

Das *Wort* als solches übt nach KUSSMAUL in der Rede auf das *Denken* eine *zerstreuende* Macht aus. Dadurch können ordentliche Satzbildungen unmöglich werden. „Dem Ich gebricht die Macht, zügelnd in den Lauf gewisser im Gang befindlicher Vorstellungsreihen einzugreifen". Bei *Ermüdung* und psychischer Schwäche erwecke ein Gedanke oder ein zufällig ihn begleitendes Ereignis eine *Kontrastvorstellung*. Diese lasse sich nicht unterdrücken und dränge mit aller *Macht zur Äußerung*.

Manche Patienten gefallen sich nach LIEBMANN in „einer schwungvoll *bilderreichen* Sprache, die zu dem *dürftigen Inhalt* in einem grotesken Gegensatz" stehe.

Nach LIEBMANN entscheiden in der akuten halluzinatorischen Verwirrtheit oft ganz oberflächliche Wort- oder *Lautassoziationen* über das, was gesprochen wird, z. B. „Elbe — Oder", „Tag — Nacht".

Neue Worte werden LIEBMANN zufolge dadurch gebildet, daß die Kranken verschiedene Wortstämme zu ungewöhnlichen *Wortkonglomeraten* zusammenschließen, z. B. „Fehlausbau", „Abhärung". Die Kranken sollen an bekannte Worte fremde Silben anhängen. Meist entstehen die Wort-*Neubildungen durch Gehörshalluzinationen* (vgl. TUCZEK). Manchmal sind die Kranken bestrebt, eine eigenartige Sensation sprachlich auszudrücken.

KRAEPELIN hebt unter den Wortneubildungen solche hervor, die richtig gebildet, aber unsinnig seien wie „Unschlittpartei", „Lappländigkeit". Andere Wörter seien völlig erfunden wie z. B. „Borophon", „natingal" usw.

Inhaltlich produziert „der Paranoiker nach LIEBMANN häufig so lange Vernünftiges, als er nicht von seinen Wahnideen spricht. Kommt er auf diese, so spiegelt sich in seiner Rede und Mimik die groteske Verzerrung seines Empfindungs- und Vorstellungslebens wider"!

Eine „*thematische Paralogie*" gebe es schon bei Geistes-*Gesunden*, die in gewissen Ideenkreisen verfangen sind. Sie schweifen in der Unterhaltung oder im Vortrag leicht ab und kommen gern auf ihr *Lieblingsthema* zu sprechen.

Der *demente Paranoiker* rede *verworrenes* Zeug, einen sinnlosen Wortschwall, aus dem hin und wieder eine *Größen*- oder *Verfolgungsidee* aufblitze. Ein bestimmter Gedankeninhalt lasse sich dann nicht erkennen.

In der Dementia secundaria der ungeheilten Psychosen seien die *Vorstellungen* meist *vage;* Reste von *früheren Wahn*-ideen seien nachweisbar, jedoch ohne Zusammenhang; Urteile und Schlüsse sollen nicht mehr gebildet werden. Die Kranken seien voller *verworrener Geschwätzigkeit* („agitierter Blödsinn").

Beim „apathischen Blödsinn" tauche gleichfalls bisweilen irgendeine verworrene Größen- oder Wahnidee als Rest früherer Vorstellungen auf. Sonst herrsche Echolalie vor. Häufig sollen die Kranken *an den Worten* „*kleben*". Ein gedankenmäßiger Zusammenhang werde häufig durch Reim- und Klangassoziationen ersetzt (vgl. BROSIUS). *Zwischenworte* seien *automatisch*, etwa stereotyp sinnloser Art wie: „ziet eben". Trotz des „blödsinnigen Gedankeninhaltes" könne der Satz formal oft richtig gebildet sein. Zum Beispiel: „Der Bart ist mir ja als Künstler ausgebildet." Meist seien die Sätze unvollständig und entbehrten wichtiger Satzteile, obwohl noch eine Art von *syntaktischem* Zusammenhang *vorhanden* sei. Die *grammatischen* Verhältnisse seien häufig *unkorrekt*. So mögen zwar Worte noch konjugiert und dekliniert sein, aber in falscher Weise.

Zur *Psychose* im *jugendlichen* Alter schreibt LIEBMANN, daß Patienten mit Dementia praecox oder Hebephrenie gern mit hochtrabenden Phrasen von Dingen sprechen, die sie kaum verstehen. Charakteristisch seien Selbstüberschätzung, Wichtigtun, Beifallheischen. „Daher wenden sie auch gezierte, geschraubte, schwülstige Phrasen an, lieben Kraftausdrücke, prahlen mit halbverstandenen Fremdwörtern. Manche gefallen sich in einem saloppen, burschikosen Jargon." Die grammatischen Formen und Deklination sowie Konjugation seien gewöhnlich intakt.

Wie diese Studie zeigen wird, werden nicht nur „bedeutungslose" Laute, sondern auch Wörter, Phrasenfragmente und vollständige Phrasen „eingeschoben". Sie brauchen nicht bedeutungslos zu sein; andererseits sind sie vielleicht nicht immer voll beabsichtigt. Jedenfalls dienen sie dazu, sprachliche Lücken auszufüllen. Schon STRANSKY hat anläßlich seiner sprachexperimentellen Untersuchungen an Katatonen herausgestellt, daß gewohnte Wendungen Zusammenhang schaffen (vgl. Kapitel „Erste experimentelle Untersuchungen...."). Ob für eine Vorstellung das richtige Wort fehlt, muß offenbleiben, wenn man sich an die hiesigen Untersuchungsergebnisse hält. Schon die Bedeutung eines Wortes zu erkennen, ist schwer genug; wieviel schwieriger wird es da sein, die zugrunde liegende Vorstellung herauszufinden (vgl. Kapitel „Schizophasie").

Auch im hiesigen Untersuchungsgut begegnet man zwei genetischen Typen von abgebrochenen Sätzen (Anakoluthen): Einmal ist der Gedankenzustrom zu lebhaft; beim anderen Typ versagen die Gedanken nahezu.

Daß das Wort einen zerstreuenden Einfluß auf die Gedanken ausübt, könnte aus einer Erscheinung abgeleitet sein, die sich im Zusammenhang mit den hiesigen Erfahrungen als „Scheinzerfahrenheit" präsentieren wird. Scheinzerfahrenheit ist nicht gemeint, wie TEULIÉ seine „Pseudo-Inkohärenz" versteht (vgl. später). Nach TEULIÉ hat die äußerlich zerfahrene Rede für den Kranken einen Sinn; nur der Adressat versteht sie nicht. Gegenüber TEULIÉs Unterscheidung zwischen einem subjektiven und objektiven Sinn wird sich in dieser Studie unter dem Stichwort „Scheinzerfahrenheit" ein rein sprachlicher Begriff anbieten.

Daß in die Vorstellungsreihen nicht eingegriffen wird, braucht man nicht als Ausdruck eines Unvermögens anzusehen; für eine solche Betrachtung fehlt ein ausreichender Anhalt. Vielmehr gilt GRUHLEs Wort: Kein so müssen, sondern ein so wollen. Auch die Auffassung von der nicht unterdrückbaren Kontrastvorstellung wird man im Sinne der Gruhleschen Entgegensetzung revidieren.

Der Gegensatz zwischen bilderreicher Sprache und dürftigem Inhalt reiht sich in die stilistischen und logischen Gegensätzlichkeiten ein. Nach KRAEPELIN wird Gleichgültiges hervorgehoben, Wichtiges dagegen weggelassen, was KRAEPELIN zu den Manieren rechnet. Die oberflächlichen Assoziationen auf der Höhe der „Halluzinatorischen Verwirrtheit" finden sich auch außerhalb von Halluzinationen. Sie können sich als Abschweifungen auf die „entlegensten Vorstellungsgebiete" (KRAEPELIN) oder als Unangemessenheit (PIRO) bekunden und zeigen nicht selten an, daß die Aufmerksamkeit nachgelassen hat (vgl. Kapitel „Rolle der Aufmerksamkeit").

LIEBMANNs Wortkonglomerate sind keine echten Neologismen, ebensowenig KRAEPELINs richtig gebildeten, aber unsinnigen Wortneubildungen. Strenggenommen sind sie nur neue Wort*zusammensetzungen*. Daß Halluzinationen zu Wortneubildungen anregen, braucht man nicht zu unterstellen, wenn man sich Neologismen und Halluzinationen aus einer gemeinsamen Wurzel parallel entstanden denkt; das Gemeinsame wäre eine besondere sprachliche Disponibilität, etwa aus prämorbidem affektbesetztem Erleben oder aus Wahnhaftigkeit.

Der Auffassung, daß fremdartiges, psychotisches Erleben andere Ausdrücke erfordert, hat TUCZEK widersprochen. Nach BERZE gibt es dafür aber keine angemessene Sprachform (vgl. KANTOR). Die Abhängigkeit der Redestörungen von der Thematik wird noch Gegenstand weiterer Erörterungen sein. Größen- und Verfolgungsideen oder Reste davon werden dem Leser auch aus den hier gedeuteten Texten entgegentreten. Vagheit des Ausdruckes (ob es auch die Vorstellungen sind, wird offen bleiben), Sprachperseveration, Ersatz des gedanklichen (oder Rede-)Zusammenhangs durch Klangassoziationen und sprachliche Automatismen (nicht nur in Form von „Zwischenworten") und Gegeneinander von Gedankeninhalt und Satzform sollen an Hand der schizophasischen Äußerungen dieser Studie eingehend belegt und besprochen werden. Auch geschraubte Phrasen und Kraftausdrücke werden als Merkmale des Schizophasischen hervortreten.

Verlaufsstudien

TUCZEK hat bei einer paranoiden Schizophrenen eine *„völlig neue Sprache"* entstehen und allmählich erstarren sehen. Die Kranke habe dabei Beträchtliches geleistet. Das Satzgefüge habe sie dem Deutschen entnommen. Der *grammatische* Zusammenhang sei *erhalten* geblieben. Ein und dieselbe Neuproduktion habe sie zu verschiedenen Zeiten zu leisten vermocht, was ein besonders gutes Gedächtnis voraussetze. *Rückübersetzung* sei ihr allerdings *schwer* gefallen und habe sie in große Verlegenheit gebracht. Die Worte habe sie nach keinem einheitlichen Prinzip gebildet. Dadurch unterscheide sich ihre Sprache etwa von den Vexiersprachen der Kinder oder ähnlichen Geheimsprachen. Wenn man deren *Bildungsprinzip* kenne, besitze man gewissermaßen den Schlüssel zum Verständnis der ganzen Sprache. Die Sprache der Kranken enthalte demgegenüber „eine Unmenge sehr verschiedener, oft ganz absonderlicher Möglichkeiten". Man könne sie kaum ordnen. Das Hauptwort „Meer" übersetze sie etwa mit „die See", genauso aber auch das Adverb „mehr", und umgekehrt das Pronomen „diese" (lautlich wie „die See") mit dem Ausdruck „le meer" (zu ihren Spracheigentümlichkeiten gehöre die Verwendung des französischen männlichen Artikels). Zum Teil bleibe die „Katatonikersprache" der Kranken trotz aller Absonderlichkeiten und Verschrobenheit *verständlich*. Sie verwende aber auch *Ausdrücke*, die ganz *neu* seien und von der Kranken nicht verständlich erklärt oder abgeleitet werden. Rätselhaft seien Worte wie „vesuf" oder „canat" („ . . . das nannte Jesus ein Tun, ein Machen, ein *vesuf*").

Später sei die Kranke dazu übergegangen, deutsche Wörter in Silben oder Silbenbruchstücke und in Buchstaben zu *zerlegen*, die Teilstücke *umzumodeln* und so zu „übersetzen". Ein Dialektausdruck für kleine Kuh sei „Moggel". Dieses Wort könne an jeder beliebigen Wortstelle für die Silbe ku treten. So übersetze die Kranke das Wort „Kuppel" mit „moggel hund" (die zweite Silbe des Wortes „Kup-pel" erinnere die Kranke offenbar an „bellen" und dadurch an „Hund").

Es dränge die Kranke unwiderstehlich, immer weiter zu arbeiten. Eines Tages werde jeder Erklärungswille oder jede Erklärungsfähigkeit versagen wie bei so vielen anderen Kranken. Untergeordnete Satzteile gebe die Kranke immer monotoner wieder. Sehr eintönig gebrauche sie einige wenige Pronomina. Bei der Konjugation dagegen sei sie voller Einfälle und wechsle viel. Ein *scheinbar* angewandtes *Schema* unterbreche sie „plötzlich durch einen gänzlich heterogenen *Einfall*". — Ein Teil der neugebildeten Worten möge halluzinatorisch entstanden sein (vgl. LIEBMANN). Jedenfalls habe sie einmal gesagt: „... das sind Sprechungen". Objektiv habe die Kranke in *ihrer* Sprache nie den Eindruck einer echten Halluzinantin erweckt.

Die *alltäglichsten* Dinge des Abteilungslebens habe die Kranke in *ihrer* Sprache und „ihre wahnhaft gefälschten Erinnerungen in deutscher Sprache" geäußert. Daher *verliere* „die Annahme eines ausgesprochenen *Ausdrucksbedürfnisses für wahnhaft* Erlebtes als vorwiegendes sprachbildendes Moment... erheblich an Wahrscheinlichkeit". TUCZEK nimmt „eine *Sprachmarotte*" an; die Kranke treibe eine „Spielerei, die sich Selbstzweck ist" (vgl. KRAEPELIN unter dem Stichwort Manieren).

Von einer Kranken seien schon vor zwanzig Jahren sprachliche Äußerungen fixiert worden (LORENZ). Sie seien zum Vergleich geeignet. Anfängliche *Konkretheit* folge *nicht* ohne weiteres aus einer *Unfähigkeit* zur Abstraktion. Sie könne vielmehr *Abwehr* gegen die *Hintergrundsbedeutung* der Wörter sein. Logisch werde noch über die Gedanken verfügt. Die Spracheigentümlichkeiten bekundeten aber großenteils fragmentarische, ungeordnete und unbekümmerte Vermengung von Worten und Phrasen. *Keine* logische oder *Bedeutungs-Einheit*, sondern eine Folge von Vorstellungen forme den Text.

Plötzliche Unterbrechung eines „Scheinschemas" durch einen heterogenen Einfall wird man unter dem Gegensätzlichen der schizophrenen Rede subsummieren (vgl. voriges Kapitel).

Erste experimentelle Untersuchungen — Rolle der Aufmerksamkeit

Gleichartige Sprachuntersuchungen wie bei den 14 Normalen hat STRANSKY an 16 Hebephrenen und Katatonen vorgenommen. Im allgemeinen sei es nicht gelungen, „ganze Konversationen oder Duktus einwandfrei zu fixieren". Man habe daher mit der alten Methode des Mitstenographierens vorliebnehmen müssen. — Nur die „Erethischeren" sollen an das Stichwort angeknüpft haben, bei den „Torpideren" habe man bald zum „Frage- und Antwortspiel" greifen müssen (vgl. dagegen SCHILDER).

Eine Antwort auf die Frage, was ein Säugetier sei, laute etwa folgendermaßen: „Eine Naturgeschichte, in welchem sich Insektenpulver, Tiger, Löwe und überhaupt Gemüsen, Wiesen, Felder und Ackerbau und Kulturleben vorkommen, Kultur- und Staatszivilisation, die vom Zentrum im Kreis abstammen, Intervention oder Interpellation, Kreisabschnitt oder Basis, Dimensionen oder Dimenstrale."

Die Vorstellungen werden nach STRANSKY „gleichsam nur *mechanisch,* ohne Rücksicht auf einen leitenden Gesichtspunkt, *angereiht*"; dazwischen erscheinen „*die gewohnten* und stabilisierten Kopulativ*wendungen*; sie schaffen „vielfach eine Art grammatikalischen *Zusammenhanges*". „Die einzelnen Vorstellungskomplexe werden aneinander vorbeiassoziiert". Ihre gegenseitigen Beziehungen seien logisch sinnlos. Die hebephren-katatonen Sprachproben sollen „aufs Haar die gleichen Elementareigenschaften bei der Analyse" geboten haben wie die der *unaufmerksamen Normalen*. Es müsse sehr plausibel erscheinen, auch die „hebephrenisch-katatonischen Sprachproben als durch den *Mangel* an *Aufmerksamkeit* bedingt anzusehen". Es bedürfe gar nicht der Annahme „eigener Willensleistung", um dies verstehen zu können.

BERZE wendet sich dagegen, „die Mängel des Gedanken- oder Rededranges ... als Folge einer Herabsetzung, Entspannung oder Schwäche der Aufmerksamkeit" anzusehen. Die Aufmerksamkeit sei keine besondere Funktion außer den Denkvollzügen. Nach dem Selbstzeugnis der Schizophrenen seien Denken und Reden „trotz und sozusagen angesichts ihrer Aufmerksamkeit gestört". Weil sie aufmerksam seien, falle ihnen auf, daß sie sich trotzdem nicht konzentrieren können (vgl. a. KLEIST).

C. SCHNEIDER hat darauf aufmerksam gemacht, daß in den Versuchsergebnissen STRANSKYS „gerade die *kennzeichnendsten* schizophrenen Störungen, Wortsalat, Ellipse, Paralogie, ideenflüchtige Entgleisung", fehlen (vgl. dagegen STRANSKY). „Der sprachliche Gedankengang" sei nur „sehr weitgehend sprunghaft". Andererseits ist nach BERZE die „Grundstörung der Schizophrenie in der *Hypotonie des Bewußtseins* zu erblicken". Trotzdem fragt BERZE, ob es einen einheitlichen Grunddefekt gibt, der die gesamte Defektsymptomatik umfaßt.

Während der Aphasische die Worte nicht mehr seinen Gedanken angleiche, könne der Schizophasische seine *Aufmerksamkeit nicht mehr fixieren,* „als ob der Gedanke ständig fliehe und nur auf einige Worte oder unbestimmte Vorstellungen geheftet bleibe". Nicht, den Gedanken zu äußern, falle schwer, sondern ihn zu halten; der Schizophasische könne keine Worte finden, um sich auszudrücken, weil es an Zusammenhang gebreche (CLAUDE).

Nach BERINGER kann die *Spannweite des intentionalen* Bogens so gering sein, daß die einzelnen Satzteile dem Satzganzen nicht zugeordnet werden können.

Wenn die Aufmerksamkeit das Gedankliche vernachlässige, wird das Denken nach LORENZ von Erinnerungen, Assoziationen und Sinneswahrnehmungen gelenkt. Die Erfahrung werde in Gestalt von Eindrücken, Bildern, Gleichnissen und Symbolen gedeutet und übersetzt.

Auch nach VIGOTSKY tritt das *assoziative* Denken an die Oberfläche, wenn das Gemüt plötzlich erschüttert werde und bei Müdigkeit, in Schlaf und Traum (vgl. KRAEPELIN). Wenn die Krankheit die höhere Verstandestätigkeit störe, komme das ältere Denken zum Vorschein. „Jeder von uns trägt die Schizophrenie latent bei sich".

Bei *akuten* Psychosen hat laut BERINGER die „Sprachverwirrtheit noch immer ein einfühlbares Berzugssystem". Die Assoziationen sollen sich „nach der im Vordergrund stehenden affektiven Einstellung" richten. Die sprachlichen Produktionen der Schizophrenen enthielten demgegenüber ganz *altes Erinnerungs*-Material. (Immerhin wird nach HAASE *Interesse*-betontes Erlebnismaterial *besser erinnert* als sonstiges.) Als einziges assoziatives Moment enthalte das Erinnerungs-Material „Sprachbewegungsvorstellungen" (KRAEPELIN — nach BERINGERs Auffassung „wohl zu sehr in den Vordergrund gestellt"). Es werde „ziemlich vorstellungslos hergesagt".

Der Anreihung ohne leitenden Gesichtspunkt ist hier als Rede ohne Sinndirektiv (KAINZ) breiter Raum gewidmet. Auch mit dem interessanten Phänomen, daß gewohnte Wendungen Zusammenhang schaffen, werden es die hiesigen Texterörterungen zu tun haben. Dabei wird erneut Aufmerksamkeitsmangel als Entstehungsbedingung auf sich lenken. Daß Denken und Reden nach Selbstzeugnissen von Schizophrenen *trotz* Aufmerksamkeit gestört sind, sollte man nicht verallgemeinern. Bedingung für das Auftreten von Sinnestäuschungen können nach JASPERS neben voller Aufmerksamkeit auch

Abwesenheit der Aufmerksamkeit sein. In abklingenden Psychosen — so JASPERS — werden Sinnestäuschungen nur noch bei klarster Aufmerksamkeit erlebt; manche Sinnestäuschungen „verschwinden sofort, wenn die volle Aufmerksamkeit sich ihnen zuwenden will". Die Aufmerksamkeit ist freilich keine eigentliche Sonderfunktion außer den Denkvollzügen, sondern eine Art von „Medium" unterschiedlichen Klarheitsgrades, in dem sich die „seelischen Phänomene bewegen". Aufmerksamkeit ist „das helle Bewußtsein innerhalb des gesamten Bewußtseinszustandes" (JASPERS).

Das von CLAUDE vertretene Unvermögen zur Aufmerksamkeit ist wieder von GRUHLES Formel betroffen: Kein so müssen, sondern ein so wollen!

Unter dem Andrang der Gedanken ist auch einer der Untersuchten dieser Studie offenbar nicht in der Lage gewesen, einen soeben geäußerten Gedanken zu halten. CLAUDES Wortfindungsstörung mangels Zusammenhang wird hier teils bestätigt, teils widerlegt werden. Die Untersuchten reden — wie sich zeigen wird — oftmals mit Geschick und — wie man vermuten darf — mit Übung über manche gedankliche Ziellosigkeit hinweg. An sich hat aber der Sinnzusammenhang eine „determinierende Tendenz" und bewirkt die Konstellation des Einzelnen. An die Erfahrungen von LORENZ betreffs die Folgen der Aufmerksamkeitsmängel für die Denkinhalte werden sich auch manche Ergebnisse dieser Studie anschließen.

Schizophasie

KRAEPELIN hebt an der Sprachverwirrtheit oder *Schizophasie* hervor, daß die *außersprachlichen* seelischen Leistungen verhältnismäßig *gering beeinträchtigt* seien. Die Kranken sollen die Tagesereignisse ganz gut verfolgen können. Sie seien geistig regsam, zugänglich und interessiert. Ihre Stimmung sei regelmäßig gehoben, zeitweilig gereizt. Sie seien sehr brauchbare, *fleißige* und geschickte Arbeiter. Sie sollen sich selbständig betätigen, aber ihre eigenen Wege gehen. Dazwischen „liefern sie wohl auch einmal einen ganz unsinnigen Streich". Hervorgehoben wird ein gewisser *Rededrang.* „Sobald man das Wort an sie richte, antworten sie vielfach mit großer Leichtigkeit, indem sie sofort die Haltung eines Vortragenden annehmen". Nach STOCKERT kann abnormer Rededrang mit einer allgemein gesteigerten Motorik zusammenhängen.

Einfache nachdrückliche *Fragen* werden laut KRAEPELIN *sinngemäß* beantwortet (vgl. dagegen SCHILDER).

Manche Kranke können sich nach dem Verfasser „ganz verständlich äußern, geraten aber in ihre *unsinnigen* Reden hinein, sobald man *länger* mit ihnen spricht, oder wenn sie erregt werden". Oder aber es beginnt sofort, längstens jedoch nach den ersten, noch halbwegs verständlichen Sätzen, jener... in fließender Rede... mit einer gewissen Genugtuung vorgebrachte Schwall beziehungsloser, meist gänzlich *unverständlicher,* mit sprachlichen Entgleisungen und *Wortneubildungen* reichlich durchsetzter Äußerungen. ... Bisweilen vermag man aus dem Verhalten des Kranken und einzelnen, *weniger unsinnigen* Bestandteilen der Rede wenigstens ganz ungefähr zu *erraten,* welche Gedanken er etwa ausdrücken will". Er erzähle aus der Vergangenheit, klage, prahle, stichele, „aber alles versteckt in den verblüffendsten und dazu *unvermittelt* auf die *entlegensten* Vorstellungsgebiete abschweifenden Wendungen". *Gleichgültige* Sprachglieder werden dem Autor zufolge *hervorgehoben, wichtige ausgelassen,* eine Erscheinung, die in die Gruppe der *Manieren* zu rechnen sei (vgl. TUCZEKS „Sprachmarotte", TEULIÉ und GRUHLE).

Beim Rededrang sollen nach HEILBRONNER kurze Wörter bevorzugt werden. Die katatone Neigung zu Stereotypie könne sich so verstärken, daß Sätze ununterbrochen stunden- und sogar tagelang wiederholt werden (Verbigeration KAHLBAUMs), z. B.: „Ihr Kinderlin, Vögelin, Tüpfelin, der Ahnherr ist jetzt da, die Türe ist auf . . . die ganze Nacht hab' ich im Bett gesessen . . . ihr Kinderlin, Vögelin, Tüpfelin . . ." usw. Nach KRAEPELIN sind die *Wiederholungen* langer Sätze offenbar *gewollt*, „vielleicht infolge von negativistischer *Absperrung neu auftauchender* Vorstellungen". Nach STOCKERT können Wiederholungen ornamentalen Charakter haben.

Manche sinnlose Äußerung stelle nur die *Umbildung einer ursprünglich verständlichen* Wendung dar. Eine Kranke HEILBRONNERs habe tagelang gerufen: „I me zeh, I me zeh" usw. So habe sie „ich will mal sehen" (ob ich heim darf) allmählich abgekürzt.

Wie in einem Fall von PFISTER, in dem dasselbe in *zwei* verschiedenen *Sprachen verbigeriert* wurde, so scheine es nicht das Wort, sondern der *Sinn* zu sein, was *hafte* . . . (KRAEPELIN).

Im Prinzip wird PFISTERs Auffassung von der Perseveration des Sinnes (statt des bloßen Wortes!) von BAY experimentell am Beispiel der Aphasie bestätigt. Nach BAY ist nicht nur im Sprachlichen, sondern auch beim Modellieren zu erkennen, daß der Aphasische keine scharfen, „vollwertigen" Begriffe bilden kann. Perseveration setze sich auch im Modellieren durch (BAY).

Bei der Verbigeration habe man wohl große *Vorstellungsarmut* vorauszusetzen (KRAEPELIN).

Mitunter werde „schon im Beginn der Dementia praecox mit voller Seelenruhe ein unbegreiflich sinnloser Satz hervorgebracht". Andererseits könne sich selbst nach Jahren eine Sprachverwirrtheit wieder *zurückbilden*; nur in der Erregung könne man noch Reste bemerken (KRAEPELIN). Der schizophrene Verlust an sprachlichem Ausdruck kann nach A. SCHNEIDER plötzlich eintreten und ebenso plötzlich wieder verschwinden.

Die Sprachverwirrtheit ähnele weitgehend den Sprachstörungen des *Traumes*. Die Beziehungen zwischen Gedankengang und sprachlichem Ausdruck seien unterbrochen. „Auf der anderen Seite aber deuten die Störungen im *Satzbau,* in der sprachlichen Gedankenprägung und auch im *Gedankengang* selbst auf eingreifendere Veränderungen der höchsten geistigen Leistungen hin" (KRAEPELIN).

Daß die außersprachlichen Leistungen verhältnismäßig gering beeinträchtigt sind, gilt unter den hier Untersuchten nur für W.; er hat sich als fleißiger und geschickter Arbeiter bewährt und geht regelmäßig zum Wochenende nach Hause. Die anderen beiden sind sehr antriebsarm, autistisch und hilflos.

Eigentlichen Rededrang haben die hier Untersuchten nicht gezeigt. Dagegen hat einer von ihnen in Übereinstimmung mit KRAEPELINs Erfahrungen manche einfache Frage sinngemäß beantwortet, wie gleichfalls übereinstimmend die schizophasischen Äußerungen großenteils zunächst jedenfalls völlig unverständlich erscheinen. Die Möglichkeit, aus weniger unsinnigen Redeteilen aufs Gedankliche zurückzuschließen, wurde hier systematisch ausgeschöpft; sie wird sich als Gegenstand besonderer methodischer Bemühungen erweisen.

Daß die sprachlichen Entgleisungen mit Wortneubildungen reichlich durchsetzt sind, widerspricht bereits TEULIÉs Forschungsergebnissen. HEILBRONNERs Bevorzugung kurzer Wörter war eine Eigenart des untersuchten G. Nach LORENZ mischen sich kurze Worte und Phrasen mit längeren Sätzen (vgl. Kapitel Sprachstatistik).

PFISTERS Vorstellungsarmut ist bei einem schizophasischen Verhalten, wie es hier untersucht worden ist, kaum gegen die Wortschatzverarmung von KLEIST abzugrenzen. KLEIST weist auf die Schwierigkeiten hin, zwischen Störungen des Denkens und der Sprache zu unterscheiden, wenn beides gestört ist. Ob die Beziehungen zwischen Gedankengang und sprachlichem Ausdruck umfänglicher oder andersartig unterbrochen sind als etwa bei zerstreuten Gesunden oder beim sogenannten Bierredner, der sich ganz auf die Sinnmacht der Sprache verläßt, wird von den hiesigen Analyse-Ergebnissen her offen bleiben; hier gilt gleichfalls das soeben und zur Brosiusschen „zugrunde liegenden Vorstellung" Bemerkte. Der Zugang zum Gedanklichen führt vorwiegend durch das Medium der Sprache. Gerade in der Schizophasie ist schon diese ein schier unüberwindliches Hindernis. Später wird noch von PIRO zu hören sein, wie wenig bis jetzt die Schizophasie erforscht ist, und im folgenden Kapitel von TEULIÉ, daß der Gegentyp gestörter schizophrener Sprache, die Neologie, am meisten erforscht ist. Um so angelegentlicher bemüht sich diese Studie um neue methodische und sachliche Beiträge zur Schizophasie-Forschung.

„Scheinzerfahrenheit" (TEULIÉ) — Inkohärenz

TEULIÉ gliedert die schizophrenen Sprachstörungen u. a. nach dem Gesichtspunkt unterschiedlichen Ausbildungs*tempos*. Die Sprachstörungen entwickelten sich in dem Maße auf die Zerfahrenheit zu wie die psychischen Störungen auf die eigentliche schizophrene „Demenz".

Am übersichtlichsten verbilde sich die Sprache des Paranoid-Schizophrenen. Die anderen Formen der Schizophrenie haben TEULIÉ zufolge ihre besonderen Erkennungsschwierigkeiten. Schwierig sei es z. B., den Hebephren-*Katatonen* die Worte zu entlocken. Das erschwere die linguistische Analyse bei diesen Kranken. (Das war denn auch die erklärte und immer wieder problematische Schwierigkeit der hier vorgelegten Untersuchungen.) TEULIÉs Einteilung beschränkt sich auf die paranoiden und paraphrenen Psychosen; fast nur zu Beginn des Leidens fehlten Sprachstörungen. Die Neologismen und Neologien seien der eine Typ von Sprachstörungen. Diese habe man am *meisten studiert*. Der andere Syndromtyp ist nach TEULIÉ die Schizophasie. Während die neologischen Syndrome langsam anliefen, entwickle sich die Schizophasie *schnell*.

Für TEULIÉ ist die Schizophasie in eine *dreiteilige* Entwicklung eingebettet. Zu Beginn sei die Sprache nur maniriert (vgl. KRAEPELIN), vor allem im Zusammenhang mit *Wahn*vorstellungen. Erst später breite sich der *Manierismus* auf die *ganze* Rede aus.

Nach TEULIÉs Beschreibung enthält der Manierismus Paralogismen, Wortstereotypien, bizarre Ausdrücke und Beiseitesprechen. Der Manierismus könne unmerklich zur „Pseudo-Inkohärenz" übergehen.

Die „Pseudo-Inkohärenz" TEULIÉs entspricht der eigentlichen Schizophasie KRAEPELINS. Auch die *Scheinzerfahrenheit* greift von den anfänglich allein befallenen, interessebetonten Gedanken und von den Wahnideen auf alle Vorstellungen über. Daß im Anfang einer Antwort immer einige korrekte Sätze stehen, bevor die Rede scheinbar zerfahren werde, zeichne die Scheinzerfahrenheit aus. Der Manierismus und die späten Sprachstörungen entbehrten der „korrekten Periode" einer Antwort, je *kürzer* die *korrekte Periode*, um so *fortgeschrittener* sei das Leiden und um so näher am Wahn die Rede (TEULIÉ). Die drei Untersuchten dieser Studie haben bestenfalls eine kurze „korrekte Periode"; ihr Leiden ist sehr fortgeschritten.

Wie schon erwähnt, wenden nach der Auffassung TEULIÉs Schizophasische sehr wenig oder gar *keine* Neologismen an. Trotzdem würden sie von ihren Hörern nicht verstanden. Die gewöhnlichen Worte seien nämlich in einer *Weise angeordnet,* die für jeden Kranken anders ist. Nicht, daß sie ein neues Vokabular gebrauchten, sondern neue Gedanken*einkleidungen* und syntaktische Regeln machten ihre Rede für den Hörer unverständlich.

Nach POTTIER werden bestimmte Satzfetzen unbekümmert um die Satzfügung mit Vorliebe angewandt wegen ihres *pittoresken* und *suggestiven* Wertes. Der Wert der Wortverbindung erinnere an die symbolische Ausdrucksweise. Um seine Gedanken zu übertragen, ziehe der Schizophrene diese Art von symbolischem Empfindungsausdruck dem Gebrauch von Worten vor, die zwar banal sind, sich aber in einen logischen Satz einordnen, der den Gesetzen der Syntax genügt (POTTIER). POUDÉROUX zufolge „entledigt sich das Wort zunehmend seines gedanklichen Wertes zugunsten des Gefühls, wovon es durchtränkt ist... Unsere Kranken... sind unfreiwillige Symbolisten."

Die schizophrene Sprache unterscheide trotz vieler Gemeinsamkeiten vom „*automatischen* Sprechen" (für TEULIÉ vorwiegend ohne „objektiven" Sinn — anders als SNELLs Sinnkategorien!), daß die Schizophasie die *Gedanken des Kranken ausdrücke.* Beiden gemeinsam sei, daß sie in sich selbst sinnlos seien und infolgedessen auch für den Hörer.

Das *automatische Sprechen* PFERSDORFFs hat Mangelsymptome (symptômes de déficit) und „aktive" Symptome (vgl. S. 20, SÉGLAS; S. 24).

Zu den *Mangelsymptomen* gehören Störungen der Wortwahl: Es *fehlen* Wörter oder Sätze, so daß die Reihenfolge der Äußerungen unterbrochen ist. Manche Wörter sind viel *zu häufig* angewandt, andere ersetzt. Abgesehen von der Wortwahl sind auch die Gedanken *anders als gewöhnlich* verbunden, z. B. durch Nebeneinander oder Beziehungslosigkeit der Sätze.

Aktive Symptome sind Neologismus und Paralogismus, Wortstereotypien, *Lieblingsworte,* Assonanzen, Alliterationen, Anknüpfungen an *gerade Gelesenes* oder *Gehörtes,* Aufzählungen, Wort*serien.*

Das automatische Sprechen komme sowohl bei echter Zerfahrenheit als auch bei Ideenflucht vor. Die echte *Zerfahrenheit* werde von den Defizitsymptomen beherrscht, während bei der *Ideenflucht* die aktiven Symptome vorherrschten (TEULIÉ).

In der „Scheinzerfahrenheit" könnten alle Pfersdorffschen Eigentümlichkeiten vorkommen, sowohl die Mangel- als auch die aktiven Symptome, auch die verschiedenen Formen seiner „philologischen Interpretation", außer derjenigen „ohne Sinn"; diese arbeite gleichsam vergebens.

Die „philologische Interpretation ohne Sinn" kennzeichne die echte Zerfahrenheit („Wortsalat"). In der *echten* Zerfahrenheit fehle der Sprache auch der subjektive Sinn (anders SNELLs Sinnkategorien!). Dadurch unterscheidet sie sich nach TEULIÉ von der Scheinzerfahrenzeit. Die Scheinzerfahrenheit hat zwar *keinen objektiven Sinn,* aber der subjektive ist erhalten. Sie entspreche der eigentlichen Schizophasie (TEULIÉ).

Der Kraepelinsche Ausdruck Schizophasie ist der gebräuchlichste, vor allem bei den *französischen* Autoren und den Autoren französischer Sprache (PFERSDORFF, CÉNAC, TEULIÉ, DELMOND, BOBON, EY). Die *angelsächsischen* Autoren bevorzugen „schizophrene Sprache" (WHITE, BALKEN, MASSERMAN, KASANIN, SULLIVAN).

Der Zusammenhang der Redestörung mit Wahnvorstellungen wird den Leser im Fortgang der hiesigen Erörterungen noch beschäftigen. Themaabhängigkeit der schizophrenen Sprachstörung wurde schon erwähnt (LIEBMANN). Daß nach TEULIÉ Sprachmanieren im frühen Entwicklungsstadium der Schizophasie mit Wahnvorstellungen zusammenhängen, scheint seine Analogie bei STÖRRING zu finden, demzufolge „Denkstörungen bei sonst zerfahrenen, aber in ihrer Persönlichkeit relativ gut erhaltenen *chronischen* ‚Defektschizophrenen' wenig oder gar nicht in Erscheinung treten, wenn man mit den Patienten Angelegenheiten bespricht oder ihnen Aufgaben stellt, die dem intellektuell-*sachlichen* Bereich angehören . . .". Erwecke man demgegenüber die Spontanität des Kranken, werde die Störung sofort offenbar, auch wenn er im Denken, im Gespräch oder von der Aufgabe selbst in *persönlicher* Beziehung beansprucht oder auch nur berührt werde. Besonders deutlich werde die Denkstörung, wenn man „gar in einem Akt kritisch-abwägender Besinnung des Kranken Stellungnahme in emotionell wertender Hinsicht" verlange (STÖRRING). Unglücklicherweise wird man hier auch gegenüber sachlichen Fragestellungen und Aufgaben verworrene Äußerungen antreffen. Immerhin ist der überwiegende Anteil verständlicher Äußerungen an sachliche Themen und Probleme gebunden.

In dem Maße, in dem sich das Wort seines gedanklichen Wertes (POUDÉROUX) entledigt, nähert sich der Sprachzerfall der „echten Zerfahrenheit" TEULIÉs oder dem „automatischen Sprechen" von PFERSDORFF. Insofern bleibt er aber noch im Bereich der „Scheinzerfahrenheit" TEULIÉs, als er noch einen Gefühlsgehalt hat und somit noch etwas bedeutet; zwar nichts Objektives mehr, aber noch etwas Subjektives im Sinne von TEULIÉ. Die Unterscheidung zwischen subjektiver Bedeutung und Bedeutungsmangel ist wichtig, aber für den schizophasischen Text oft sehr schwierig.

Die von PFERSDORFF aufgezählten „aktiven Symptome" finden sich in der schizophasischen Rede dieser Studie; aber sie dienen offenbar nur der Auffüllung von Redelücken, als „Redekitt" (KAINZ), in Analogie zur ungestörten Sprache. Ein derart „automatisches Sprechen" ist kein durchgängiges, geschlossenes Syndrom.

„Semantische Dissoziation" PIRO

PIROS „semantische Dissoziation" (zwischen Wort und Bedeutung) gliedert sich in vier Stufen. Danach wird die Bedeutung 1. abnorm erweitert, 2. verschoben, 3. verstreut (disperso) — sie verarme — und 4. aufgelöst; damit erlösche der „linguistische Gebrauch" der Sprache. PIRO nennt die vier Etappen Vermehrung des Bedeutungshofes (aumento dell'alone — = Hof — semantico), semantische Distorsion, Dispersion, Dissolution.

PIROS Ausweitung des Bedeutungshofes kennzeichnet dem Autor zufolge den Beginn der Schizophrenie und leichterer Formen schizophrener Sprache. Die Bedeutung des Symbols wird immer vager, umfangreicher und unanschaulicher. In der *Bedeutungserweiterung* zeige sich im Anfangsstadium, wie Symbol und Gemeintes auseinanderfallen. Dieser Zerfall charakterisiere grundlegend die schizophrene Sprache. Die Bedeutungserweiterung sei nachweisbar, solange die Sprache mit einem gewissen Zusammenhang gebraucht werde.

In gewissen Grenzen entspricht die Erweiterung des Bedeutungshofes der „abstraktiven" Stufe KORZYBSKIS (vgl. VIGOTSKY und GOLDSTEIN). Die Bedeutungserweiterung führe zu Vieldeutigkeit und *Unbestimmtheit*. Schon in der normalen Sprache drücke man sich gern allgemein aus. Das Wort „Sessel" könne viel Unsicherheit stiften, wenn es gleichzeitig auf jede Art von Sitzgelegenheit angewendet werde.

Um die Weite des *Bedeutungshofes* zu bestimmen, hat Piro zehn Worte zusammengestellt, die konkrete Gegenstände bezeichnen (Tiere, Pflanzen, Werkzeug usw.). Den Vpn. wird für jedes Wort je eine Serie von zehn Photographien oder Zeichnungen vorgelegt. Die Bilder sind *gestaffelt*, je nachdem, wie sehr sie dem mit ihrem Wort bezeichneten Gegenstand *ähneln*. Zum Stichwort „Katze" gehören zunächst einmal drei Bilder von Katzen. Auf drei weiteren Tafeln sind eine Wildkatze, ein Luchs usw. abgebildet. Die Bilder 7 bis 9 haben nur noch entfernte Ähnlichkeit mit einer Katze (Tiger, Löwe...). Tafel 10 hat mit dem Gegenstand des *Stichwortes* außer ganz allgemeinen Elementen *nichts* mehr *gemein*. Bild 10 zum Stichwort „Katze" z. B. bildet eine Antilope ab. Die Stichworte der zehn Serien sind Katze, Fisch, Sessel, Auto, Baum, Hund, Kleidung, Pistole, Flasche, Haus. Man müsse darauf achten, daß nicht Negativismus, Iteration, Desinteresse und Zufallsauswahl das Testergebnis verfälsche. Normale Vpn. hielten sich an die Grundgruppe (d. h. die ersten drei Tafeln jeder Serie). Chronisch Schizophrene, in deren spontanen Äußerungen nur die Bedeutungen erweitert seien, griffen auch auf die zweite Untergruppe über (Tafel 4 bis 6 jeder Serie). Schizophrene mit *hochgradigen* semantischen Störungen bezögen in ihre Wahl auch die *letzten Tafeln* jeder Serie ein.

Neologismen. Zum zweiten Stadium der Piroschen „semantischen Dissoziation", der *Bedeutungsverschiebung* (distorsione semantica), gehören die Neologismen und Paralogismen.

Die Neologismen hat Tanzi wie folgt eingeteilt: 1. Anspielungen, 2. Substantive zur Bezeichnung physikalischer Kräfte, geheimnisvoller Einflüsse, physiologischer Verhältnisse und abnormer Wahrnehmungen, 3. ehrgeizige Selbstbenennung, 4. pseudophilosophische und wissenschaftliche Ausdrucksweise, 5. Beschwörungen und Gebetsformeln, 6. Wörter mit unerklärbarer Bedeutung.

Diese Einteilung erscheint Bobon oberflächlich. Sie sei zu sehr inhaltlich ausgerichtet. Bobon spricht von „*Logolatrie*". Sie kennzeichne das Wahndenken gleichermaßen wie das primitivie Denken als den formalistischen Kult von *Namen* und *Zahl*.

Galants „type *catatonique*" wird konstituiert von Neologismen, deren Ursprung „verbalmotorisch" und nicht psychisch ist.

Nach Quercy (vgl. zu den folgenden Seiten [20—23] Tabelle S. 140) kann eine *Neologie* vom Urheber angenommen oder abgewiesen werden. Er sehe sie als seine persönliche und gewollte Leistung an oder nicht. Quercy hatte früher die „pseudo-langue adoptée" dem „pseudo-langage d'allure automatique" gegenübergestellt. Zuletzt hat er von „néologie d'allure intentionelle" und néologie d'allure *non intentionelle*" gesprochen. Die letztere gliedert der Autor nach passiv und aktiv weiter auf. Der *passiven* Neologie fehle jede Bedeutung, die *aktive* sei mit dem Gefühl verbunden, von außen eingeflößt zu sein, oder sie werde als fremde Stimme verkannt.

Auch Séglas unterscheidet die Neologismen nach *passiv* und *aktiv*. Die unsystematischen, veränderlichen, phonetischen seien *Spielereien* oder aus Automatismus entstanden. Sie hätten keine Bedeutung. Demgegenüber bedeuteten die aktiven etwas und seien gedanklich *erarbeitet*.

Wie Piro aus Literaturbeispielen zusammengestellt hat, wirken außer Kontamination auch Ersatz, Silbenverschleifung, -verschiebung und -umkehr, Wiederholung von Buchstaben, Silben und Endungen an der Entstehung der Neologismen mit. Den passiven Neologismen spricht Piro jeden Wortcharakter ab; um so weniger könne man sie „Wortneubildungen" nennen. Sie seien Erzeugnis einer besonderen Art von Tätigkeit, die sich unter anderen motorischen Phänomenen auch phonetischer Elemente bediene. Man könne ihnen keine Bedeutungsfunktion zubilligen. Für die Neologismen im strengen Sinne müsse man eine Bedeutung fordern. Sie könne zwar dunkel bleiben, wenn eine Vp. nichts erklären könne oder wolle. Ein unverständliches Wort werde auf Befragen durch ein anderes ersetzt; dann gebe es keinen Bezug, um die Bedeutung zu erklären. Trotz wiederholter Fragen könne es unverständlich bleiben, was eine Vp. meine. Das heiße aber nicht, daß jede Bedeutung fehle. Wenn die Bedeutung unerklärt bleibe, gehöre der Fall in die Gruppe der semantischen Versprengungen (dispersione).

Wenn die Neologismen sich vervielfältigen und systematisiert werden, entstünden die *neologischen Sprachen* (TANZIs Neologie). In der „Pseudoglossolalie" würden die Laute systematisch verformt, in der „Glossolalie" eine persönliche Sprache neologisch geschaffen und in der „Glossomanie" spielerisch Laute angehäuft, die jeder Bedeutung entbehren (PIRO).

STUCHLIK gliedert die komplizierteren Neubildungen dreifach. In den „Neoglossien" würden die lebendigen Sprachen nach festen Regeln umgeformt oder verformt. Im allgemeinen bleibe die Grammatik erhalten. Eigentliche Neologismen fehlten. In der zweiten Gruppe rangierten die Glossolalien. Das seien gesprochene oder geschriebene Lautanhäufungen. Sie glichen Worten oder Phrasen, seien aber unverständlich. Die „Neophasien" schließlich hätten festes Vokabular und gut ausgearbeitete Grammatik.

Für MAUREL unterscheiden sich „Pseudoglossolalie" und „Glossolalie" nur *linguistisch*, *nicht psychopathologisch*.

PIRO verweist auf den *Mangel an einheitlicher Terminologie:* TEULIÉs Glossolalie entspreche der „Pseudoglossolalie" BOBONs, während STUCHLIK sie als „Neoglossie" einordne. So beschreibe man dieselben Sprachstörungen unter Verwendung unterschiedlicher Namen. Umgekehrt könne derselbe Name verschiedene linguistische Phänomene bezeichnen.

Dispersion und Dissolution. PIROs Bedeutungserweiterung gipfelt schließlich im *metaphorischen Gebrauch*, der zu völliger *Unverständlichkeit* führen könne, obwohl die Vp. ihre Gleichnisse mit anderen Gleichnissen zu erklären suche; die anderen Gleichnisse seien aber ebenso unverständlich. Solche Fälle hat man nach PIRO zu den „Dispersions"-Erscheinungen zu zählen.

Die Sprache mit „versprengter Bedeutung" (dispersione semantica) werde vom Hörer kaum oder gar *nicht* mehr *verstanden*. Trotzdem diene sie dem Sprecher noch als Ausdrucks- und Mitteilungsinstrument. Es werde also von der Sprache *noch* ein *„linguistischer Gebrauch"* gemacht. (Demgegenüber werde die Sprache in der semantischen Dissolution zu Spiel oder Autismus.)

Symptomatologisch stelle sich die Dispersion als Mangel an Bedeutung, *Ungangemessenheit* (vgl. KRAEPELINs „entlegenste Vorstellungen"), äußerste *Generalisation* und Abstraktion, *formalen Zerfall,* dar. Der grammatische, syntaktische oder Sinn-*Zusammenhang fehle* (Agrammatismus, Asyntaxie, Sprachverwirrtheit). Dieses Syndrom komme am häufigsten bei den Prozeß-Schizophrenien vor. Die Bedeutungsverschiebung sei demgegenüber seltener (Neologismus, Paralogismus).

Zum Syndrom der Dispersion gehöre auch der „leere systematische *Abstraktionismus*" (astrazionismo sistematico „a vuoto"). Die Worte seien vorwiegend abstrakt. Die Phrasen setzten sich aus Allgemeinausdrücken zusammen. Den Sinn könne man nicht verstehen oder nur mit geduldiger *Bedeutungsanalyse* rekonstruieren, wenn die Vp. sich zur Mitarbeit herbeilasse.

Am stärksten versprengt und verarmt sei die Bedeutung, wenn serienweise *Phrasen* und *unverständliche* oder absurde Sätze verbigeriert werden. *Syntax* und Grammatik seien tiefgreifend *verändert* bis zur völligen Verbildung der linguistischen Struktur.

Andererseits könne die Rede auch einen vollständigen grammatischen oder *syntaktischen Aufbau* in untadeliger Weise mit einer Reihe von z. T. widersprüchlichen oder *fremdartigen Symbolen* verbinden. Daraus ergebe sich daher keine völlige Zerfahrenheit. Es brauche nicht jede Bedeutung zu fehlen (PIRO).

In der „*semantischen Dissolution*" werde die Sprache überhaupt nicht mehr linguistisch gebraucht. Sie sei rein *phonetische Motilität*. Das Wort sei nicht mehr Symbol, sondern verschmelze mit dem allgemeinen paradoxen Bewegungsverhalten. Die „verbalen Impulse" verbänden sich mit anderen impulsiven Akten. Sie könnten auch einmal einen Mutismus unterbrechen. Zu den verbalen Stereotypien gesellten sich Stereotypien in Gestik und Gebärden, zur Echolalie die Echopraxie. Auch die „Glossomanie" wird hier subsummiert.

Paralogie. Die „Paralogie" ist laut PIRO der Ersatz eines Wortes durch ein anderes. Vom Gesichtspunkt der Semantik gehöre die Paralogie zur Bedeutungsverschiebung. Die Bedeutung des Wortes wechsle völlig. Wie BOBON zwischen Neologie und Neologismus unterscheide, so werde zweckmäßigerweise das Wort mit veränderter Bedeutung „Paralogismus" und der Gebrauch dieses Wortes „Paralogie" genannt.

Viele Autoren verstünden unter „Paralogismus" ein Wort, das eine andere Bedeutung angenommen habe. Andere Autoren sprächen von „Vorbeireden", wenn eine Antwort unangemessen sei.

Einige Paralogismustypen zeigten, daß ein Gedanke logisch richtig, aber *verkehrt ausgedrückt* sei. Die Redesituation, in der ein Gedanke verkehrt ausgedrückt werde, *ähnele* derjenigen der *Paraphasie* und der Fehlleistung. Mit diesen habe der Paralogismus auch im Erscheinungsbild Ähnlichkeit. In anderen Fällen drücke er eine Bedeutungskontamination, einen Scherz oder ein Wortspiel aus.

Wenn die Paralogismen vielfach seien, könne man das Gesprochene oft nicht mehr verstehen. Seine Bedeutung sei verstreut (disperso). Nichtsdestoweniger könnten die (kranken) Vpn. alle Elemente oder einen Teil *erklären*. Nach entsprechendem Befragen könne man besser verstehen.

Wenn sich die Bedeutungsstörung zurückbilde und sich die Serie der Paralogismen erklären lasse, müsse die „Sprachverwirrtheit" (PIRO verwendet den Kraepelinschen Ausdruck als Terminus technicus) innerhalb der Bedeutungsverschiebung (distorsione semantica) eingestuft werden. Sonst gehöre die Häufung von Paralogismen in die Gruppe der „Dispersionen". PIRO selbst hat keine eigentliche Sprachverwirrtheit beobachtet.

Zum Problem der Bedeutungserweiterung können die hiesigen Untersuchungsergebnisse nur mittelbar beitragen. Die Rede ermangelt zu sehr des Zusammenhanges.

Wie nach QUERCY eine Neologie vom Urheber abgewiesen sein kann, so hat der Untersuchte W. seine Urheberschaft geleugnet, als er mit eigenen Äußerungen konfrontiert wurde. Ein von PANSE untersuchter Kranker hat sich demgegenüber weitgehend mit seinem Text identifiziert, ohne ihn allerdings zu erklären (mündliche Mitteilung).

Quercy und Séglas teilen die Neologismen in passive und aktive nach einem ähnlichen Gesichtspunkt auf, wie Teulié zwischen scheinbarer und echter Zerfahrenheit unterscheidet: nämlich danach, ob die Äußerungen etwas bedeuten oder nicht, ob sie also „linguistisch gebraucht" (Piro) sind oder nicht. Eine weitere Parallele zwischen Neologismen und schizophasischen Produktionen kann man darin sehen, daß ein unverständliches Wort durch ein anderes ersetzt wird, wenn die Bedeutung vom Kranken erklärt werden soll. In Piros „metaphorischem Gebrauch" werden auch Gleichnisse durch andere, nicht minder unverständliche ersetzt, wenn die Kranken sich erklären sollen.

Abstrakte Worte bestimmen auch das Vokabular eines der hier Untersuchten. Sehr viele Äußerungen — auch die der anderen beiden — enthalten Phrasen mit allgemeinen Ausdrücken. Kein Wunder, daß die „Rekonstruktion" des Sinnes „geduldiger Bedeutungsanalyse" (Piro) bedarf! Erklären doch die Vpn. so gut wie gar nichts. Dementsprechend scheidet Piros Paralogie hier als symptomdiagnostisches Signum aus. Piro versteht unter Paralogismus und Paralogie Begriffe der Sprache und nicht des Denkens (vgl. Kleist).

Organisch oder psychisch?

In der Kontroverse gegen Kleist exemplifiziert Gruhle an einigen Worten einer schizophrenen *Kunst*-Sprache, wie ruhig, besonnen, geordnet und verständlich eine Übersetzung erklärt werde. Der Autor läßt durchblicken, daß es ihm schwerfällt, dabei an eine *sensorisch-aphasische* Störung zu denken. „Wenn ein Schizophrener sagt, der Schmetterling faltert, so liegt nicht eine Spur von Aphasie vor, sondern ein amüsant *verschrobenes Wortspiel* zwischen Schmetterling und Falter, das ins Verbum gewendet wird" (vgl. Tuczek, Kraepelin usw.).

Deswegen, weil jemand eines Tages dazu übergehe, an Stelle der deutschen Schrift mit lateinischen Buchstaben zu schreiben, brauche er zur deutschen nicht plötzlich „unvermögend" geworden zu sein. Wo der Normale noch im letzten Augenblick eine Kontamination unterdrücke, koste der Schizophrene solche Einfälle förmlich aus. Es gebe auch *normale* Menschen, die im Material der *Sprache* förmlich *schwelgten* (Schüttelreime, Wortspiele...).
Bei der Unterscheidung prozeßhafter und defektuöser Denkstörungen hebt Berze die Zerfahrenheit von der *Verschrobenheit* ab. Die Zerfahrenheit berühre sich vielfach mit der Amentia. Verschrobenheit habe nichts mit einer Bewußtseinsänderung zu tun. Sie komme bei den Schizoiden ebenso vor wie bei den „inaktiven" Prozeß-Schizophrenien. Allerdings könnten Zerfahrenheit und Verschrobenheit zugleich auftreten.

Von einer „Wortschatzverarmung" (Kleist) könne man bei Schizophrenen nur insofern sprechen, „wie junge Leute gelegentlich irgendein *Modewort* zu Tode hetzen". Umschreibungen brauchten keine Wortfindungsstörungen auszudrücken, sondern gehörten ins Gebiet der Verschrobenheiten oder des Witzelns. Freilich könne die *Impulsarmut* auch einmal die *Sprache* einbeziehen (Gruhle).
Einer anderen symptomatologischen Kategorie Kleists in Form von Störungen der Wortfolgen, Wendungen und Satzgefüge, dem Agrammatismus und Paragrammatismus vergleichbar, hält Gruhle entgegen: Nicht ein so Müssen, sondern ein so Wollen, nur eine andere Einstellung. Derselbe Kranke schreibt eben noch bald agrammatisch, bald paragrammatisch, um sich im *nächsten Augenblick* vollkommen geordnet und fehlerfrei zu unterhalten. Bezweifelt man die Spontaneität des Verhaltens, so

kann man eher an den *Zwang* einer *Einstellung* als an einen Defekt denken (vgl. BERZE), eher ein Plus als ein Minus".

Die *Grundformen* der Pronomina und Verba sind *nicht,* was eine fortschreitende Agrammatisierung der Sprache „in schweren Fällen" (KLEIST) *übriggelassen* hätte. Sie sind ein weiteres Mittel für den Ausdruck von *Unbestimmtheit.* Die Sprache selber hält sie zur Verfügung, wenn es darauf ankommt, sich mit seinen Äußerungen nicht allzu festzulegen.

Der Gebrauch der *infiniten Formen* kann auch ein *Stilmittel* sein. Sie können den Ausdruck von *Unmittelbarkeit* über den Inhalt hinaus in die Form hineintragen. Lapidare, knappe Sprache ist nicht ohne weiteres Agrammatismus als „Werkzeugstörung". „Erinnerungsspuren für die Bildung von Wortfolgen" (KLEIST) brauchen deshalb keine „Ansprechbarkeit" verloren zu haben. — Nach LEISCHNER ist „Sprache kein Werkzeug, sondern selbst das Führende, Bestimmende". Das eine braucht das andere aber nicht auszuschließen; es kommt auf den Standpunkt, auf den Bezug, auf den Gegenbegriff an. Vor der Intention nimmt sich die Sprache als Werkzeug aus; gegenüber der durchführenden Formulierung ist sie das Bestimmende.

Für C. SCHNEIDER unterscheiden sich schizophrene Sprachstörungen von aphasischen im „Fehlen der verbalen *Paraphasien,* ... paraphasischen Wortverstümmelungen, der fehlerhaften Flexion und Deklination". Dem stellt A. SCHNEIDER entgegen, daß paraphasische Störungen durchaus bei paranoid gefärbten Schizophasien vorkommen. Auch den schizophrenen Paragrammatismus charakterisiere „ein dauerndes Vergreifen in den grammatischen Konstruktionen". Die schizophasischen und aphasischen Sprachstörungen unterschieden sich also *nicht im Formalen* (A. SCHNEIDER).

Die organischen Störungen arteriosklerotischer und luischer Herderkrankungen seien *gröber.* Sie beträfen „mehr die unteren Stufen des Sprachaufbaues". Im Gegensatz dazu seien „bei der Schizophasie die *höheren* sprachlichen Störungen ungleich häufiger" (A. SCHNEIDER).

Die „bei Schizophrenen vorkommenden feineren Mängel der Namen- und Satzfindung, die Wortvergreifungen und -neubildungen und das Seltsame im Satzbau" habe er auch bei Herdkranken und Verletzungsfolgen des linken Schläfenlappens gesehen. Außerdem sei das Sprachverständnis grob ausgefallen. Paraphasien und Wortamnesien seien mit den feineren Symptomen verbunden (KLEIST).

Die wortreichen *Umschreibungen* der mnestisch Gestörten analogisiert PFERSDORFF mit der schizophasischen *Ungenauigkeit* in Ausdruck und Satzbau. Indessen, die Amnestischen und Paramnestischen wollen *mitteilen* und strengen sich sogar an, um die Widerstände zu überwinden. Demgegenüber „dienen" — so PFERSDORFF selbst — „die schizophasischen Äußerungen der Auslegung des krankhaften Wahndenkens ‚ad usum *proprium'".* PFERSDORFF schreibt: „Wir finden tatsächlich beim Organischen keine Analogie zum *automatischen* Sprechen des Gemütskranken; dieses ist gekennzeichnet durch die Bildung der *sinnlosen* Redensart, aber die Syntax ist richtig" (vgl. S. 18). Bei gleichermaßen korrekter Syntax kennzeichne den Aphasichen die *litterale Paraphasie,* während der Schizophrene nach Assonanz, Alliteration und Konsonanz verknüpfe und neu bilde.

Die *Paralogie* wird von KLEIST als Störung der Ordnung und Kontrolle des Ablaufs aufgefaßt. Sie entspreche auf der gedanklichen Vorstufe der Sprache dem, was auf der Stufe der Wort- und Namenwahl die *Paraphasie* sei. Paralogische Schizophrene können dem Autor zufolge Gegenstand, Personen, Zusammenhänge und Vorgänge nicht ausreichend definieren, obwohl sie aufmerksam seien und Interesse zeigten (vgl. BERZE).

Allgemeine Herabsetzung der psychischen Aktivität, der Aufmerksamkeit, des Bewußtseinstonus infolge von „*Müdigkeitsdenken*" könnten das *nicht* erklären. Die Stereotypien, Iterationen, Perseverationen, Ablenkbarkeit und Inkohärenz gehörten nicht zu den paralogischen und alogischen Denkstörungen. Für die *Stereotypien* usw. seien die *Stammganglien* mehr verantwortlich als die Hirnrinde.

Die Encephalitis hat nach PFERSDORFF die große Bedeutung des Zwischenhirns kennen gelehrt; man habe es vorher zugunsten des Cortex vernachlässigt. Vereinzelt erinnere besonders die *Palilalie* an die katatonen Stereotypien, ohne ihnen immer und in allem gleich zu sein. Wie KLEIST gezeigt habe, seien die einschlägigen Sprachstörungen auf Läsionen des Schwanzkerns rechts oder links zurückzuführen. Die linke Hirnhälfte überwiege bei den Sprachstörungen mit Sitz im Zwischenhirn nicht wie bei den corticalen.

PFERSDORFF stellt einem schizophrenen Text zwei „organische" Texte gegenüber. Sie stammen von Kranken mit *Tumor*affektionen der Thalamusgegend und des Frontallappens. Perseveration — z. T. mit Wechsel des Perseverierten („alternierende Perseveration") — und *Sinnlosigkeit bei korrekter Syntax* seien beiden Textarten gemeinsam. Allerdings sollen Unterhaltung und gefühlsbetonte Sprache unversehrt gewesen sein. Die „darstellende Sprache" (GOLDSTEIN) sei gestört. Das äußere sich vor allem anfallsweise, darin wieder der schizophrenen Sprachstörung ähnlich.

Der schizophrene Text von PFERSDORFF wirkt nach hiesigem Eindruck *thematisch zerrissener*, abstrakter, in der Wortwahl *anspruchsvoller* als die Texte der Tumorkranken. Man glaubt, verbale Anspielungen auf Denkgewohnheiten zu gewahren. Demgegenüber erscheint der Text des ersten Tumorkranken banaler; er ist zumindest thematisch einheitlicher. Der andere Tumorkranke ist sprunghaft und äußert z. T. unsinnige Gedanken. PFERSDORFF gesteht Deutungsschwierigkeiten wegen ungenauer Lokalisierbarkeit infolge von cerebralen Nachbarschaftswirkungen.

Anläßlich der Sprachstörungen bei den Tumorkranken erörtert PFERSDORFF eine „Konfabulation *sprachlichen* Ursprungs" im Gegensatz zu den senilen und Korsakowschen. Den Pfersdorffschen Konfabulationstyp zeichnet der entschiedene Einfluß des Wortes aus. Die Eigenmacht, das „Bestimmende" (LEISCHNER) der Sprache macht sich auch in den Äußerungen der drei Schizophrenen dieser Studie so stark bemerkbar, daß man sich wundern würde, wenn es sich nicht auch sonst im pathologischen Bereich durchsetzte.

Daß sich die Eindruckscharaktere der Pfersdorffschen Texte unterscheiden, kann Zufall sein und muß die Frage „Organizität oder nicht" offen lassen. Auch kann man das Typische eines Textes nicht genau deuten und verifizieren, solange nicht *umfangreiche* Vergleichstexte — von einer ganzen Personengruppe — verfügbar sind.

Daß der Wortschatz *verarmt* ist, wird man am ehesten im Zusammenhang mit *Antriebseinbußen*, Desinteresse und *Autismus* sehen. Deswegen braucht *nicht* „die *Erregbarkeit* von Teilen des Schatzes an kinetischen ‚Wortengrammen' herabgesetzt" (KLEIST) zu sein. Wie schnell entziehen sich Spezialausdrücke unmittelbarer *Verfügbarkeit*, wenn man sich eine Zeitlang nicht mehr mit dem zugehörigen Sachbereich befaßt hat! Im fremden Sprachmilieu büßt man bald an Wortreichtum aus der Muttersprache ein. Lebendigkeit und Verfügbarkeit der Sprache wurzeln im täglichen

Sprachumgang. Sie sind eine Gemeinschaftsleistung jeder Gesprächs*partnerschaft*. Der Sprachumgang ist im Autismus mehr oder weniger eingeschränkt oder aufgehoben. Infolge von Antriebsschwäche gebricht es an Kraft zum Austausch von Mitteilungen. VIGOTSKY betont gegenüber PIAGET den *sozialen* Charakter der Sprache schon in frühester Kindheit.

Formkriterien, Frequenzen

WHITEHORN und ZIPF haben den Wortschatz eines Kindes und dreier paranoider Schizophrener hinsichtlich Häufigkeit und Mannigfaltigkeit untersucht. Im Untersuchungsgut nicht enthalten sei der schwer gestörte Sprachtyp des sogenannten „Wortsalats". Ohne die Bedeutung des Redeinhaltes zu verkennen, habe man sich nur mit *Formkriterien* befaßt. Der Häufigkeit, in der ein Wort wiederholt wird, entspreche die *Wiederholtendenz* (tendency of repetitiousness). Dabei würden die Bedeutungen gern zusammengedrängt. Einen entgegengesetzten Typ von Wirtschaftlichkeit stelle jener Wortschatz dar, der für jede Einzelbedeutung ein besonderes Wort besitze *(diversification)*. Jeder Wortschatz sei diesen widerstreitenden Tendenzen unterworfen. Beide Tendenzen hielten sich normalerweise die Waage.

Die Frequenzen der Einzelworte eines Textes könne man auf der y-Achse eines Koordinaten-Systems auftragen. — Jedes Wort habe seinen bestimmten Rang. Er entspreche der Häufigkeit seines konventionellen Vorkommens. Das häufigst vorkommende Wort habe den Rang 1 (im Englischen „the"). Die Ränge werden auf der x-Achse aufgetragen. Alle Worte, die nur einmal vorkommen, liegen ganz rechts. Die Werte werden logarithmisch ausgedrückt. — Jeder Text hat seine bestimmte Ranghäufigkeitsverteilung. Ihre Punkte fallen auf eine Kurve, die sich normalerweise einer Geraden nähert. Sie verläuft (im ersten Quadranten) von links oben nach rechts unten. Eine Rundung am oberen Ende („top concavity") kennzeichne etwa persönliche Briefe an Vertraute. Diese Ausbiegung entspreche der Häufigkeitsabnahme im Bereich der sonst am häufigsten gebrauchten Wörter. Die „top concavity" brauche keine Abnormität auszudrücken. Briefschreiber und Leser können auf gemeinsamen Erfahrungen fußen und brauchen deshalb nicht so ausführlich zu sein.

Wiederholungstendenz wirke zum *Vorteil* des *Sprechers*. Sie sammle verschiedene Bedeutungen unter einem Wort. Diversifikationsneigung dagegen komme dem *Hörer* zugute. Im Extrem habe jede Bedeutung ihr eigenes Wort. Im Koordinatensystem repräsentiere y (Frequenz) den Zug zum Eigennutz des Sprechers, x (Mannigfaltigkeit) den zum Hörer.

Die Kurve einer paranoid Schizophrenen drücke *Wiederholungstendenz*, d. h. Autismus, aus. Im Autismus spare man sich Formulierungsarbeit, wie überhaupt, wenn man den Hörer vernachlässige. Der Autistische sei in der Verwendung sprachlicher Mechanismus freier. Soweit er die Sprache ökonomisiere, könne er normal handeln, gleichfalls, wenn er eine Bedeutung abwandle. Die Abnormität liege in der *Vernachlässigung des Partners*. Dem Hörer komme das allerdings wie eine Unordnung der Anknüpfungen oder ein Sinnzerfall vor. Die Bedeutung werde aus Zweckmäßigkeit *verschoben*. Das sei aber eine autistische Zweckmäßigkeit. Sie unterscheide sich grundlegend von dem normalen, gemeinschaftsbezogenen Sprechen.

Nach LORENZ bedeuten die formalen linguistischen Kategorien Grammatik und Syntax auf den ersten Blick psychologisch nichts. Trotzdem könne die *formale* Dimension der *Sprache* über Gewohnheiten des *Denkens* und *Fühlens* in gewisser Weise unterrichten. Die gesprochene Sprache ist nach LORENZ und COBB ein wichtiger Aspekt des Gesamtverhaltens. Selbst die fragmentarische Form der Spracheigentümlichkeiten enthalte Spuren der Grundpersönlichkeit. In den neueren Arbeiten habe man deskriptiv Sprachbesonderheiten ausgezählt, Sprachtyp und Gemütsverfassung aufeinander bezogen oder semantische Phänomene erörtert. In Anschluß daran haben auch die Verff. sprachliche Äußerungen von zehn Kranken mit *manischem* Syndrom, besonders mit vermehrter sprachlicher Produktivität, untersucht.

Nach den Untersuchungsergebnissen gebrauchten die Kranken *mehr Verben*, Hilfsverben und *Fürwörter* und *weniger Adjektive* und *Verhältniswörter* als eine normale Vergleichsgruppe. Das Verhältnis zwischen Verb und Adjektiv, der *Aktions-Quotient*, sei im manischen Syndrom größer als sonst. RUESCH und PRESTWOOD haben für das manische Syndrom gleichfalls Vermehrung der Personalpronomen, aber auch der subjektiven Qualifikationen ermittelt, BALKEN und MASSERMAN Vergrößerung des Aktionsquotienten in Angstzuständen. Mangel an Artikeln und Präpositionen gehe dem Verlust räumlicher Orientierung voraus. Deprimierte sollen Verben und Adjektive vernachlässigen (MAYERS and MAYERS). Den letztgenannten Autoren zufolge kommt in der manischen Sprache ein und dasselbe Wort häufiger vor als sonst.

Nach LORENZ kommen *Konjunktionen* bei Schizophrenen *selten* vor. Kurze Worte und Phrasen mischen sich mit längeren, flüssigeren Sätzen. In einer anderen Arbeit hat LORENZ neurotischen Vpn. TAT-Tafeln zur Beschreibung und Erörterung vorgelegt. Die Häufigkeit der einzelnen Wortklassen sei mit einer normalen Gruppe verglichen worden.

In der neurotischen Gruppe seien mehr Verben und Pronomen gebraucht worden. Substantive, Adjektive, Präpositionen, Konjunktionen und Artikel hätten die Neurotiker demgegenüber vergleichsweise vernachlässigt. Der Aktionsquotient sei für „neurotisch" und „manisch" gleichermaßen höher als für „normal". „Neurotisch" unterscheide sich mehr von „normal" als von „manisch". Entweder sei der Sprachgebrauch der neurotischen Gruppe homogener gewesen, oder die Gruppe sei homogener ausgesucht worden. Für die ersten zehn häufigst gebrauchten Worte (vgl. WHITEHORN!) unterscheide sich der „neurotische" Sprachtyp vom „normalen" durch den Gebrauch der Pronomina „es" und „Sie" und durch den Ersatz der Verbform „ist" für „war". Im Vorzug des Präsens äußere sich, daß der Neurotiker sich mit der unmittelbaren Erfahrung befaßt habe und auf die unmittelbare Prüfungssituation ausgerichtet gewesen sei, als er gesprochen habe. Daß er in die *Prüfungssituation verstrickt* war, drücke sich auch im Vorzug des Pronomens „Sie" aus, es sei denn, „Sie" gehöre in erster Linie stereotypen Redewendungen an, wie „Sie wissen" oder „Sie sehen" (you see). „Es" werde entweder bevorzugt, weil die Vp. auf die gleiche Sache zurückgreife, nachdem die Sache zunächst einmal bezeichnet worden war, oder weil die Vp. das *einzelne* zu *vage* fasse.

Der „Neurotiker" verwende weniger unterschiedliche Worte auf tausend als der „Normale" (vgl. WHITEHORN). Er handhabe das Mitteilungsinstrument Sprache weniger mannigfaltig und biegsam.

ROWLAND zufolge färben *Adjektive* affektiv und spiegeln eine *subjektive* Reaktion wider. Demgegenüber seien *Adverbien weniger* innerlich. Dem Neurotiker und Hysteriker diene die Sprache mehr als Mittel, sich selbst auszudrücken als gegenseitigem Gedankenaustausch (LORENZ). Ihre Sprache zeige Ich-Bezug. Der Gedankenstrom werde von einem bestimmten Brennpunkt ferngehalten. Man achte weniger auf Unterscheidung und Darstellung von Eigenschaften. Der Nachdruck liege mehr auf Handlungen und Beziehungen als auf Gegenständen. Unter Angst und heftiger Erregung nähmen Darstellung von Eigenschaften und Unterscheidung ab (vgl. BALKEN und

MASSERMAN, S. 27). Die Satzgestalt verliere an Logik und Zusammenhang. Der Brennpunkt verlagere sich von der Mitteilungsfunktion der Sprache zum „lauten Denken".

Gegenstand der *Auszählung* waren grammatische Objekte *(Wortklassen)*. Sie sind keine selbständigen Einheiten. Häufig sind sie in fertigen Phrasen eingebettet. Sie werden gewohnheitsmäßig angewandt. Es sind formale Gebilde. Funktionen entfalten sie nur im Miteinander rein begrifflicher Elemente. Sie können für den Gedankengang völlig belanglos sein. Sie sollten *nicht aus dem Zusammenhang* mit dem Textinhalt herausgelöst werden. Mit dem Satz: „Der Himmel is blau" kann man grundsätzliche dasselbe meinen wie mit „der Himmel blaut". Die *Neben*bedeutungen und der *Stilwert* der beiden Sätze unterscheiden sich zwar; der Urheber braucht das aber *nicht beabsichtigt* zu haben. Ihm mag es lediglich um die Hauptbedeutung zu tun sein.

Die Auszählungen von LORENZ und WHITEHORN setzen also für die Wortklassen *zuviel Selbständigkeit* voraus. Daß sich Verstrickung in der Prüfungssituation im Vorzug des Pronomens „Sie" äußere, schränkt LORENZ selbst ein. Sie verweist auf die Alternative, daß „Sie" Teil von stereotypen Redewendungen sei.

Sprachstatistische Untersuchungen können sehr zur Objektivierung gestörter Rede beitragen. Nur dürfen sie ihr Material, das Formale in der Sprache, nicht blindlings verwenden. Ein Rückbezug auf den Inhalt ist schon deswegen unerläßlich, weil man sonst unter dem Siegel der Formengleichheit völlig Heterogenes zusammenzuwerfen riskiert (vgl. hierzu KANTOR und WEISGERBER).

Wahrnehmung, Begriffsbildung, Denken

In einem Beispiel GRUHLEs, demzufolge ein Kranker „drei Marmortische in einem Café sieht und nun weiß, daß der Weltuntergang unmittelbar bevorsteht", *verschmelzen* sich die *Wahrnehmung* und der *Gedanke* an den Weltuntergang oder dem zugehörigen Affekt (BERZE — vgl. auch BERINGER). Der *Evidenz*-Charakter der Wahrnehmung erstrecke sich auf die *ganze Verschmelzungseinheit* und erfülle dadurch auch die Untergangsidee mit Gewißheit.

Zum sprachlichen Ausdruck bleibe dem Kranken nur eine Sprachform übrig, die eine Beziehung wiedergebe. So bekunde sich die Beziehung *sprachlich* als *Bedeutungserlebnis*. Welche Sprachform hätte er auch aufgreifen können (BERZE).

Wie Wahrnehmungsuntersuchungen an einem Schizophrenen ergeben hätten, bewirken laut VIGOTSKY leichte Veränderungen in der Beleuchtung oder Stellung eines Gegenstandes beim Kranken Reaktionen, die den Antworten normaler Personen auf die bedeutungsfreien Kleckse des Rorschachtests entsprechen. Das Objekt nehme die außergewöhnlichste Bedeutung an, wenn sich an seinem *Erscheinungsbild* das Geringste ändere. Die Außenwelt werde anders wahrgenommen.

Jeder Begriff gilt nach SCHILDER nicht nur *logisch*, sondern entwickle sich auch *individuell*. Selbst wenn dem Kind Begriffe im streng logischen Sinne zu Gebote stehen, werde die Begriffsgrundlage stetig neu gebaut. Die Motive dazu seien teils praktisch, teils affektiv. „Bei der Schaffung der Begriffsgrundlage hat sich eine größere Menge persönlicher Strömungen durchgesetzt."

Der Gesunde erkenne alle etwa unter dem Begriffszeichen „Pferd" zusammengefaßten Erlebnisse als zusammengehörig an. Auch der Kranke erlebe zweifellos alle durch die Begriffszeichen gedeckten Erlebnisse als zusammengehörig. Er bemühe sich aber nicht um das Bezeichnen. Die Gleichheit der Bezeichnung gewährleiste keine innere Beziehung der Erlebnisse zueinander. Gleiche Worthülsen könnten über verschiedene Erlebnisse gestülpt sein.

Besonders die individuellen Begriffe seien eigenartig gekennzeichnet. Verschiedenartigste Elemente sollen einfließen, die individuellen Begriffe ineinander *verschwimmen*. Zwei beigeordnete Begriffe könnten miteinander *vertauscht* und einander gleichwertig gebraucht sein. Gleichzeitig könnten sie an Stelle des übergeordneten Begriffes fungieren.

Bei einem akuten Fall umspanne die „Begriffsgrundlage einesteils gegenüber der des Normalen viel mehr Tatsachen, dafür aber auch in anderer Auswahl". Bald werde dieser, bald jener Teil der „Begriffsgrundlage" aufgefaßt.

Die *Bedeutung wandere* gleichsam wie ein Blick zwischen den einzelnen *Teilen* der *Begriffsgrundlage;* dabei werde stets neu bearbeitet. Ungleichartiges Material könne vereinigt werden, weil alle diese Materialien affektiv bedeutsam seien. Der Begriff ruhe nicht, sondern trage den Keim des Zerfalls in sich. Er reiße immer neue Materialien in neuer Auffassung an sich (SCHILDER).

In jedem einzelnen Denkprozeß richte sich das Denken erst in der letzten Phase auf die Wirklichkeit. Zunächst durchlaufe es das individuelle Erleben. Das Denken ordne das Erleben einheitlich zwecks Bewältigung der Wirklichkeit. Dieser Aufgabe dienten die Begriffe. Bei den schizophrenen Denkprodukten fehle der letzte, entscheidende Impuls zur Wirklichkeitsbewältigung. Für den formalen Abschluß des Begriffes bedürfe es einer *einheitlichen Intention*. Anderweitige, sich kreuzende Impulse, immer wieder wechselnde Gegenantriebe hemmten die einheitliche Intention vorzeitig (SCHILDER).

Nach CLAUDE kann der Gedanke die Wörter nicht mehr kontrollieren. Wenn man körperlich oder geistig sehr *abgespannt,* innerlich sehr *bewegt* ist oder *Angst* hat, entschlüpfe einem oft eine Reihe von zusammenhanglosen Wörtern. Wahrscheinlich in gleicher Art falle das Seelische beim Schizophrenen auseinander (vgl. Abschnitt „Rolle der Aufmerksamkeit" und KLEISTs Müdigkeitsdenken).

Nach BERINGER, der sich auf HÖNIGSWALD stützt, fehlt „die charakteristische Schichtung im System der Denkaufgabe". Für das Bewußtsein seien die Gedanken nicht gleichzeitig nach Wertigkeit, Wahl und Ausscheidung, Knotenpunkten gegliedert. Die Struktur der Erlebnisse sei mangelhaft. Inhalte verschiedener Erlebnisklassen verschmölzen (vgl. BERZE, VON DOMARUS). Dadurch entstehe etwas Undefinierbares. Das *schillere* nach mehreren Qualitäten und könne *sprachlich nicht* gekennzeichnet werden.

Wie VON DOMARUS annimmt, ist eins der Prinzipien pathologischen Denkens ein falscher Syllogismus. Dabei werde *Ähnlichkeit* zwischen zwei Gegenständen für deren *Identität* genommen (vgl. S. 28). VON DOMARUS exemplifiziert: „Gewisse Indianer sind schnell — Hirsche sind schnell; gewisse Indianer sind also Hirsche". Nach logischem Denken sei Identität nur auf der Grundlage identischer Subjekte möglich. Für das paralogische Denken ergebe sich Identität bereits, wenn die *Prädikate identisch* seien. Nach VON DOMARUS kann im schizophrenen Denken Art- oder Gattungsmerkmal werden, was bei uns lediglich Eigenschaftscharakter hat. Jede Kategorie nehme die Bedeutung der Qualität an. Sie werde somit zum Wesentlichen. Sie lasse qualitativ *Verschiedenes* als *identisch* erscheinen („parakategoriales" Denken). Daher zer-

fließe der Begriff des Schizophrenen, so daß der Kranke die Wirklichkeit nach seinen Bedürfnissen umbiegen könne (VON DOMARUS).

Was dem Wunsche entgegenstehe, werde vermutlich geradezu „weggestoßen". Überhaupt werde das Interesse jenem Teil der Gedankenkreise entzogen, welche nichts mit dem Wunsch der Kranken zu tun haben. Es werde jenen „zugewendet, welche seine Erfüllung darstellen" (SCHILDER).

Während der aktiven Prozeßphase habe sich ein krankhafter, ein schizophrener („autistischer") *Erfahrungsbestand* gebildet. Er *verschmelze mit* dem früher erworbenen, *normalen* Erfahrungsschatz zum geistigen Gesamtinventar des Schizophrenen (VON DOMARUS).

Bei der schizophrenen Paralogie werde zwar richtig aufgefaßt und zugeordnet, gleichzeitig aber einem *zweiten Bezugssystem* eingegliedert, das komplexbedingt sei.

Ein Schizophrener, der einen Sonnenkult entwickelt hatte, wurde gefragt, warum er seine höheren Ziele nicht erreicht habe. Er antwortete: „Ich war nicht ausersonnen." Das könne aus dem Sonnenbegriff und „auserwählt" kontaminiert sein (STOCKERT).

Laut HANFMANN unterscheidet man häufig zwischen konkretem, situationsabhängigem Denken und abstraktem, begrifflichem oder kategorialem. Verschiedene Entwicklungsstufen des Denkens lösten einander ab. (Eine ältere Denkform ist nach VIGOTSKY das komplexe Denken; es basiere an Stelle von Begriffen auf Komplexen.) Die schizophrenen Denkstörungen könne man als Ausdruck von Primitivierung und Konkretisierung auffassen. In Anlehnung an VIGOTSKY könne man die Einbußen des begrifflichen Denkens grundsätzlich mit denen cerebraler Schädigungen vergleichen (HANFMANN).

Eine Schizophrene von LORENZ habe die *Examenssituation* wegen ihrer Künstlichkeit *nicht voll verstanden.* Die Exposition von Testaufgaben zur Prüfung logischer Qualitäten habe sie als Mitteilung aufgefaßt. Sie habe sich gegen die Lösung sinnwidriger Sätze gewehrt. Im Sommer schneie es nicht, es sei Juni, und es blühe! Nach ihrem Verhalten bei einem Sortierungstest erfasse die Kranke *Einzelgegenstände* als Individuen und nicht als Repräsentanten einer *Klasse.* Der Wollfaden exemplifiziere für sie keine Farbe. Das Pferdebild repräsentiere keine Tierklasse. Eine Geschichte oder ein Sprichwort nehme sie nicht als Verhaltensregel. Gruppiert habe sie nach der jeweiligen *konkreten* Augenblickssituation oder *Zufalls*-Assoziationen und nicht nach abstrakten Ähnlichkeiten. So sei sie manchmal sogar mit Gegensätze verfahren, deren Ähnlichkeit sie vorher richtig angegeben hatte. Mal ähnelten Kohle und Holz einander, weil beide brennen, mal waren sie wegen ihrer Farben verschieden. Wie sich aus dem Umgang mit den Kohsschen Würfeln ergebe, könne die Kranke *nicht von einem Aspekt absehen* und *andere berücksichtigen,* die für die Aufgabe *wesentlich* sind, auch nicht mit Unterstützung des Vl. (LORENZ).

Die Kranke war der Verfasserin zufolge vom gegebenen Material abhängig, von seinem *Eindruck* auf sie zu einem bestimmten Zeitpunkt. *Bestimmte Kategorien* oder Gesichtspunkte habe sie *nicht* darauf *anwenden* und es auf diese Weise selbständig gestalten können. Ob ihr nicht allgemein Aufmerksamkeit und Beständigkeit gefehlt hätten.

Aber nicht für alle Aufgaben hätten Aufmerksamkeit und Regsamkeit versagt. Widmete sie sich einer — später gelösten — Aufgabe, sei sie offensichtlich zufrieden und gelassen gewesen in krassem Gegensatz zu ihrer *Unruhe* während der *ungelösten* Tests. Mit GOLDSTEIN könne man Anforderungen, die den Kranken ausgeglichen lassen, „*angemessene Aufgaben*" (adequate tasks) nennen. Die Kranke habe das „kategoriale Verhalten" verloren. Sein Verlust spiele die zentrale Rolle. KASANIN bezeichne diesen Typ gestörter Verstandestätigkeit als „primäre Denkstörung" (LORENZ).

Nach CAMERON bezieht der Schizophrene in eine Aufgabe zu viel Benachbartes und Eingebildetes ein. Er widersetze sich der Begrenzung der Aufgabe durch den Vl. Er verallgemeinere, *schließe zuviel mit ein*, verflechte mit persönlichen Problemen und Vorstellungen, und was er sage, diene weder der Mitteilung noch kläre es die eigenen Ideen. Daher verfehle er seine Testaufgaben.

In den Möglichkeiten des sprachlichen Erlebnisausdruckes ist man auf das beschränkt, was die Sprachgemeinschaft verfügbar hat. Das sind die konventionellen Reaktionsmuster („conventional reaction patterns" — KANTOR). Was im vorgefundenen Formel- oder Schablonenrepertoir der Sprachgemeinschaft nicht wenigstens prinzipiell seine Entsprechung hat, kann nicht angemessen ausgedrückt werden (vgl. Kapitel „Überindividueller Sprachzwang"). Mehr noch, auch auf die *Denk*gewohnheiten seines Milieus ist man angewiesen. Das Sozium hält Denkmuster zur Verfügung. Von diesen sind die Begriffe oder — um mit SCHILDER zu sprechen — deren Grundlagen geprägt. Die Begriffe liegen im Spannungsfeld zwischen individuell und konventionell. So kann fremdartiges Erleben über seine Unsagbarkeit hinaus auch gedanklich unformulierbar sein. Dergestalt wird man den Doppelaspekt des Begriffes bei SCHILDER (logische Geltung und individuelle Entwicklung) ergänzen, um den Ort zu markieren, wo das schizophrene Denken einbricht.

Angesichts der wechselnden („wandernden,,) Auffassung der „Begriffsgrundlage" (SCHILDER) wird man sich der stilistischen und logischen Gegensätzlichkeiten, im Kapitel „erste Beschreibungen und Deutungen" erwähnt, der Abschweifung aufs Entlegenste, der Hervorhebung von Gleichgültigem (KRAEPELIN) und des Unangemessenen (PIRO) erinnern. Der Schildersche Wechsel ist wahrscheinlich eine direkte Folge davon, daß einheitliche Intention, determinierende Tendenz fehlt. SCHILDER sieht den Mangel ganz unter dem volutionalen Gesichtspunkt. Unter anderem Aspekt kann man von Mangel an Zielvorstellungen, Konstellation, Sinndirektiven, „charakteristischer Schichtung der Denkaufgabe" (BERINGER) sprechen. Nach LORENZ formt den schizophrenen Text keine logische oder Bedeutungseinheit, sondern eine Folge von Vorstellungen. Mit dieser Thematik werden die späteren Ausführungen noch sehr vertraut machen. Dazu gehört auch das Problem der Kreuzimpulse SCHILDERs (Ambivalenz?!).

Der Test als „Einstellungshilfe"

Mit Testaufgaben sollen dem sprachzerfahrenen Probanden *Einstellungshilfe* und Anknüpfungsinhalt vermittelt werden. Zwischen Vp. und Vl. ist ein relatives Höchstmaß an *situativer Gemeinsamkeit* herzustellen. Man sollte praktische, anschauliche und verbale Leistungen fordern; sie sollen nicht nur *sachlich*, sondern auch *persönlich* sein (vgl. STÖRRING), etwa in Form von Äußerungen zur Lebensgeschichte und zum psychotischen Erleben. Das Sprechen auf Tonträger (nicht larviert!) verbürgt größte Unverfälschtheit. Anfängliche Befangenheit pflegt sich zu verlieren. Ein Rest von Laboratoriumskünstlichkeit ist nicht ganz zu vermeiden, schon allein wegen der außergewöhnlichen äußeren Umstände, die mit dem Verfahren innerhalb des Krankenhausmilieus zwangsläufig verbunden sind. Die Spontaneität mag gelegentlich dadurch verfälscht werden, daß die Testvorlagen den Probanden allzu stark thematisch anregen und festlegen. Im allgemeinen dürften sie ihren Zweck erfüllen, dem krankhaften *Entzug der Denkaufgaben* (C. SCHNEIDER) entgegenzuwirken. Ob die Aktivitätsstörungen der Schizophrenen *krankheitsspezifisch* sind oder nicht, erörtert BÜRGER zusammen mit der Deutung der „Lahmlegung des intentionalen Bewußtseins"; KRONFELD, auf den die Trennung und Unterscheidung schizophrener Abwandlungen der psychischen Aktivität nach spezifisch und nicht-spezifisch zurückgeht, gibt beide Möglichkeiten zu. Die Kronfeldsche Unterscheidung ist ein ständiger Problemhintergrund aller Bemühungen um die Klärung schizophrener Spracheigentümlichkeiten. Deshalb wurden bereits einige *supra*-individuelle Unterschiede auf *rein sprachlicher* Ebene dargelegt. Auch die Themenauswahl ist vom Gesichtswinkel der Kronfeldschen Unterscheidung zu betrachten.

SCHILDER hat *Unterredungen* analysiert. Fragen wurden kaum gestellt; „gewaltsame Fragen" sollen Erlebnisse und Gedanken nicht beeinflußt haben (vgl. dagegen STRANSKY und KRAEPELIN!). Leistungsprüfungen werden vermieden, weil sonst „ein neues Element" der „natürlichen Umwelt", d. h. der Problematik des Kranken, hinzugefügt werde.

Die Untersuchungen an schizophrenen Spracheigentümlichkeiten reichen nach PIROs Überblick über die Methoden vom unmittelbaren Studium des spontan Gesprochenen und Geschriebenen bis zur Anwendung von Tests. Magnetophonregistrierung habe der Autor nicht angewandt, weil damit bei den meisten Kranken die Spontaneität verlorengehe.

Bei W., N. und G. hat sich das Verhalten nicht in Abhängigkeit davon geändert, ob registriert wurde oder nicht. Ein bißchen *mehr Provokation* wäre mitunter sogar ganz angebracht gewesen.

Grundsätzlich bejaht PIRO die Arbeit mit Magnetophonregistrierung. Man solle jedoch larviert registrieren. Der Autor hat bei der Untersuchung der Paralogismen und Neologismen eine Befragungsmethode angewandt. Voraussetzung sei, daß man sich mit den Kranken unterhalten könne. Bei den Befragungen hatten die Kranken ihre Äußerungen zu kommentieren. Auf diese Weise seien 300 Deutungen einer dissoziierten Sprache zustande gekommen.

Nach den Untersuchungen von BACHRACH, BANGHART und PATTISHALL bleiben die Schizophrenen in der Kommunikation stecken. Den Verff. zufolge werden die verbalen Mitteilungen von nicht-verbalen Mitteilungen begleitet, in denen Zusätzliches über die primäre Mitteilung festgestellt werde („Mitteilungen über Mitteilungen" — „Metakommunikation"). Dadurch könne man die Bedeutung der ersten Äußerungen klären. Daß der Schizophrene so häufig metaphorisch spreche und seine Äußerungen wörtlich meine, lasse sich als „Steckenbleiben in der Metakommunikation" verstehen. Dieser Aspekt der Schizophrenie sei bedeutungsvoll.

Ein Schizophrener sei z. B. nie an einem bestimmten Arztzimmer vorübergegangen, ohne an die Tür zu klopfen, weil daran geschrieben stand: „Arztzimmer, bitte klopfen." Lieber die Mitteilungen buchstäblich auffassen als Mißverständnis oder Abweisung riskieren! Andererseits möge der Schizophrene der Kritik und Feindseligkeit dadurch zu entrinnen hoffen, daß er seine eigenen Mitteilungen vieldeutig halte; infolgedessen seien mehrere Auslegungen möglich.

Auf Grund der hier gewonnenen Erfahrungen könnte man sich vorstellen, daß ein Bezug der *Neologismen* auf die Sinnträger des *Kontextes* (soweit vorhanden), eine detaillierte Vorgeschichte, Vertrautheit mit den persönlichen Verhältnissen (Familie, Schule, Wehrdienst, Beruf, Freundschaften, Liebschaften, Krankheit, Abteilungsleben usw.) manche Perspektive für die Interpretation eröffnet. Dasselbe gilt für unverständliche Texte überhaupt. Als *Fremdantrieb* und zur Schaffung von sachlichen *Gemeinsamkeiten* zwischen Vp. und Vl. können ansprechende Testaufgaben fungieren.

Annähernd so wenig wie SCHILDERS „gewaltsame Fragen" die Kranken beeinflußt haben (im Gegensatz dazu sind KRAEPELINS einfache nachdrückliche Fragen sinngemäß beantwortet worden), bleiben auch bei den Testuntersuchungen dieser Studie viele Aufgaben ohne direkten oder sichtbaren Einfluß. Konstellationshilfen dürften die Testaufgaben trotzdem häufiger gewesen sein, als es auf den ersten Blick zu erkennen ist, auch dann, wenn die Testaufgaben eigentliche „Leistungsprüfungen" waren. Das hat erst die verfeinerte Analyse der Texte gezeigt. Dafür darf man getrost das „neue Element" zu der „natürlichen Umwelt" (SCHILDER) in Kauf nehmen, wenn ein solches Element überhaupt ins Gewicht fällt.

Nur das lebendige Wort vermittelt nach KANTOR den rechten Einblick ins Seelische. „Der Stil ist der Mensch". Das Geschriebene sei erstarrt. Ihm fehle der erhellende Zusammenhang mit der Situation. Die Situationseinbettung des Gesprochenen verleihe ihm überhaupt erst seine psycholinguistische Bedeutung (KANTOR). Daß die Bedingungen der Situationseinbettung streng eingehalten sind, war die ständige Sorge während der nunmehr vorzulegenden Untersuchungen.

Zusammenfassung und Vorschau

Nach BROSIUS werden *Laute* eingeschoben, wenn „das Vorstellen stockt". Um die Rede trotz Mangel an mitzuteilenden Vorstellungen und Gedanken fortzusetzen, haben die Vpn. in den nachfolgend zu besprechenden Texten dieser Studie größere Einheiten fertigen Sprachmaterials verwandt. Diese Einheiten reichen von Lautgruppen bis zu verhältnismäßig selbständigen Redewendungen. Mit eingeschobenen Lauten scheinen sich die Kranken nicht zu begnügen.

Die Sätze brechen ab, „wenn das Denken zerstreut oder verwirrt ist" (KUSSMAUL). Auch in den hiesigen Texten stößt man auf Abbrüche (und Neuansätze) — anscheinend im rein Sprachlichen — mangels gedanklicher Zielsetzung oder Mitteilungsabsicht. In der Rede übe das Wort auf das Denken eine *„zerstreuende* Macht" aus. Diese Wirkung steht im Gegensatz zur *„Sinnmacht"* der Sprache. Die Sinnmacht der Sprache kann eine Gedanklichkeit vortäuschen, wo in Wirklichkeit kein eigentlicher Gedanke vorhanden oder beabsichtigt ist. Irgendwelche sprachlichen „Halbfabrikate" (KAINZ) dienen als Redefüllsel und flechten in den Redeablauf vielleicht Sinnträger ein, die nicht zur Thematik passen und auch gar *nicht wörtlich gemeint* noch überhaupt bedacht sind. Der Hörer empfindet das als *Sprunghaftigkeit,* während es der Sprecher, mit der Weiterformulierung beschäftigt, gar nicht merkt. Daß er durch die bloße Formulierungsarbeit, den sprachlichen Teil des Mitteilungsvorganges, vom Konzept abgedrängt worden sei, braucht man deshalb nicht anzunehmen.

Dagegen wird einer der hier Untersuchten (W.) gelegentlich durch andrängende Gedanken vom Formulierungsentwurf abgelenkt. Da hat sich dann aber nicht die „zerstreuende Macht" des Wortes ausgewirkt, sondern offenbar *Gedankendrängen.*

Die Halbautomatik des Redeflusses kann versagen, wenn die geistige Sammlung ein Minimum unterschritten hat. Dann kommen nicht einmal mehr phraseologische Bestandteile, Fragmente von fixen Redewendungen zustande. Sogar *sprachlich* ist der Text dann völlig *zersplittert,* von der gedanklichen Substanz oder gar Kohärenz ganz zu schweigen.

Wieder andere Vorgänge zwischen Denken und Sprache faßt TEULIÉ mit seiner „Scheinzerfahrenheit" begrifflich zusammen.

Ermüdung oder psychische Schwäche erwecke Kontrastvorstellungen, schreibt KUSSMAUL. Einer der Untersuchten dieser Studie (W.) schwächt seine Äußerungen gelegentlich ab. Wieder mag es Gedankenlosigkeit sein, was die Sprache beeinflußt und diesmal zu Kontrastbegriffen und *konträren* Formulierungen verleitet. Besonders Verneinungen sind schnell formuliert. Das kann sich auf *rein sprachlicher* Ebene abspielen, ohne daß man eigentlich Psychisches dafür zu bemühen braucht.

Mehr psychischer Herkunft scheint dagegen eine allgemeine Neigung zu Wechsel zwischen *gegensätzlichen logischen* Kategorien und *Stil*elementen zu sein. Andererseits gibt es auch Vorlieben für bestimmte Wörter. Sie *häufen* sich dann in charakteristischer Weise (PFERSDORFF), und zwar pathologisch. Bei W. kommen Worte wie „deutsch", „Volk" und „Mensch" sehr häufig vor. Schon die allgemeine Sprache hat ihre Vorlieben (z. B. „Modewörter" — GRUHLE). Gesunde können in „gewissen Ideenkreisen verfangen" sein; KUSSMAUL nennt das „thematische Paralogie".

Nach LIEBMANN wird mit „leichten Variationen endlos wiedergekäut". Der gleichfalls hier untersuchte N. weiß seine Rede in Fluß zu halten, indem er häufig *wiederholt.* Dabei vermeidet er zu große Monotonie mittels Variationen. Hinter geschickten Wendungen maskiert er *bedeutungslosen* Inhalt. Schon LIEBMANN hat den Gegensatz zwischen „schwungvoll bilderreicher Sprache" und dem „dürftigen Inhalt" empfunden. Auch dies ist etwas von der Gegensätzlichkeit, auf die schon hingewiesen worden ist.

W. spricht mitunter im normalen Tonfall, wenn der Inhalt unsinnig erscheint. Der Sinn für *Rhythmus* und Metron kehrt nach den Anfällen eines Epileptiker von H. JACKSON eher wieder als die Aufmerksamkeit für Worte.

Die Existenz bildhafterer Worte inmitten des begrifflich Blassen und Unverbindlichen wird der Untersuchung zum Angelpunkt ihrer Interpretationsweise.

Bilderreichtum ist für LORENZ Kennzeichen von einem „direkten Ausdruck *innerer* Erfahrungen". Wenn man das Gedankliche vernachlässigt, wird die Erfahrung in Gestalt von *Bildern* übersetzt. Daß ein besonderes Ausdrucksbedürfnis für Wahnhaftes sprachbildend wirke, bestreitet TUCZEK auf Grund seiner Untersuchungen an einer zweisprachigen Katatonika.

LIEBMANN entnimmt dem „sinnlosen Wortschwall Größen- oder Verfolgungsideen". In den vagen Äußerungen „ungeheilter Psychosen" könne man Reste *früherer Wahnideen* nachweisen. Auch das Vokabular von W. scheint stellenweise einem wahnhaften Erfahrungsschatz zu entstammen. Die Sinnspuren seiner Rede lenken immer wieder auf Wahnideen. Mitunter scheint er Unbekanntes als bekannt vorauszusetzen; vielleicht glaubt er, man wisse Bescheid oder kenne seine Gedanken.

Wie LIEBMANN die *Vagheit* der Vorstellung, so betont SCHILDER, daß die „individuellen Begriffe ineinander verschwimmen". LORENZ findet schon bei Neurotikern einen Vorzug des Fürwortes „es", weil das Einzelne zu vage gefaßt werde. Die Produktionen der drei Untersuchten dieser Studie sind von durchgängiger Unbestimmtheit vieler Begriffe und fast aller Beziehungen gekennzeichnet. Überwiegt ein „*Rede-drang*" das Gedankliche? „Verworrene Geschwätzigkeit" („agitierter Blödsinn") hebt schon LIEBMANN hervor, KRAEPELIN einen „gewissen Rededrang".

Der Auffassung STRANSKYs, der zufolge *Aufmerksamkeitsmangel* der Schlüssel für die Zerfahrenheit ist, widersprechen BERZE und KLEIST. Die Kranken BERZEs haben bezeugt, daß ihr Denken und Reden *trotz* Aufmerksamkeit gestört seien. Selbstzeugnisse hinterlassen Unsicherheit. Nach PICK täuschen sich Agrammatiker über ihre Sprachstörung dadurch, daß mit der gedanklichen Formulierung ein Gefühl der Grammatisierung verbunden sei. Laut KLEIST können paralogische Schizophrene nicht richtig definieren, obwohl sie aufmerksam seien; *Müdigkeitsdenken* könne daher die schizophrenen Äußerungen nicht erklären. Anläßlich der Erörterung von N.s. Spracheigenheiten wird der Begriff „Aufmerksamkeitsschatten" bekannt werden. Er läßt erkennen, welche Rolle die Aufmerksamkeit ganz allgemein beim Sprechen, Zuhören und verstehen spielt und wie die Wortbedeutung im Zusammenhang mit Aufmerksamkeit zustande kommt.

Die gesunden Vpn. STRANSKYs reihten ihre Vorstellungen mechanisch an, nachdem sie unaufmerksam geworden waren. Ganz kurze und einfache Wendungen scheinen in N.'s Äußerungen zu markieren, daß er besonders zerstreut ist. Es sind von N. häufig verwandte Phrasenbestandteile, die ihm offenbar besonders leicht *verfügbar* sind. Sie können ohne großen Aufwand an Aufmerksamkeit formuliert werden. Die Analyse wird noch andere Sprachmarken für besondere Zerstreutheit herausstellen. Wie kategoriale Schicht, Affektbeteiligung und Stilgehalt, so schwankt auch die Aufmerksamkeit, z. T. recht brüsk. CLAUDE vertritt die Ansicht, daß der Schizophasische seine Aufmerksamkeit nicht mehr fixieren könne. Nach GRUHLE gibt es aber in der Schizophrenie kein „Nichtkönnen", der Schizophrene „*wolle*" vielmehr „*nicht*". Er kann sich „im nächsten Augenblick vollkommen geordnet unterhalten" (GRUHLE). Gewollt sind für KRAEPELIN übrigens auch die Wiederholungen langer Sätze. STRANSKY zufolge wird unter dem Einfluß des Aufmerksamkeitsmangels auch *kontaminiert*.

STRANSKY stieß auf „*paralogisierende*" Wortbildungen seiner gesunden Vpn. Diese Wortbildungen werden durch Kontaminationstendenzen gefördert. Nach LORENZ wird das „stumme Denken", der Entwurf für die nachmalige Formulierung, paralogisch, wenn es *vorzeitig in Sprache* gezwängt wird. KLEIST sieht die Paralogie als gestörte Ablaufskontrolle an. Sie sei das gedankliche Gegenstück zur Paraphasie, gleichsam auf der gedanklichen Vorstufe.

Wie N. seine Rede vorzeitig bildet und seine Konzepte sprechend entfaltet, wird Gegenstand späterer Erörterungen sein und eine Art von *Veräußerlichung* allgemein innersprachlicher Vorgänge demonstrieren. Sie mag eine Parallelerscheinung zu den bereits erwähnten Paralogisierungsvorgängen sein.

Nach STRANSKY ist die „grammatische Kopulation phraseologisch *eingeschliffen*"; gewohnte und stabilisierte Wendungen schaffen dem genannten Autor zufolge grammatischen Zusammenhang. Auf Bekanntes greifen wir nach BÜHLER überhaupt in unserer Denkarbeit häufig zurück. Schon *Vorhandenes modelliert* den Rest („Sprachzwang"). Für die Satzform gibt es ein *leitendes* Bewußtsein; unter seinem Einfluß treten die Worte auf. PICK vergleicht das mit einem „Mosaikbild", in dessen „Linienentwurf" die Worte „versetzt" werden. Die grammatische Struktur schleicht sich unbewußt ein (PICK).

An Hand der W.schen Texte wird sich zeigen, daß der Textzusammenhang häufig ein *Scheinzusammenhang* ist, nämlich ein solcher bloß grammatischer Natur ohne gedanklich-inhaltliche Entsprechung.

KRAEPELIN hat beobachtet, daß bei schweren Erregungszuständen die Satzbildung verlorengeht.

Perseverierende Ausgangsvorstellungen *verschmelzen* bei den gesunden Vpn. STRANSKYs mit Verbalformen zu Neubildungen. Bei den Schizophrenen verschmelzen sich in GRUHLEs Deutung Wahrnehmung und Gedanke; der Evidenzcharakter der Wahrnehmung breite sich auf das Verschmelzungsprodukt aus. Inhalte „verschiedener Erlebnisklassen" verschmölzen. Im „*parakategorialen* Denken" identifiziere man an sich Verschiedenes (BERZE). In der Sicht von HANFMANN kann der Kranke nicht von einem *Aspekt* absehen und andere berücksichtigen. Angesichts „unangemessener Testaufgaben" (GOLDSTEIN) geht das „kategoriale Verhalten" (VIGOTSKY) verloren.

Nach KRAEPELIN werden einfache nachdrückliche Fragen *sinngemäß* beantwortet, oder die Unverständlichkeit der Rede setzt erst nach halbwegs verständlichen Sätzen ein. Das wird sich auch hier zeigen. Die Länge der *korrekten Periode* verhält sich umgekehrt proportional zur Leidensdauer (TEULIÉ).

Für LORENZ folgt anfängliche schizophrene Konkretheit nicht ohne weiteres aus Unfähigkeit zur Abstraktion, sondern aus Abwehr gegen die „*Hintergrund*"-Bedeutung der Wörter. Nach VIGOTSKY geht der Kranke auf Komplexe statt Begriffe zurück, wenn der Denkzerfall beginnt („*komplexes* Denken"). Das komplexe Denken sei nicht für die Schizophrenie allein charakteristisch. Die Symbole sind — so LORENZ — persönlich gefärbt, die Abstraktionen noch nicht von den Bildern geschieden, solange das Denken noch „stumm", *unausgeformt*, vorübergehend und noch nicht in seine „Endphase", in den bewußten, rationalen Gedanken eingemündet sei. Das habe diese Denkform mit den *kindlichen* Äußerungen gemein. Die kindlichen Äußerungen seien *autistisch* und würden kaum verstanden (ARIETI).

Für den formalen Abschluß des Begriffs bedarf es nach SCHILDER *einheitlicher* Intention. Den schizophrenen Text (in der angelsächsischen Psychiatrie gibt es den Begriff „Schizophasie" nicht) formt nach LORENZ aber keine „logische Bedeutungseinheit", sondern eine Folge von Vorstellungen. Eine Geschichte nehmen VIGOTSYs schizophrene Vpn. nicht als *Verhaltensregel*; vielmehr richten sie sich in der Aufgabendeutung nach *Zufallsassoziationen* (Verlust des „kategorialen Verhaltens"). Umweltvorgänge können ignoriert werden. Die Erlebnisse sind „ich-*nahe*" (STOCKERT, STÖRRING).

Innere *Hemmungen* des Schizophrenen führten zum Abbruch der Außenweltkontakte und damit zum Autismus, wie überhaupt die schizophrene Persönlichkeit nach gewissen *psychologischen Gesetzmäßigkeiten* „zerfalle" (LORENZ). Vielleicht geht schließlich die Erfahrung verloren, „daß man verstanden wird" (ARIETI). „Diversifikation" begünstige den Hörer, Wiederholungstendenz benachteilige ihn (WHITEHORN).

PFERSDORFF, TEULIÉ, PIRO u. a. schildern die verschiedenen *Stufen* des sprachlichen *Zerfalls* bei fortschreitender Chronifizierung. Schließlich entfällt der „linguistische Gebrauch" des Sprachlichen. Es werde zum Objekt von Wortspiel, Automatismus, phonetischer Motilität und zum abnormen „Rededrang bei allgemein gesteigerter Motorik" (GRUHLE, PFERSDORFF, PIRO, STOCKERT). *Unverständlich* könne die schizophrene Sprache, die „Schizophasie", wie sie in der deutschen und französischen Psychiatrie heißt, schon auf einer früheren Stufe sein. Schon auf dieser Stufe diene sie nicht mehr der Berichterstattung (reporting — LORENZ). Ein Sinnverständnis sei schon in diesem Stadium nur mit geduldiger Bedeutungsanalyse möglich, wenn es überhaupt gelinge.

Im Folgenden sollen spezielle Erfahrungen und Verfahrensweisen dargestellt werden, wie es trotz Zerfahrenheit möglich ist, den verstehbaren Teil der verworrenen Rede zu erweitern oder die Unverständlichkeit wenigstens zu *verringern*. Ansatz dazu bieten die auffallend *häufig* gebrauchten Worte oder solche, die z. T. im verständlichen Zusammenhang geäußert sind. Schon KRAEPELIN hat sich zwecks Interpretation an die „weniger unsinnigen Stellen" gehalten und am außersprachlichen Verhalten orientiert. Den Untersuchten werden spezielle thematische Anknüpfungsmöglichkeiten vermittelt. SCHILDER hat sich nur auf Unterredungen beschränkt, er wollte vermeiden, durch „gewaltsame Fragen" die „Erlebnisse und Gedanken zu beeinflussen". Die Urheber der untersuchten Texte haben sich kaum von den Vorlagen beeinflussen lassen, was sich nachteilig genug für die Analyse ausgewirkt hat. Nur das gesprochene Wort wurde registriert um der Lebendigkeit willen und um sein *Werden* verfolgen zu können bis an den Ursprung aus dem Gedanken. Etwas über das Wesen nicht nur des Schizophasischen, sondern auch des Schizophrenen zu erfahren, darf man sich von dieser Arbeitsweise versprechen. Die hochgradigen, bis zum Zerfall reichenden Sprachstörungen zeigen das Extreme an, das wenigstens zur Zeit der Untersuchungen die schizophrene Erkrankung der Untersuchten angenommen hat. *Extreme* Entstellung vergrößert wie ein *Mikroskop*. Es wird sich abzeichnen, daß manche Eigenheiten der Untersuchten *eher sprachlich als psychopathologisch* entstanden sind. In dieser Beleuchtung werden sich Phänomene wie Echolalie, Ambivalenz, Perseveration, Kontamination, Begriffsverschiebung und vielleicht die Zerfahrenheit selbst präsentieren. Wo die inhaltliche Deutung versagt, wird die *formale* Dimension der Sprache zur Analyse herangezogen werden, gleichfalls ein Ausdrucksfeld für das Fühlen und Denken (LORENZ).

Fall Rudolf W. — (Bedeutung)

W., 1914 geboren, war erstmals 1940/41 wegen Schizophrenie im Rheinischen Landeskrankenhaus, Psychiatrische Klinik der Medizinischen Akademie Düsseldorf. Seit 1946 ist er mit anfänglichen Unterbrechungen dauernd in diesem Krankenhaus.

Seit Beginn seiner Erkrankung spricht er zumindest geschraubt, großenteils jedoch unverständlich. Die Sprache ist charakteristisch. Was bedeutet sie? Der Kranke sollte *selbst kommentieren*. Er wich aus. Hielt man ihm mittels Tonträger seine eigenen Äußerungen vor, sprach er erneut unverständlich.

Kann man seine Gedanken *thematisch binden?* Im zwanglosen Gespräch ist es meistens nicht möglich, höchstens einmal ein paar Sätze lang, wenn von unmittelbaren Alltagsbedürfnissen oder aktuellen Anstaltsdingen die Rede ist. Sonst bricht der sprachliche Rapport schnell ab, gleichgültig, ob das Thema sachlicher oder persönlicher Natur ist. Daher sollte W.'s Rede *mittels Testaufgaben determiniert* werden. Er hatte den *Thematischen Apperzeptionstest* nach MURRAY *(TAT), Rorschach- und Hamburg-Wechsler-Test* zu bewältigen. Überdies war die *Lebensgeschichte* zu berichten und schließlich wurde auch speziell *psychiatrisch exploriert*.

Zunächst sollen einige Daten aus der Krankengeschichte mitgeteilt werden.

Die Großmutter mütterlicherseits war wegen einer Presbyophrenie im Düsseldorfer Landeskrankenhaus gewesen. Sonstige familiäre Belastung ist nicht bekannt. W. selbst durchlief eine normale frühkindliche Entwicklung, wurde mit 6 Jahren eingeschult und besuchte bis zum 10. Lebensjahr die Volksschule und bis zur Quarta die Oberrealschule. Später arbeitete er ein Jahr im elterlichen Geschäft und anschließend als Anstreicher, Mechaniker und Metzger. Nach einer kaufmännischen Lehre war er vier Jahre bei einem Konsum-Verein und weitere vier Jahre bei der „Gilde" als Hilfsangestellter tätig. Beim Militär war er nur sechs Wochen. Er wurde wegen eines „neurasthenischen Leidens" entlassen. Nach dem ersten Krankenhausaufenthalt war er Gärtner und später Hilfsarbeiter bei einer Apothekerfirma. Eine Zeitlang hat. W. auch in einer Buchbinderabteilung gearbeitet.

Seit dem 20. Lebensjahr sei W. mit der Arbeit nicht mehr fertig geworden, gab die Mutter an. Er habe sich eigenartig verhalten und Gestalten gesehen.

Nach den Krankenblattaufzeichnungen war W. assoziativ gelockert und gelegentlich zerfahren. Später wurden Denkzerfall, Begriffsverschiebungen, Alogismen und Rededrang sowie Wortneubildungen notiert. Inhaltlich fühlte sich W. beeinträchtigt und verfolgt. Auch Größenideen deuteten sich an. Er hörte Stimmen, sah Gesichter und glaubte sich unter Strom. Er hatte lange Zeit kein Interesse, war gleichgültig, fremd, ohne Kontakt, zeitweilig ablehnend, gelegentlich verstimmt, gereizt und auch aggressiv. Einmal erkletterte er unvermittelt und scheinbar unmotiviert einen Baum. 1949 ließen sich Befehlsautomatie, Echopraxie, Katalepsie mit wächserner Biegsamkeit, Maniriertheit, Steifheit, Versunkenheit und Grimassen nachweisen. W. verharrte auf einem Fleck. In den letzten Jahren war er lebhafter und aktiver. 1951 beschäftigte er sich mit Mathematik und Stenographie. Später ging er regelmäßig in Urlaub und kehrte pünktlich zurück. Bei der Arbeit war er fleißig. Mit den Mitkranken spielte er Karten. Die Intelligenzprüfungen ergaben, daß W. Bilder und Sprichwörter nicht verstand. Er redete vorbei, „konfabulierte und phantasierte". Ohne sinnvollen Zusammenhang reihte er Satz an Satz. Wegen Verständigungsschwierigkeiten vermochte er in den letzten Jahren außerhalb des Landeskrankenhauses beruflich nicht mehr Fuß zu fassen, trotz wiederholter Versuche.

I. Verständliche Äußerungen

Auch bei den testpsychologischen Untersuchungen war die Sprache W.'s meist ohne Sinn. Wenn man W. bedrängte, dann brach allerdings gelegentlich eine sinnvolle Äußerung durch. Sie wurde hastig hervorgestoßen. W. wurde methodisch und systematisch auf seine unverständlichen Äußerungen gleichsam festgenagelt. Immer wieder war ihm eine bestimmte eigene *Äußerung mittels Tonträger vorgehalten* worden. Er sollte Stellung nehmen und erklären. Aber seine neuen Äußerungen erschienen ebenso sinnlos, wie die, deren Aufklärung gefordert worden war. Das Gespräch verlor sich im uferlosen. Nach besonders hartnäckiger Versteifung auf den Auftrag gelang es schließlich, W.'s Widerstand zu überwinden.

Er stieß hervor: „Ich kann das nicht anders" und fügte hinzu: „Sie haben mich so in der Gewalt, daß ich für mich durch und durch fies[1] bin."

Da Verf. und Patient die letzte Zeit nur im Zusammenhang mit den Gesprächen miteinander zu tun hatten, darf man annehmen, daß der zweite Satz auf das vorausgegangene mühsame Gespräch gemünzt ist. W. scheint letztlich empfunden zu haben, daß es längst an der Zeit gewesen sei, die immer von neuem gestellte Frage sinnvoll zu beantworten.

Später war versuchsweise eine TAT-Tafel vorgelegt worden. Das Gespräch hatte sich schon länger hingezogen.

---

[1] (niederdeutsch) = widerwärtig.

Verf. wollte einlenken und räumte ein, daß es für W. „ein bißchen zu viel sei". Darauf entgegnete W.: „Och, das ist nicht viel; ich will Sie auch damit nicht stören; es ist für Sie eine Nervenprobe."

Diese Worte dürften bestätigen, daß W. empfindet, wie sehr die immer wieder anders formulierten Unverständlichkeiten den *Gesprächspartner belasten* müssen. Es ist ihm wohl kaum entgangen, wie sehr sein Gegenüber um eine verständliche Antwort beinahe schon gerungen hat. Vielleicht hat W. mit dem zweiten Satz eine Art von moralischer Gewalt gemeint. Man braucht noch nicht anzunehmen, daß sich in seinen Worten das Erlebnis einer Fremdbeeinflussung äußert.

Eine der wenigen verständlichen Äußerungen zu den *TAT*-Bildern ist eine Beschreibung der Geige auf Bild 1. Lange hält W. nicht durch. Nach einigen angereihten Bezeichnungen für Einzelbestandteile der Geige verliert er sich wieder in Unverständlichkeiten. Man muß sich daran erinnern, daß W. früher Geige gespielt hat.

Mitten in einem anderen unverständlichen Text taucht plötzlich ein verständlicher Satz auf. So heißt es zu Bild 5 (Frau an Zimmertür):

„... (Die Mutter) verständigt es im großen Gewissen, ob es der Bruder oder ob ich es selbst sein dürfte. Alles andere ist dem Herrgott überlassen, der immer hinter uns steht."

Der letzte Satz hat allgemeinen Inhalt. Bemerkenswert ist der Relativsatz, weil er trotz seines allgemeinen Inhaltes im Gegensatz zu W.'s sonstigen Sätzen dieser Art sinnvoll erscheint.

An einer anderen Stelle heißt es: „Und das ist Gott, der uns immer wieder zur Ruhe zwingt". Vorher hatte W. vom Nationalsozialismus und den Juden gesprochen. Dann sprach er unvermittelt von einer „geistigen Generalprobe in der Beobachtung". Daran schloß sich der zitierte Satz an, auch er eine *sinnvolle Äußerung* über *Gott*.

Beim Thema Mutter und Sohn kam W. — wie bereits erwähnt — plötzlich auf den Nationalsozialismus zu sprechen: „Wir sind überzeugte Nationalsozialisten". Verf. bestritt dies ausdrücklich für sich. Darauf versicherte W.: „Ich werde Sie auch da gar nicht zu bezwingen". Vielleicht hatte W. den *Einwurf des Verf.* nicht erwartet; vielleicht war der Einwurf für ihn zu *bedeutsam,* als daß er ihn hätte ignorieren können. Jedenfalls geht W. sofort darauf ein und dies mit einer sinnvollen Äußerung. Lediglich die Vorsilbe des Verbs war falsch (be-zwingen).

In einem der weiteren verständlichen Sätze zu den TAT-Bildern vergleicht W. das Gesicht eines älteren Herrn (Bild 7) mit einem französischen Minister. Dem stellt er die „mehr deutsche Abstammung" des Sohnes (der Jüngere auf dem Bild) gegenüber.

An dieser Stelle wurde Herr W. wieder einmal besonders nachdrücklich *ermahnt*, eine möglichst dramatische Geschichte zu dem Bild zu erfinden. Darauf sagte W. *flüssig* und mit *normaler Betonung*: „Dramatisch ist, wenn der Sohn im Moment mit einer Frau verwechselt würde." (Eine eindeutige geschlechtliche Differenzierung der Gesichter enthält das Bild nicht!) Verf. lacht und bemängelt, daß dies aus dem Bild nicht hervorgehe. W. beharrt aber darauf und begründet:

„Wenn das eine Frau wäre, dann hätte sie den Vater schon besser erzogen."

Eine Geschichte bringt W. nicht zustande. Statt dessen spricht er in abgerissenen, undeutlichen Sätzen weiter. Sie klingen dunkel wie Beschwörungsformeln:

„... meine Nase soll auf mich sinnen, doch, die Nase steht viel zu weit der Stirn voraus."

Dieser Satz beschreibt offensichtlich die etwas betonte Nase. Im Rorschach-Test würde man „*Objektkritik*" signieren. Sie gilt als Zeichen von *Unsicherheit,* aber auch kritischer Besinnung.

Auffällig ist der Zusammenhang der folgenden sinnvollen Äußerung. Verf. hatte W. gefragt, ob es ihm schwerfalle, sich zu konzentrieren, als er bei der Vorlage von Bild 8 gestottert, wiederholt mit der Antwort gezögert hatte und besonders sprunghaft war. W. verneinte kurz. Verf. begründete seine Frage: „Weil Sie so abschweifen!" W. entgegnete prompt und rasch: „Das ärgert mich sehr".

Bei anderen Bildern erklärte W., daß er nicht klug daraus werde und nichts darunter verstehe, oder er äußerte sein Wohlgefallen. Auf eine erneute Aufforderung, im Rahmen des TAT eine Geschichte zu erzählen, berichtete W., daß er unlängst eine Geschichte von Robinson erzählt habe. Diese sei eine Woche später in der Zeitung veröffentlicht worden. Ein Mitkranker habe es „gar nicht begreifen können", daß W. „ihm aus seinem Wollen heraus die Geschichte erzählen konnte". Ganz beiläufig identifizierte W. sich kurz nach dem zitierten Satz mit Robinson. W. hat anscheinend eine reale Begebenheit *wahnhaft* erlebt und dies nun unvermittelt *verständlich* und mit normalen Wendungen *wiedergegeben.* Der Einfall scheint *durch* das *Stichwort „Geschichte" ausgelöst* worden zu sein.

Verständlich war auch ein Satz zu Bild 17 (Mann an Seil): „Der kommt, der kam nicht aus dieser Zelle heraus". Zu Bild 18 (von hinten ergriffener Mann) heißt es u. a.: „Er ist in Gedanken bei seiner Vergangenheit ... läßt sich das doch als Künstler gefallen".

Bei Bild 20 (Gestalt an Laterne bei Nacht) ist von einem Hund die Rede, „der auf seinen Herrn wartet ... und findet ihn auch aus".

Im Rahmen des *Hamburg-Wechsler*-Tests hatte W. *Figuren* zu legen. Er sagte:

„Es ist zu schwer, daraus etwas zu machen ... jetzt bin ich in Druck, denkt doch der Herr Professor, daß das nicht ganz gescheit ist." Später heißt es: „Sie wissen doch als Arzt, daß sie (die Figuren?) viel besser sein können." (W. scheint die von ihm gelegten Figuren zu meinen.) „Sehn Sie, so sieht die Hand aus."

Auch im weiteren Verlauf des Tests stellt W. *verständlich* formulierte *Fragen;* in die Versuche vertieft, spricht er verständlich vor sich hin. Dabei gebraucht er vorwiegend übliche Redewendungen.

Als W. die *Bilder ordnet,* spricht er gleichfalls z. T. verständlich und sinnvoll. Launig fügt er bei der letzten Serie hinzu: „Die Hutmacherin hat ein gutes Geschäft gemacht". Zwischendurch tauchen freilich einige der eigentümlichen Wendungen auf, z. B.: „Hier ist die Selbstverwaltung für Kundenkredit".

Auch zum *Rorschach*-Test werden z. T. sprachlich korrekte Antworten erteilt.

Ende September 1957 teilt W. zu Beginn einer neuen Unterhaltung — noch an der Tür — den Tod seines Freundes mit. Nachdem er noch etwas von der Todesursache gemurmelt hatte, verfiel er wieder in seine Spracheigentümlichkeiten. Später wird der Gedanke an den verstorbenen Freund wohl noch einmal lebendig und taucht in folgenden Äußerungen wieder auf: „Wir haben doch immer alles praktisch getan, es hat ihm doch nichts gefehlt."

Auch einige Angaben zur *Lebensgeschichte* sind verständlich formuliert, z. B. eine Antwort auf die Frage nach seinen Schulleistungen, Äußerungen über die kaufmännische Lehrzeit und Wohnungsangaben. W. besinnt sich einmal auch ausdrücklich:

„Nach diese Zeit — nun muß ich doch mal überlegen!" Er fährt fort, daß er aushilfsweise gearbeitet habe und weiß die Firma anzugeben, bei der er später längere Zeit tätig war. Angaben über seine militärische Einheit wirken zuverlässig. Als er die Orte seines Einsatzes aufzählte, war er z. T. schon wieder zerstreut und schien auch zu konfabulieren. So zählte er einige europäische Länder bzw. Landschaften auf, obwohl er nach der objektiven Anamnese nicht draußen gewesen ist. Angaben über frühere Anstaltsaufenthalte sind richtig, ebenso die über seine Verwandten.

Auf ausdrückliches Befragen verneint W., so geschraubt sprechen zu müssen. Schließlich werden noch *korrekt* ein *Gedicht* und ein *Lied* wiedergegeben.

Zusammenfassung

Wenn man die sinnvollen Äußerungen überblickt, dann fällt auf, daß sie wiederholt der *Subjektkritik* [1] bei *Ratlosigkeit* gegenüber einigen Testaufgaben gelten. Einmal — gleichsam unter Druck gesetzt — sagt W.: „Ich kann nicht anders". An anderer Stelle bekundet er, daß er weiß, wie schwierig es ist, ihn zu sinnvollen Aussagen zu zwingen. Bei den Untertests des *Hamburg-Wechsler*-Tests werden die *meisten sinnvollen* Äußerungen getan, beim Rorschach sind es schon weniger und beim TAT und der Lebensgeschichte spricht W. fast nur unverständlich. Er hält einmal eine kurze Aufzählung von Einzelteilen der Geige durch. Dabei entfernt er sich aber bereits von der Bildvorlage. Aus der *Lebensgeschichte* werden ganz *äußerliche Daten* wie frühere Anschriften oder die Nummer der militärischen Einheit offenbar korrekt wiedergegeben. Mitunter wird ausdrücklich Besonnenheit bekundet. Auch eine spontane Mitteilung über den Tod eines Freundes ist noch zu erwähnen. Ein andermal sagt er unvermittelt, aber zutreffend, er kenne die Bilder an der Wand. Es handelt sich um Photographien von Anstaltshäusern. Im großen und ganzen ist W. sprachlich am *natürlichsten,* wenn er *Dingen,* Sachlichem und *Handwerklichem* zugekehrt ist. So ist er auch auf seiner Abteilung fleißig, arbeitsam und willig. Am besten eignet er sich als Einzelarbeiter unter geeigneter Aufsicht.

II. Wahndenken

Eine zweite Gruppe von sprachlichen Auffälligkeiten betrifft Äußerungen, denen eine wahnhafte Erlebnisweise zugrunde zu liegen scheint. Solche Äußerungen sind nicht mehr direkt verständlich, imponieren aber als Schlaglichter auf einem wahnhaften Hintergrund. Zusammenhänge werden anders als gewöhnlich erlebt.

Thematischer Apperzeptionstest

So sagt W. z. B. zu Bild 2 des TAT (Landszene): „... Deutsche Mädels, die die Landschaft ganz in einem Pferd bekannt machen."

Das Adjektiv „deutsch" braucht nicht zu stören. W. wendet es oft an, und zwar wahllos, vielleicht als *Füllwort* oder um seinen Äußerungen *vermeintliches Gewicht* zu geben. (Das Wort könnte auch einem Komplex — krankhaft[?] — bevorzugter

---

[1] Auch Objektkritik kommt vor.

Gedanken entstammen. Vgl. S. 53). Ähnliches gilt übrigens auch von dem Substantiv *Mensch.* W. benutzt dieses Wort sehr oft. Es ist in den notierten Texten mehr als *fünfzigmal* vorgekommen. Unklar ist, wem bekannt gemacht werden soll. Wollen die deutschen Mädel die Landschaft dem Betrachter bekannt machen? Wie können sie dies „in einem Pferd"? Kann eine Landschaft in einem Pferd bekannt werden? Vielleicht ja. Das Pferd vertritt einen bestimmten Landschaftstypus, z. B. Weide, Koppel oder Dorflandschaft. Im Pferd mag ländliche Idylle besonders lebendig versinnbildet sein. Vielleicht bekundet sich in diesem Satz also eine besondere Art der Landschaft oder — wenn man weiter gehen will — Lebensform.

Eine andere Textdeutung wäre, daß einfach sinnlos und deskriptiv einige Substantive in einem grammatischen Pseudozusammenhang aneinandergereiht worden sind, den Bildelementen entsprechend. *Einige Satzteile* wirken jedenfalls *formelhaft,* besonders diejenigen, mit denen der Satz zusammengefügt ist. Als adverbielle Bestimmung verwendet W. gern ein Substantiv mit der Präposition „in".

Der folgende Satz, gleichfalls zu Bild 2 geäußert, scheint Spurenelemente als Hinweis auf besondere Erlebnisweisen W.'s zu enthalten:

„Die junge Dame im Vordergrund ist durch einen Wahn der Landschaft entfremdet worden."

W. ist hier sich selbst *thematisch* ganz *nahe* gerückt, und es nimmt nicht wunder, wenn er fortfährt: „Das Buch gab sie *mir*". Die abgebildete Welt hat unversehens realen Bezug zur eigenen Vergangenheit gewonnen. Die Grenze zwischen Idealität und Realität schwindet. W. hat hier offensichtlich von sich selbst ausgesagt, und man scheint seinen Worten entnehmen zu dürfen, daß der Wahn der Landschaft (allgemeiner der Natur) entfremdet und zugleich besondere Kenntnis, Einsicht, Weisheit vermittelt.

Später heißt es von Bild 2: „Der Knecht mag weniger Fehler an diese Magd begehen als es hier im Bräutigamstaat."

Auch hier soll noch ganz von den für W. typischen Formen abgesehen und vielmehr *Sinnstrukturen* nachgegangen werden. Diese führen immer wieder auf *Wahnhaftigkeit.* Der zitierte Satz scheint eine besondere Sicht des Verhältnisses zwischen Mann und Frau vorauszusetzen. Danach begeht „er" Fehler an „ihr". Interessant ist das Verb „begehen", das im allgemeinen Sprachgebrauch häufig mit dem Substantiv Verbrechen verbunden ist. Sollte sich eine *aggressive Einstellung* gegenüber der Frau hinter dem zitierten Satz verbergen? Der Knecht hat also weniger Fehler begangen und W. erhielt das Buch! — W. ist sehr *ablenkbar.* Nach den zitierten Äußerungen fiel plötzlich ein auf dem Schreibtisch liegender Terminkalender in sein Blickfeld. Er sagte: „Das ist ein Terminkalender". Als Verf. die Platte des Dimafon-Gerätes wechselte, forderte W. ihn richtig auf: „Nun wieder rot!" Er hat also die *Bedeutung des Signallichtes* richtig *verstanden* und offenbar auch das *Bedürfnis* gehabt, dies *zum Ausdruck* zu bringen.

Zu Bild 3 (kauernder Junge) sagt W. — aufgefordert, die Szene zu deuten —: „Deutung der Szene ist ein Gedankenausgleich für die ganze Welt, und der Mensch ist nicht als Mensch gewertet, sondern als eine Erscheinung Gottes. Und damit er(emp?)-finden wir den gleichen

Germanenstolz wie unser ewiges Verlorensein, als der junge Mensch es uns nur in Bild-
interessen bekannt gibt."

W. versichert ausdrücklich, daß er die Bildfigur meint! Gedankenausgleich für
die ganze Welt? Ist das zufällig aneinandergereiht? Das Wort „Ausgleich" erscheint
neunmal in den Texten, und zwar in auffälligsten Zusammensetzungen; *siebenmal*
taucht das Wort „Welt" auf. Hat man diese beiden Worte, die durch ein Verhältniswort aufeinander bezogen sind, für bare Münze zu nehmen? Ist der Hintersinn dieses
Zitates, daß W. seinen Begriffen nach die ganze Welt verloren hat und dafür gedanklich, im Geist gleichsam, entschädigt ist? Darf man diesem Zitat entnehmen, daß
sich W. *mit der Wertung des Menschen beschäftigt?* Der Mensch ist nicht als solcher
gewertet, sondern als Erscheinung Gottes! Ist das als allgemeines oder partielles Urteil gedacht? Meint W. sich selbst, wenn er von Erscheinung Gottes spricht? Man hätte
es dann u. U. mit einem Relikt religiösen Begnadungs- oder *Größenwahns* zu tun.
Im Anschluß an das „ewige Verlorensein" läßt sich ein solcher Wahn als Ersatz für
den Verlust der Welt oder als *Überkompensation* für eine stark empfundene *Selbst-
wertungsschwäche* verstehen. „Germanenstolz" wird mit „unserem ewigen Verlorensein" verglichen! Versteckt sich dahinter ein verständlicherer, einheitlicherer Gedankengang, der elliptisch, verkürzt, bruchstückhaft, komprimiert, verdichtet ausgedrückt
wird? Bezieht sich W. mit diesem Satz nicht auf die jüngste nationale Vergangenheit!

Zu Bild 4 (Frau und abgewandter Mann) fragte Verf. W.: „Wie kam es dazu?" W. antwortete: „Es kam dazu, das Bild im lebensfrohen Unterschied dem Menschen zu verewigen
und in Güte und Liebe den anderen Völkern das Leben zu schenken, bis ich wieder meine
Verantwortung, meine Verpflichtungen erwecken durfte."

Hier sind Sinnelemente nur noch spärlich im Zusammenhang erkennbar. W.
nimmt die Frage wörtlich in seine Antwort mit hinein, aber er *verdreht* zugleich ihren
Sinn. In der Frage war die Begebenheit als bekannt vorausgesetzt. Problematisch
war lediglich der Entstehungsmodus. In der Antwort wurde dem Pronominalverb
„dazu" stillschweigend ein anderer Sinn unterschoben, nämlich ein proleptischer:
„Dazu" nimmt den nachfolgenden infinitivischen Satz vorweg. *Statt* sich zu dem *Entstehungsmodus* des bereits als bekannt Vorausgesetzten zu äußern, erzählt W. eine
neue Begebenheit. Trotzdem formuliert er so, als ob er korrekt antwortete. Er ist
über die verschiedenen logischen Funktionen des einen Pronominaladverbs hinweg-
gegangen. Nach der Art und Weise des Kommens war gefragt worden, mit dem Ziel
des Kommens hat W. geantwortet. Daß dies als bereits bekannt unterstellt war, hat
W. nicht beachtet; er hat nicht einmal die Frage beachtet. Er scheint fast lediglich von
der spezifischen Wortklangvorstellung (= unabhängig vom Wortsinn — ERDMANN)
ausgegangen zu sein. Den *Sinn der Frage* hatte er offensichtlich nicht erfaßt oder
jedenfalls *nicht berücksichtigt.* — Die Begebenheit, die Verf. in der Frage als bekannt
vorausgesetzt hatte, war in Wirklichkeit von W. nicht erzählt worden. Er hat zu sämt-
lichen Bildern des TAT keine Geschichte zustande bekommen. Verf. hat mithin etwas
Fiktives vorausgesetzt. Es sollte so getan werden, als ob sich W. bereits des eigentlichen Auftrages entledigt hätte. In dem zuletzt zitierten Satz sind „Bildverewigung"
und „Lebenschenkung" aneinandergereiht. „Lebenschenkung" ist zeitlich begrenzt, und
zwar durch den Zeitpunkt, da W. wieder seine „Verantwortung, Verpflichtungen erwecken durfte". Völlig beziehungslose Vorgänge sind ohne erkennbaren Sinn zeitlich
aufeinander bezogen worden. Das ist alogisch. Gleichwohl drängt sich einem der Ge-

danke auf, daß W. seine Aussagen stichwortartig einem Erfahrungsschatz von Größen- oder Berufungserlebnissen und Eingebungen entnommen hat. Die Aussage ist nämlich trotz aller scheinbaren Beziehungslosigkeit und der augenscheinlichen bloßen Anreihung in einer Richtung einheitlich, nämlich im Pathos, im Gefühlsgehalt, im Bedeutungsgewicht. Man ist versucht, den *aufgereihten Stichwörtern* „Völker" … „ich" … „Verantwortung" … „Verpflichtungen" einen *gemeinsamen Erlebnisgrund* (S. 53) zu unterstellen: Größen*wahn*. — *Grammatisch* und vor allem syntaktisch ist der Satz richtig, *Logik* fehlt völlig, aber in einer dritten, gleichsam untersten Schicht schimmert verschwommen und in vagen Umrissen ein wahnhaftes Selbst- und Welt-*Erleben* durch. — Zwei Sätze später sagt W.: „Diese Rede, die ich hier bekannt gemacht habe, dürfen Sie ruhig dem Bonner Bundestag bekannt geben". W. fügt hinzu: „Wir sind zufriedener als Tafel 5". (Spricht er jetzt im Pluralis majestatis?) Als Satzteil ist „Tafel 5" falsch; es müßte wenigstens mit einem Verhältniswort verbunden sein, etwa mit „bei" oder „mit".

Die Deutung zu Bild 6 (ältere Frau und jüngerer Mann mit Hut) beginnt: „Spricht Mutter ihren Sohn nicht mehr an und verständigt es im großen Gewissen, ob es der Bruder oder ob ich es selbst sein dürfte. Alles andere ist dem Herrgott überlassen …".

Man erfährt *nichts Konkretes* in diesem Satz und doch tritt einem wieder etwas *Eindruckhaftes* entgegen, das Pathos, die Thematik! Was meint W. mit dem übrigens so oft gebrauchten persönlichen Fürwort „es"? Von dem Tätigkeitswort „dürfen" ist wenig Aufklärung zu erwarten, weil W. es zu oft benutzt, und zwar als modales Hilfsverb, nicht als eigentliches Verb. Aber man erfährt, daß die Mutter ihren Sohn nicht mehr anspricht und Bruder und „ich" in einer Ausschließlichkeitsrelation zueinander stehen. Welche Leidenschaften und *Rivalitäten* — allzu lange stumm bewahrt — mögen hier *zerrissene Worte* und Satzfetzen *geworden* sein, vom Anblick des Bildes aufgewühlt?

W. fuhr fort: „Ist mehr auf Bruderliebe eingestellt, aber nicht auf Mutters Hilfe … ein großes Denken wird beansprucht, damit Mutter und Sohn auch mal glücklicher leben können."

W. hatte also noch einiges zum Thema Mutter und Sohn auszusagen. Vielleicht ist er mit seiner Mutter oder umgekehrt seine Mutter mit ihm nicht besonders glücklich gewesen (im Gegensatz zum Bruder?). W. ist auf der Höhe der Psychose zu Hause aggressiv geworden. Zum Glück der Mutter hätte es eines „großen Denkens" bedurft. Hat W. damit seine geistige Gesundheit gemeint?

Nachdem W. versichert hatte, daß er den Verf. nicht zum Nationalsozialismus „bezwingen" werde, fuhr er fort:

„… andere haben uns fürs Wort überzeugte Nationalsozialisten erst dann bezwingen können, wenn wir mit der Gemeinschaft zusammen sind, durften. Was wir in *die* Menschen suchen, ist immer gestorben und auch wiedergekommen."

Wollte W. sagen, daß er und seine Freunde (wenn nicht wieder ein Pluralis majestatis vorliegt) durch Massensuggestion nationalsozialistisch geworden sind? Der zuletzt angeführte Satz mag Enttäuschung und Verzweiflung am Menschen widerspiegeln. Das zweite Partizip („wiedergekommen") schwächt ab, wie W. allgemein dazu neigt, seine Aussagen *abzuschwächen*.

In der Äußerung „Ein Künstlerbild ist es, das den Vater weiß macht, den Sohn in melierter Nachahmung" zu Bild 7 (grauhaariger und junger Mann) fällt die *gewandte Satzstellung* auf. Vermutlich sind einige Urteile oder auch Urteilsketten übersprungen, *unausgesprochen* oder sogar *unausgedacht*. Denkt W. fragmentarisch?

Zu Bild 10 (Frau an Schulter eines Mannes) sagte er: „Sie liebte die Schönheit, und er hatte Entschluß". Vorher hatte er von Bild 10 gesagt, es sei ein Bild des Schweigens. Im Anschluß daran überrascht es, daß „er Entschluß hatte".

Im übrigen hat man zwar Entschlußkraft, aber nicht Entschluß. Einen Entschluß faßt man. Mit dieser Wendung bezeichnet man weder einen Zustand noch ein Vermögen, sondern einen Vorgang (!). Vermutlich meint W. Entschlußkraft, also eine Fähigkeit.

W. charakterisiert „sie" durch eine Gesinnung, ein Gefühl, eine durative Tätigkeit und „ihn" durch ein volitives Vermögen. Die Formulierung ist recht effektvoll. Sie steckt aber nicht unmittelbar im Bild drin. Dafür ist sie auch zu allgemein gehalten. Die Bildfülle mit ihren Besonderheiten kommt gar nicht an. Sie wird bestenfalls ein flüchtiger Anlaß thematischer Art. Und doch! W. gewinnt ihr einen überraschenden Aspekt ab. Er hat zwar nur Mann und Frau apperzipiert, aber das Apperzipierte wird abstrakt-symbolisch verwertet. Das Bild wird also nur so weit und so lange aufgefaßt, als ein Thema anklingt — und schon *drängen* aus der *eigenen* Erlebniswelt zahlreiche *Gedanken* heran und *schneiden* alle Vertiefung in die jeweilige *Gegebenheit* ab. Die andrängenden Eigeneindrücke sind nicht so lebendig und vielgestaltig wie die Außendinge. Sie sind blaß, schemenhaft, allgemein-abstrakt oder stellenvertretend konkret, aber nicht unverwechselbar individuell und mit sich selbst identisch. Trotzdem herrschen sie bei W. über die Außendinge vor. Die Außendinge haben an anregender und regulierender Wirkung aufs Denken eingebüßt. Verfehlt dadurch das Denken nicht mehr und mehr seine Aufgabe, das Sein abzubilden? Verliert es nicht den Boden unter sich? (vgl. S. 53!).

Oder sieht W. einen besonderen Zug des dargebotenen Antlitzes (TAT-Bild 10); hat er dafür einen besonders empfänglichen Blick, von den besonderen psychotischen Erlebnissen mit ihren Haltungen und Einstellungen geprägt?

Im ersten Fall würde die Wahrnehmungsergänzung die Erfassungsart bestimmen, im zweiten Fall die eigentliche Wahrnehmung. Diese hätte man sich dann in charakteristischer Weise für *bestimmte Aspekte* empfindlich und *empfänglich* vorzustellen.

Bemerkt sei noch, daß die Formel „Entschluß haben" auch elliptisch, gerafft gedacht werden kann und als Ausdruck dafür zustande gekommen sein mag, daß implizierte Urteilsketten übersprungen worden sind. Man hätte es dann bei der Interpretation weniger mit einem Wahrnehmungs-, als vielmehr mit einem Denkproblem zu tun.

Der Größenwahn klingt wieder an, indem W. sagt: „Ich glaube an mich und auch an andere Menschen und damit werde ich Preußen freigeben..." W. schwächt wieder ab und reiht an: „Und meine Erscheinung mindern nur zur Entstehung anderer."

Geht dieser Satz von der Voraussetzung aus, daß die volle Größe der Erscheinung W.'s „der Entstehung anderer" abträglich ist, oder hat man es hier schon mit einem der vielen erst später zu besprechenden unverständlichen Sätze zu tun, die auch nicht dadurch verstehbar werden, daß man sie von einem Wahndenken ableitet? Im ersten Fall ließ sich annehmen, daß W. hier einmal mehr ein *Denken in den Gleisen des Grö-*

ßenwahns verrät. Es wird abgemildert durch gegenteilige Absichten. Diese entspringen vielleicht weniger einer ehemals hohen Ethik, als daß sie vielmehr gleichfalls wahnhaft sind. Oder drücken sie unmittelbar eine selbständige, nicht weiter rückführbare, „formale" Grundstörung im Sinne der Ambivalenz aus? Wird dem W. am Ende — um noch eine Denkmöglichkeit zu erörtern — selbst bewußt, daß Rückstände aus älteren psychotischen Erlebnissen gleich erratischen Blöcken in seine gegenwärtige Vorstellungswelt hineinragen, nun Fremdkörper, ungefüge, unhandlich und unbeweglich geworden? Geht er, indem er abschwächt, selbst dagegen an? Die Frage, ob er der Führer von Preußen sei, verneint er. Darauf wurde ihm vorgehalten:

„Wie können Sie Preußen freigeben, wenn Sie nicht sein Führer sind?" W. antwortete: „Weil es immer wieder auf alte Sachen zurückzuführen wäre und persönlich keine Anliegen gegen die Beehrung eines stolzen Mannes zu begrüßen." (Das Wort „Beehrung" kann nicht ganz verbürgt werden, da W. an dieser Stelle besonders undeutlich gesprochen hat.)

Das *Größenmotiv* klingt vielleicht noch einmal nach in dem Beiwort „stolz".

Bild 12 stellt einen Mann dar, der stehend über einer mit geschlossenen Augen liegenden Frau die ausgestreckte Hand mit gespreizten und fast krallenartig gekrümmten Fingern hält. Als dem W. dieses Bild vorgelegt wurde, berichtete er, wie eine Erzählung von ihm eine Woche später in der Zeitung erschienen war (vgl. S. 40). Der Franz K. habe gar nicht begreifen können, daß W. ihm „aus seinem Wollen heraus die Geschichte erzählen konnte".

Nach dem Wortlaut hat W. seinerzeit Übertragung fremder Gedanken erlebt. Sie war anscheinend sonderbar mit dem Wahn untermischt, fremde Gedanken lesen zu können. Im übrigen mag Erinnerungsfälschung mitgespielt haben. Jedenfalls dürfte es die Hypnosegebärde auf dem Bild sein, was den W. jetzt veranlaßt hat, das frühere Erlebnis zu berichten. — Wie aus einem Begründungssatz hervorgeht, hat „die Frau nie einen Gegner gesucht". Damit begründet W. ihren Tod. Umgekehrt hätte man zu folgern: wenn sie einen Gegner gesucht hätte, wäre sie nicht gestorben! Verbirgt sich hinter dieser Begründung ein antiquiertes heroisches Pathos aus früheren Jahren, drückt sie ein von heimlich schwelenden Aggressionsenergien verzerrtes Umwelterleben aus oder ist sie das zufällige Ergebnis gedrängter Gedanken, von Gedanken, die hinter der Fassade grammatischer Pseudo-Ordnungen blindlings und fragmentarisch aneinandergereiht werden?

Er wisse doch nicht mehr, und die Tafel werde ihm nun fortgenommen! W. sagte darauf: „Weil wir noch nie so etwas miterlebt haben, daß aus einem Erdenreich eine Verfassung entstanden, und die Verfassung machte den Menschen auf Erden unsichtbar..."

Der beigeordnete Satz führt unversehens in die Welt der Tarnkappen, der Zaubermittel, des *magischen* Denkens. Und dies, obwohl man gerade erst ein anspruchsvolles Wort aus der hoch-*rationalen* Begriffssprache des Staatsrechtes vernommen hat, vorausgesetzt, daß W. mit dem Wort „Verfassung" den Rechtsbegriff gemeint hat! Das Wort taucht in den Texten sechsmal auf und ist in den anderen Zusammenhängen nicht im staatsrechtlichen Sinne gebraucht. Dieser Sinn wird hier nur deshalb vermutet, weil zugleich von Reich und „Menschen auf Erden" die Rede ist. Wenn die Vermutung richtig ist, hat W.'s Rede ebenso jäh wie extrem den Sachbereich gewechselt. — Das Wort „Erde" erscheint zweimal, einmal in einem Kompositum. Entspringt die Wiederholung dem Gedankengang oder bloßer Perseveration?

(Kurz nach dieser Stelle bewegte W. seine Hand so, als ob er nach etwas schnappe. Er wirkte dabei abgelenkt!)

Zu Bild 14 (Junge auf Türschwelle): „Das Bild gibt eine Dachgeschoßwohnung und verleiht den jungen Menschen" (zu sehen ist nur einer) „Kraft und Weisheit um Mitternacht."

Hätte W. in diesem Satz nicht das Kompositum „wiedergeben" gebrauchen müssen? Hat er einfach das adverbielle Bestimmungswort dieses Kompositums („wieder") vergessen, zumal das Tätigkeitswort trennbar zusammengesetzt ist und „wieder" hinter das Objekt zu treten hat? Vielleicht hatte er sich bereits dem nächsten Gedanken zugewandt. Dieser ist ja in der Tat — wenn man den Wortlaut ernst nehmen darf — wichtiger, anziehender. Fesseln das Eindrucksvolle, Erlebnisreiche und Bedeutsame W.'s Denken so sehr, daß er die reflexive Distanz verliert? Oder hat W. das Simplex („gibt") bewußt gebraucht? Dann hätte man seine Formulierung ernst zu nehmen und zu folgern, daß für ihn das Bild nicht abbildet, sondern selbst Wirklichkeit herstellt, wie etwa ein lyrisches Gedicht unmittelbar Realität schafft. Das Geistige wäre so seinsdicht wie das Dinghafte, Idealität ginge in Realität über und das Bedeutende würde zum Gedeuteten. In solchen *sprachlichen* Besonderheiten würde sich mithin — so unscheinbar sie sind — bereits die eigentümliche, zumindest partielle Schwäche des gewöhnlichen *Symbolverständnisses* bekunden.

Am Inhalt des Zitates interessiert besonders, daß „um Mitternacht Kraft und Weisheit verliehen" wird. Die Vorstellung Mitternacht mag sich wegen der Schwärze des Bildvordergrundes aufgedrängt haben. Aber was hat das (und das Bild überhaupt) mit der Verleihung von Kraft und Weisheit zu tun? Denkt W. einfach deshalb daran, weil die Stille mitternächtlicher Stunden besonders geeignet ist, sich Wissen zu erwerben oder nachzusinnen? Oder sind Einsamkeit und Dunkelheit Eindruckscharaktere, die W. mit der Verleihung von Kraft und Weisheit verbindet? Schließlich hat der Mensch auf dem Bild vielleicht das Fenster nach draußen, zur Welt, kraftvoll aufgestoßen und steigt dem Licht entgegen. Die Verbindung Licht und Kraft mag auch in dem kurz nach dem zitierten Satz aufgetauchten Kompositum „Lichterwalhall" ausgedrückt sein. Das Wort „Licht" erscheint übrigens in den Texten wiederholt, auch in Zusammensetzung mit Verbalsubstantiven, die sich von dem Tätigkeitswort „spenden" ableiten.

Bild 15 (Betender zwischen Grabsteinen) symbolisiert für W. „die Verdammung des Volkes durch Judas". Das Bild kann in der Tat ausweglose Verzweiflung ausdrücken, und Judas' Schicksal war ja tatsächlich von extremer Verzweiflung bestimmt. W. — so darf man wohl unterstellen — hat die *Atmosphäre des Bildes voll erfaßt.* Die dunkle, verzweifelte, im Gebet ringende und zugleich erstarrte Gestalt ist für ihn Judas. Ein Teil der von W. geäußerten Gedanken ist hier durchaus an die Vorlage, an die *Sache gebunden.* — Das Wort „Volk" bezeichnet ja einen Kollektivbegriff. Vielleicht ist der Gedanke an ein Kollektiv durch die Masse der Grabkreuze auf dem Bild entstanden und hat sich im Hinblick auf Judas mit der Vorstellung Volk legiert. Oder hat W. den Bildcharakter „Verzweiflung" so stark empfunden, daß er dies nur noch mit einer Art von Superlativ, eben „Verdammung des (ganzen) Volkes", ausdrücken könnte? Der politische Begriff der Kollektivschuld mag den Ausdruck mitbestimmt haben.

Der nächste Satz enthält eine überraschende Wendung: „Judas war freigesprochen, weil seiner Hände und Arme ausgestreckt waren und sein Körper der der Schrumpfung einer anderen Welt verstanden."

Entspringt diese Wendung schizophrener Ambivalenz oder wenigstens den bereits erwähnten Abschwächungstendenzen oder hat W. jetzt die Gebetshaltung vor Augen, so daß von dort her — etwa auf dem Hintergrund gläubiger Heilshoffnung — die *Bildauffassung umschlägt?* „Schrumpfung" scheint zumindest annähernd den üblichen Begriff zu bezeichnen. Seine lexikalische Einheit wird in einem anderen Zusammenhang wie folgt gebraucht:

(Was ist Gummi?) „Gummi ist eine schrumpfende Waldung" (aus dem Hamburg-Wechsler-Test).

Vielleicht ist die Vorstellung „Schrumpfung" dadurch ausgelöst worden, daß die Gestalt gebeugt ist und nahezu kauert. Aber man beachte: Jemand, der kauert, kann sich wieder aufrichten, das Geschrumpfte bleibt! Eine sonst flüchtige Haltung wird beibehalten, friert ein, versteift. Der Defekt ist unheilbar![1] Unterschwellige Selbsterfahrungen, -erlebnisse und -erkenntnisse solcher Art mögen den Hintergrund bilden, vor dem sich dem W. derart übertriebene Formulierungen anbieten.

Apperzipiert W. die Haltung der Figur von vornherein auf Grund einer übersteigert-verzerrten Wahrnehmung, oder veranlaßt eine normale Apperzeption im Durchgang durch das eigentümliche Erleben übertriebene und beinahe unästhetische Vorstellungen? Werden diese Vorstellungen nicht, ohne Rücksicht auf den Zusammenhang, gleichsam eigengesetzlich mitgeteilt? Vielleicht beziehen Gedankengang und Ausdruck von daher das Bizarre, Abstruse, Katachrestische, ja Monströse. Man fühlt sich mitunter an den Ausdruck mittelamerikanischer Kunst erinnert. Soll man diese *Übersteigerungen* als Ausdrucks- und Kunstmittel verstehen? Das psychotische Erleben stößt aus, vereinzelt, macht einsam, ausweglos und verloren. Die Welt füllt sich mehr und mehr mit fremden, unheimlichen, schreckenden, drohenden und feindlichen Aspekten. Schließlich ist sie unwirtlich, stumm und unerbittlich geworden. Ihr Leben ist erstorben, und der psychotische Mensch sieht sich in eine fremdartige, ferne, geisterhafte Einöde verbannt. Angesichts ihrer Weite und Unentrinnbarkeit empfindet er sich „geschrumpft". Da ist die soziale Wirklichkeit nur noch mit dem übersteigerten Ausdruck erreichbar.

Der Sinn des Perfektpartizips „verstanden" ist unklar. W. gebraucht das Verb „verstehen" öfter (achtmal), oft in verständlichem Zusammenhang. Hier scheint aber seine Bedeutung abzuweichen, es sei denn, man nimmt an, daß nicht das Wort, sondern die Form falsch ist und W. statt des Perfektpartizips den Infinitiv mit „zu" in Abhängigkeit vom temporalen Hilfsverb „waren" gemeint hätte. Das Verb „verstehen" wäre außerdem noch durch eine prädikative Bestimmung — mit „als" eingeleitet — zu ergänzen. Der Satz würde dann lauten: „. . . und sein Körper (als) der Schrumpfung einer anderen Welt (anheimgefallen) zu verstehen (war)."
W. wurde wieder aufgefordert, eine Geschichte zum Bild zu erzählen. Er fuhr fort: „Er betet das Grabmal an, und er hat recht gehabt". Man hat hier den Eindruck, daß W. sich wieder im Ausdruck vergriffen hat. Vielleicht hat er nur sagen wollen: „Er betet vor dem Grabmal".

Einen anderen Aspekt bekommt das Bild in der übrigens vorbeigeredeten Antwort auf die Frage, was der Mann gemacht hat: „Er hat eine . . . Handschelle an". Auf

---

[1] Nicht Meinung des Verfassers, sondern als sogenannte erlebte Rede, als innerer Monolog von W. gedacht.

die Hand fällt in der Tat ein Schatten, den man bei oberflächlicher Betrachtung oder entsprechender Einstellung als Handschelle deuten kann. Kehrt W. wieder zum Thema der Verdammung zurück? Verf. wirft ein: „Ich denke, er betet!" W. räumt ein: „Ja. Da wurde man nicht klug draus" und verallgemeinert sogleich: „Da wurde man nie klug draus".

Gefragt, ob er denn kurzsichtig sei, antwortete W.: „Ja, auch weitsichtig (Ambivalenz?). Ich habe sogar eine Brille hier." Er setzte sie nach Aufforderung auf und fuhr fort: „Ich würde es viel besser verstehen. Meine Verfolgung, Herr Doktor, ist wertvoller als die Verfolgung aller Menschen. Für die Menschen wirklich verfolgt (?) durch dich, weil die gar nichts zu sagen hatten."
Der letzte Satz ist leise gesprochen. Es werden *unvermittelt Verfolgungsgedanken* geäußert.

Die Verfolgung W.'s scheint mit Größenideen oder Begnadungserlebnissen zusammenzuhängen. Wer in dem leise gesprochenen Satz angeredet ist, bleibt offen. W. sprach — wie übrigens öfter — nicht nur leise, sondern auch undeutlich. Er murmelte, so daß nicht sicher ist, ob er auch zuletzt „verfolgt" gesagt hat.

Er wird nochmals aufgefordert, den Testauftrag zu Ende zu führen. Darauf fährt er fort: „Er steht am Kreuz und macht diese Grab... Grabsteinfürsorge." W. hat vielleicht an „Gräberfürsorge" gedacht und ist nicht ganz auf dieses Wort gekommen. Er beschließt seine Äußerungen zu Bild 15 mit den Worten: „Die Erdenausgleichsstelle erhöhte den Menschen die Ehre durch ein Grabmal."

Auffällig sind das Wort „Ausgleichsstelle" — Wortzusammensetzungen mit dem Wort „Ausgleich" kommen neunmal in den Texten vor — und das Imperfekt. Dieses verleiht dem Satz den Charakter der Erzählung. Das Erzählte ist ja vergangen. In der Wahl des Tempus mag sich das Bemühen von W. ausgedrückt haben, den Testauftrag zu erfüllen. Hätte er etwas Allgemeines aussagen wollen, hätte er das gnostische Präsens anwenden müssen. So mag er tatsächlich eine Geschichte intendiert haben. Diese *Intention* hätte sich dann aber *nur bis zur Tempusbildung* durchgesetzt.

Zu Tafel 16, einem weißen Karton ohne Bild, soll man ein Bild ausdenken. W. spricht zunächst von Mustern. Er soll lebendige Bilder entwerfen. „Das ist etwas für die CDU, für die CDU-Partei, kein Kaliklora und Ninkrusta [1]."

Vielleicht spielen in diese Einfälle politische Wahnelemente hinein.

Verf. will einlenken: „Es fällt Ihnen doch wohl zu schwer!" Darauf W.: „Och, lauter Rosen!" Verf.: „Keine Menschen?" — „Nein, Menschen sehe ich keine."

Zunächst die Satzstellung! Sie läßt auf eine gewisse *geistige Wendigkeit* schließen. Dann wieder die Wirklichkeitsart bei der Bilderfassung! Jedenfalls formuliert W. so, als ob er etwa gefragt worden wäre, ob er auf der Straße Menschen gesehen habe.

Zu Bild 19 heißt es: „Ist ein Himmel mit Jungfrauen, ein Meeresgrund mit Geisterentwicklung durch Menschen, durch Götter."

Klingen hier psychotische Erfahrungen einer Geisterwelt an? W. fährt fort: „Ist ein Bild, das haben wir schon mal erlebt bei unserem Dasein und Nichtsein". W. be-

---

[1] Warenzeichen.

zieht sich nun ausdrücklich selbst auf eigene Erlebnisse. Der Ausdruck „Dasein und
Nichtdasein" mag die schizophrene Ambivalenz kennzeichnen, oder ist er ein ent-
stelltes Zitat aus „Hamlet"?

„Und die einzigsten (überflüssiger Superlativ!) Gedanken sind, ob wir dieses alles wieder
bekommen, was wir opfern (?) sollten (?). Wenn ich diese Entschlüsse in mich erfasse und verstehe, dann glaube ich nicht, daß daß (?) das ein anderer nachmacht, daß ich mich abbringen
lasse davon."
Dieser Gedankengang verweist anscheinend auf beinahe metaphysische Seinserfahrungen
und vielleicht auch wieder auf Fremdbeeinflussungen, so unklar und diskontinuierlich er sein
mag.

In dem Wechsel an Verständlichkeit stehen *einige Begriffe* offenbar mehr oder
weniger *fest*: Geisterentwicklung — Götter — Dasein und Nichtsein — opfern. Sie
sind trotz aller grammatischer Einkleidung *ohne erkennbare Beziehung, angereiht*,
statisch, unlebendig. Trotzdem vermitteln sie Anklänge, *leiten die Gedanken in bestimmte Richtungen* und stellen *Gestimmtheit*, Atmosphäre her. Ihre Unverbundenheit scheint durch den oberflächlichen Firnis der grammatischen Scheinverbindungen
deutlich hindurch; aber es ist gerade auch diese Unverbundenheit, die das Ganze *gedrängt*, dicht, ja, fast pathetisch macht. Angesichts so hoher Worte braucht man sich
nicht zu wundern, daß W. sich persönlich bekennt. Er hält sich für einzigartig. Er
glaubt nicht, daß dies ein anderer nachmacht oder daß er sich davon abbringen läßt.
Über den Inhalt seiner Einzigartigkeit erfährt man nichts. Aber im Zusammenhang
mit der ganzen *Gedankenebene* darf man (religiöse?) Größenideen oder Begnadungs-
erlebnisse vermuten. —

W. beschließt seine Äußerungen zu Bild 19 wie folgt: „ . . . so und so viel Jahre Zeit zu
geben. Ich weiß, daß ich dann wieder bin. Das stimmt ganz genau."

Der erste Satz ist ein Nebensatz. Sein übergeordneter Satz fehlt. „Daß ich dann
wieder bin" könnte wieder eine wahnhafte Seinsauffassung andeuten, sofern es nicht
einfach so dahingesprochen ist.
Soweit die Auswertung der Äußerungen W.'s zu den TAT-Bildern! Maßgebend
war der Gesichtspunkt, an Hand der Bildvorlagen die abnormen, unverständlichen
und scheinbar sinnleeren Äußerungen zu entschlüsseln. Dieser Maßstab soll nun auch
an die sonstigen Äußerungen gelegt werden, modifiziert nach der Art der jeweiligen
Vorlagen.

Hamburg-Wechsler-Test

W. soll im Rahmen des Hamburg-Wechsler-Tests die Teile der Hand zusammen-
legen. Er sagt:

„Es ist schwer, daraus etwas zu machen. Ich mache da eine (!) Tulpenständer draus."

Man erinnere sich, daß W. auch bei Tafel 16 des TAT plötzlich von Blumen gesprochen hat. Seine Aufgabe war ihm zu schwer. Verf. hatte es ausdrücklich ein-
geräumt. Jetzt hat W. es selbst zugegeben. Soll man annehmen, daß W. gelegentlich
vor Schwierigkeiten in die Vorstellung von Blumen ausweicht? Blumen mögen für

ihn das Idyllische, Ästhetische versinnbildlichen. Es ist ja zweckfrei und jenseits aller Ansprüche auf Leistungen.

Anschließend sagt W.: „Kann man lange Finger draus machen" (lacht). In diesen Worten könnte sich die schizophrene Schwäche des Symbolverständnisses geäußert haben. Das Symbolverständnis ist aber wohl nicht ganz verlorengegangen. W. empfindet nämlich anscheinend selbst die *Komik,* die angesichts der praktischen Aufgabe darin liegt, daß die Erwartungsspannung plötzlich durch eine situations- und sinnfremde Bemerkung und durch die Ablenkung des Gedankenganges auf einen unerwarteten Aspekt falsch gelöst wird. Während der z. T. recht ungeschickten Versuche, die Finger an die richtigen Anschlußstellen zu legen, bemerkt W. u. a.: „Finger für die Ehrenbezeugungen zu machen". Das Wort „Ehrenbezeugungen" erscheint in den Äußerungen von W. gelegentlich überraschender und in weniger verständlichen Zusammenhängen als hier. Das Militärische scheint im Erleben von W. eine aktuelle Bedeutung zu haben. Selbst ein so praktischer und fernliegender Anlaß wie die Aufgabe, Figuren zu legen, ein Anlaß, der einen weitgehend unabhängigen und selbständigen Zweck hat — belebt den *Erlebniskomplex „Militär".*

Als W. die erste Serie der zu ordnenden Bilder des Hamburg-Wechsler-Tests vorgelegt wurde, sagte er unvermittelt: „Idiot". Gefragt, ob er einen Idioten suche, bejahte er. (Wo?) „Sehen Sie, daß Rudi noch nicht da ist."

Hat er sich selbst ironisch (?) mit dem Idioten identifiziert? Bei der Serie „Aufzug" spricht W. plötzlich vom Architekten, später vom Maurer und Ingenieur. Die *Begriffe liegen nicht allzu fern,* aber sie haben *keinen unmittelbaren sinnvollen Zusammenhang mit* der Vorlage oder *Testaufgabe.* — Völlig aus der Luft gegriffen erscheint der Satz: „Das ist die Tante aus Japan". Vorher hatte W. „Automobil" gesagt. Dieses Wort steht in sachlich richtiger Beziehung zu der Serie „Flirt". In einer früheren Sitzung war W. nach der Hauptstadt Japans gefragt worden. — W. wurde nach der Bedeutung und dem chronologischen Rang des letzten Bildes in der Fisch-Serie gefragt. Er sagte:

„Das sehe ich nicht, sie ist ist einer im Wasser, einer unter Wasser und . . . ein Fisch ist da und da ist kein Fisch mehr!" (leise) „Äh, au wei! Da ist kein Fisch mehr!" Dabei hatte er Bewegungen gemacht, als ob er sich etwas von der linken Hand streife. Danach befragt, macht er verlegen „hm" und kichert kurz auf. Dann: „Ich hatte — hm — Finger zu kurz" (?:) „Der Fingernagel, habe ich mich gewundert darüber. Da da bin ich noch nie..." Das nachfolgende Gemurmel ist kaum zu verstehen. W. scheint aber von „ertappt" gesprochen zu haben.

Es war ihm jedenfalls offensichtlich peinlich, daß seine sonderbaren Gebärden bemerkt worden waren. Wie *lebendig* ist doch die ganze *psychotische Symptomatik* streckenweise noch! Wie sehr empfindet W. ihre Besonderheit selbst.

Rorschach-Test

Bei Tafel VII des Rorschach-Tests wurde W. gefragt, warum er „Blattwerk" sage, wenn er Blatt gemeint habe. Er antwortete: „Ich habe meinen Naturschutz damit außer Kraft gesetzt, um etwas schaffen zu dürfen."

Das hinweisende Pronominaladverb „damit" nimmt vermutlich die Frage nicht auf. W. scheint es — wie übrigens öfter — wohl nur als Füllwort gebraucht zu haben. Vielleicht möchte er die *Beziehungslosigkeit* seiner Aussagen verdecken, zumal er — wie schon angedeutet — noch zu dissimulieren versteht. Er gebraucht allgemein das Verb „dürfen" als modales Hilfsverb, um abzuschwächen. Immerhin genießt W. nach seiner Äußerung „Naturschutz" und hat offenbar die Fähigkeit, diesen „außer Kraft zu setzen". Mit dieser Antwort redet et zwar an der Frage vorbei, aber man kann aus ihr wieder Wahnelemente entnehmen.

Lebensgeschichte

Als W. seine Lebensgeschichte begonnen hatte, kam er bald — wenn auch in verklausulierter Form — auf die Anstalt zu sprechen; er sagte u. a.: „... weil das Leben, das wir gehabt haben (Tempus!), hier viel genauer in Beobachtung gestellt ist, auch für die Menschen, die gestorben sind und wo man an der Totenbahre steht" (Tempus!).

Das Stichwort „leben" hat vielleicht die *Verbindung zum Gegenteil* gestiftet, zum Begriff Tod. Dies um so leichter, als W. anscheinend noch ganz vom Tod seines befreundeten Mitkranken beeindruckt war. Später heißt es:

„... und es hat durch den Toten eine (!) Ehren empfinden dürfen, das war der Tote mir wert, daß der Tote für mich eine Nahrung wäre, wogegen ich die anderen Menschen in Opposition in in Sinnesorgane verekeln durfte."

Die Stichworte liegen fast in der Linie eines verständlichen Gedankenganges: an der Totenbahre stehen — Ehren — Wert des Toten. Dann *bricht der Gedanke ab* und gerät mit einem überraschenden Sprung ganz *brüsk* in eine völlig andere und *fremde Sphäre*: „Der Tote als Nahrung". Man ist peinlich befremdet und bestürzt. Da empfindet man es als Erleichterung, daß W. doch noch ein entlastendes Wort spricht: „verekeln". Es entlastet insofern, als es anzeigt, daß W. das Peinliche seiner Äußerung irgendwie selbst empfindet. Das Wort taucht allerdings erst am Schluß des folgenden Nebensatzes auf, eingeleitet durch ein rückbezügliches Umstandsfürwort (wogegen), dessen Bezug ein wenig unbestimmt zwischen dem Prädikatsnomen (Nahrung) des übergeordneten Satzes und dem übergeordneten Satz als Satzganzem schwebt.

An diesem Beispiel scheint besonders deutlich zu werden, daß *zwei Gedanken gleichsam nebeneinander* herlaufen: der eine läßt sich durch sinngerechte Stichworte markieren, der andere läuft sozusagen *leer* und erschöpft sich in einem Agglomerat von scheinbar beziehungslosen und z. T. anspruchsvollen Wörtern und Begriffen, die in erstaunlich *differenzierten grammatischen* Fügungen erscheinen.

Nach den Schulleistungen befragt, sagte W.: „Die waren zufriedenstellend, aber immer mit dem Führer übereinstimmend oder den Ordinarien." (Adolf Hitler?) „Nein, unser Oberschulrat Doktor Studienrat Assessor."

Der adversativen Konjunktion zufolge — „aber" — ist zwischen zufriedenstellenden Leistungen und der Übereinstimmung mit dem „Führer", d. h. dem Klassenordinarius, ein Gegensatz empfunden. Im letzten Satz hat W. übrigens auf eine Frage nach dem Sinn einer vorausgegangenen Äußerung prompt und einleuchtend geantwortet. (Dies ist charakteristisch selten geschehen. Daher ist es so schwierig, die Texte zu interpretieren.) Die ausdrückliche Verneinung bürgt vielleicht zusätzlich dafür, daß W. bei der Sache war. Er interpretiert selbst, und diesmal verständlich!

Was sich immer wieder aufgedrängt hat, scheint sich nun wenigstens zum Teil zu bestätigen: *mit den scheinbar sinnlosen Worten* ist doch *etwas gemeint!* W. ist — zumindest teilweise — durchaus an echter Mitteilung interessiert. Vieles bleibt unverständlich, vermutlich einfach deshalb, weil *fremdartiges Erleben* ausgedrückt werden muß, für das die Sprache keine Ausdrucksmittel verfügbar hat (vgl. BERZE, KANTOR, SCHILDER, TUCZEK). Schon daher fehlt vielen Worten und ganzen Aussagen — man möchte sagen — zwangsläufig der konventionelle Sinn. — Man könnte sich auch vorstellen, daß W. einen Teil seiner Gedanken verbergen möchte oder muß. Auf *Dissimulationstendenzen* wurde schon hingewiesen. Aber im Anschluß an die beiden letzten Textabschnitte stellt sich eine dritte Denkmöglichkeit ein. W. denkt zweierlei: „Führer" und „Ordinarius". Das Wort „Führer" gehört zu einem Komplex von Wortgruppen, die sich in den Äußerungen des W. häufen. Davon wird noch zu reden sein. Vorwegnehmend darf an dieser Stelle angedeutet werden, daß diese *Wortgruppen durch Wahnerlebnisse* bedeutend und *besonders verfügbar* geworden zu sein scheinen. Wenn die *Aufmerksamkeit* im Auf und Ab ihrer Schwankungen *nachläßt, drängen Worte* dieser besonders *disponiblen* Gruppen an (vgl. „Lieblingsthema" und „-wort"). Sie sind leichter verfügbar als die Worte, die in einen gewöhnlichen Sinnzusammenhang hineingehören. W. denkt vermutlich viel in den *Begriffen aus* dem Vorrat seiner *psychotischen Erlebnisse* und Erfahrungen. *Der affektive Druck des Wahnerlebens* bedrängt das Denken, zerreißt seinen Zusammenhang, entkräftet seine konventionellen Gewohnheiten und *schafft neue Bezüge.* So verwandelt es sich auf dem Hintergrund einer verwandelt erlebten Wirklichkeit. Es bildet eine neue Wirklichkeit ab. Diese *Wirklichkeit* ist subjektiv; daher *kann* sie mit den üblichen sprachlichen Mitteln *nicht mitgeteilt* werden. Dieser Wirklichkeit ist aber vermutlich auch mit den üblichen Denkgewohnheiten nicht beizukommen. Ihre Substanzen und Vorgänge haben vielleicht andere Merkmale und Beziehungen. Um so größere und angespanntere Aufmerksamkeit erfordert der Ausdruck konventioneller Gedankengänge. Alle *Übung* in ihnen scheint *verlorengegangen* zu sein. (Vgl. S. 7!)

Man denke sich, man könne zwei Fremdsprachen, die eine besser, die andere schlechter. Plötzlich soll man sich in der schlechter beherrschten Sprache äußern. Man ringt um den passenden Ausdruck. Aber statt seiner stellt sich der entsprechende aus der besser beherrschten Fremdsprache ein. Der erforderliche will einem nicht einfallen, jetzt erst recht nicht.

In einem späteren Zusammenhang behauptete W., wegen der „Saar-Befreiuung" 1938 eine Bürostelle aufgegeben zu haben. Auch dieses Stichwort ist offensichtlich ein *Fremdkörper* in dem Sinnzusammenhang. Es stammt anscheinend gleichfalls aus einer der *komplexgebundenen* und bevorzugten Wortgruppen.

Ob er befördert worden sei? „Gar nichts, ich habe auf jede Ehren- und Verdienstauszeichnung verzichtet."

Bekundet sich hier eine Gabe, Enttäuschung in Verzicht umzumünzen?

W. sollte erläutern, gegen welche Erdziele seine Flakeinheit eingesetzt worden sei. „Wir haben diese Horizontierungsteller mit diesen Erdpfählen in den Erden befestigt und die Tonaufgabe, -nahme war für den Rüstungsarbeiter freigesprochen."

Hier schießt in einen halbwegs verständlichen, wenn auch losen Zusammenhang der fremde und scheinbar beziehungslose Begriff „Tonaufgabe, -nahme" ein. In einem Aufmerksamkeitstief versagt der Gedankenzufluß. Da scheint W. gerade im rechten Augenblick des vor ihm stehenden Dimafongerätes innezuwerden. Er verwertet die Wahrnehmung, vermutlich mehr unwillkürlich als ganz absichtlich, für die Aufrechterhaltung des Redeflusses. Diesmal fungiert als *Lückenbüßer* statt eines Wortes aus dem psychotischen Erfahrungsschatz ein Wort für die Dinge der Umwelt.

W. hat erst vor einiger Zeit seine Mutter verloren. Er hat sehr an ihr gehangen. Sie hatte ihn früher regelmäßig zum Wochenende nach Hause geholt. Darauf wurde jetzt angespielt. W. sagte: „Herr Doktor, es hat noch niemand so viel gelitten als wir". Dem Wortlaut nach enthüllt W. flüchtig sein trauriges Schicksal. Man darf diesen Sinn wohl vermuten. Der Satz wurde nämlich gesprochen, als der Bedeutsamkeitsbereich „Verlust der Mutterliebe" zur Sprache gekommen war. Unklar ist der *Plural des Personalpronomens*. Ist er — gleichsam über den Satzsinn hinweg (?) — aus der Vorstellung der verlorenen Gemeinsamkeit mit der Mutter zustande gekommen? Oder meint W. Mutter und sich zusammen?

Nach dem Gesprächsthema darf man erwarten, daß W. aufgewühlt ist. Er fuhr fort: „...und ich versuche immer alle meine Worte und alle meine Entschlüsse eine bessere, besseren Pflegeeinsatz zu fördern. Nicht? Wenn das von allen Menschen nicht verstanden wird, dann haben, werden sie schon feststellen, was uns übrig bleibt."

W. fühlt sich unverstanden. Er will vielleicht mit dem letzten Satz mitteilen, daß dem Einsamen nicht viel übrig bleibt, so wenig eigentlich, daß sogar die *Mitteilung der Einsamkeit* ihren Bannkreis kaum mehr verlassen kann und in ihrer Schwerverständlichkeit gleichsam steckenbleibt und erstickt.

Kann man in dieser Stimmung, auf diesem Höhepunkt des Gespräches, mehr über die Bedeutung der Sprache W.s erfahren?

Er soll bekennen, warum er so ungebräuchliche Worte verwendet, so geschraubt und unverständlich spricht, ob er so sprechen müsse (Antwort: „nein!") oder ob es ihm Freude bereite (Verf. wollte nicht direkt fragen, ob es Willkür sei). W. sagte: „Herr Doktor, seitdem meine Mutter tot ist, empfinde/habe ich eine unsinnige Auffassung gegen feste Elemente oder irgend etwas, ja, was hier vorliegt."

An der markierten Stelle hat W. die Aussage unterbrochen. Aus dem Hauptsatz bietet sich kein verwertbarer Anhalt für die Interpretation an, nicht einmal vom Begrifflichen her. Dieses Beispiel für völlige Sinnleere leitet bereits zu III mit der Feststellung über, daß nur eine *kleine Auswahl* der aufgenommenen sprachlichen Äußerungen *halbwegs verständlich* ist. Das Gros verschließt sich einer Sinndeutung. Zumindest zeichnen sich keine unmittelbaren Sinnzusammenhänge mehr ab. Sie lassen sich über das Maß des Dargestellten hinaus ohne Hilfen nicht rekonstruieren. Angesichts dieser Schwierigkeiten scheint es nur noch zulässig, bestimmte Einzelvorstellungen und -begriffe abzustecken. Sie sind — das ist der Eindruck aller übrigen Textstellen — besonders beziehungslos aneinandergereiht. Sie ragen aus den ständigen Wiederholungen und Formeln des z. T. auffallend differenzierten grammatischen Gefüges merkwürdig heraus. Was für die halbwegs und fragmentarisch noch verständlichen Textstellen im Vorstehenden erarbeitet worden ist, gilt für das Gros der Äußerungen W.s in besonderem Maße. Die *Stichwörter* wirken wie verwitterte, steinerne *Zeugen* aus einstiger Erlebnisfülle und Geistigkeit. Aber auch aus dem undurchdringlichsten Wortgestrüpp dringen mitunter überraschend verständliche und *angemessene Einfälle* hervor. Umgekehrt kann W. mit wirklichkeits- und situationsfremden Einfällen überraschen. So war Verf. während eines Gespräches mit W. telefonisch angerufen worden. Danach sagte W.: „Der Hörer war in der Prärie." Die Vorstellung „Prärie" mag versinnbilden, was von weither ist oder selbst Weite hat. Mit „Hörer" dürfte der Teilnehmer des Telefongespräches gemeint sein.

Zusammenfassung

Aus den unverbindlichen, allgemein gehaltenen, nichtssagenden oder auch weitgehend unverständlichen Wiederholungen und Formeln erheben sich immer wieder bestimmte, charakteristische Ausdrücke und Wortgruppen. Sie gehören den verschiedensten Wortarten an. Oft sind die Wortbedeutungen miteinander verwandt. Sie *ähneln sich* in ihrer *Thematik*. Man scheint sie wie Sinnelemente und -gerüste verwerten zu können. Mitunter füllen solche Sinnspuren halbe Sätze aus. Zum Teil scheinen sie einen lebendigen, einheitlichen Gedankengang zu markieren; seine Glieder hängen aber meist nur lose zusammen, oder — anders ausgedrückt — ihre Ordnung und *Beziehungen* untereinander sind *unbestimmt* gelassen. Andere Ausdruckselemente überraschen und scheinen nicht in ihren Zusammenhang zu passen. Sie sind unlebendig, starr, fremd. Sie ähneln Zaubersprüchen, deren *Sinn verlorengegangen* ist.

Manche Zusammenhänge und Einheitlichkeiten scheinen sich im *Pathos* oder *Stil* zu erschöpfen oder damit gekennzeichnet zu sein. Andere Textstellen imponieren durch *brüsken Wechsel der Begriffs- und Wertebene*, oft innerhalb ein und desselben Ausdrucks. W. reiht Blasses und Leeres neben Dichtes, Gedrängtes und Gefühlshaltiges. Indifferente, gewöhnliche und fernliegende Anlässe können ganz spezielle Komplexe beleben, z. B. den Themenkomplex „Militär" (S. 51).

Entsteht das Katachrestische oder Hyperbolische des Ausdrucks durch *verzerrte Wahrnehmung* oder im Durchgang des richtig Apperzipierten durch *sonderbare Erlebnisse*, oder ist es Ausdrucks- oder *Kunstmittel?* Viele Verständnisschwierigkeiten entspringen einem Sprachgebrauch, der sich etwa infolge von Wandel oder Schwäche des Symbolverständnisses vom Konventionellen abgelöst hat. Manches versteht sich als Hinterlassenschaft oder Gegenwartswirkung von Wahnerlebnissen. Das *meiste* der W.schen Äußerungen bleibt aber *unverständlich* und dunkel, und alle Interpretationsversuche, auch die vom Wahnerleben her, lassen dann im Stich.

III. Grammatisches — Stil

Infolgedessen glaubt man sich angesichts weiter Textabschnitte einem fast *mutwilligen Kauderwelsch* gegenüber, das mit Sinnlosigkeit auftrumpfen und am Ende den Zuhörer narren will. Spielt W. mit Worten und grammatischen Konstruktionen, unbekümmert um deren Bedeutung oder wenigstens einen Anflug von Bedeutung? Oft genug ringt er um Worte und die Anakoluthe häufen sich. Der Redeinhalt ist dann besonders fern, abgelegen und dunkel. Die Vorlagen oder das, was W. vorher gesagt hat, scheint er nun völlig vergessen zu haben. Gesicht und Gebärden verraten Anstrengung und *Verstörtheit*. Er verfällt förmlich und wird grau. Die Sprache schleppt sich monoton dahin und verebbt schließlich in unverständlichem Murmeln. Beschwört W. seine rätselvolle, dunkle Innenwelt? Und doch! So unerreichbar große Textanteile sind, es gibt — auch jenseits thematischer Anlehnungen an Vorlagen —

Regelmäßigkeiten und *Wiederholungen,* die der *Analyse Ansatz* zu bieten scheinen.
Sie sind grammatisch-stilistischer Natur.

Substantive

Ohne die Äußerungen zu einem Teil des Hamburg-Wechsler- und Rorschach-
Tests hat W. annähernd dreihundert verschiedene Substantive gebraucht. (In dieser
Zahl sind gleichfalls nicht enthalten die häufigen substantivierten Infinitive.) Von den
dreihundert Hauptwörtern entfallen auf

Eigennamen	1%
Gattungsnamen	29%
Sammel- und Mengennamen	5%
Stoffnamen	1%
mithin auf Bezeichnungen für sinnlich Wahrnehmbares	36%
Bezeichnungen für Eigenschaften	6%
Bezeichnungen für Zustände	2%
Bezeichnungen für Handlungen	34%
Sonstige Abstrakta	22%
Bezeichnungen für Gedachtes	64%

16% sind allein Verbalsubstantive auf -ung. Jedes Hauptwort ist übrigens nur einmal berücksichtigt, wie häufig es auch immer vorgekommen sein mag. Das Wort
„Mensch" z. B. erscheint annähernd fünfzigmal, es wurde aber nur einmal berücksichtigt. Andere häufig (durchschnittlich fünfmal) angewandte Wörter sind:

Ausbildungen, Beobachtungen (Plural!), Beobachter, Bildungswerk, Ehre, Empfinden, Entschlüsse, Erscheinung, Gemeinschaft, Gesetz, Gott, Herrschaft, Interessen, Kraft, Leben, Licht,
Liebe, Schätzung, Komposita mit Schuld, Sein, Soldaten, Unglück, Unruhe, Verantwortung,
Verfassung, Verständigung, Vertrag, Wehrmacht, Welt, Wert, Wiedergutmachung, Wieder-
herstellung, Wissen, Zufriedenheit (vgl. auch Seite 65).

Viele Häufungen hängen zeitlich zusammen. Man hat den Eindruck, daß sie durch
Haftneigung entstanden sind. Dabei mag offen bleiben, ob derart gehäufte Worte
für W. besonders *eindrucksvoll* sind *oder* ob die Häufung *klanglich* bedingt ist. —
Andere Wörter sind diffus über das ganze Material *verstreut,* besonders die Wörter
Mensch und *Volk* (häufig im Plural!) mit entsprechenden Komposita. Manche Wörter
lassen sich nicht sicher rubrizieren, weil ihre Bedeutung mangels Sinnzusammenhang
unbestimmbar bleibt. Diese Schwierigkeit dürfte die Prozentzahl der Namen für Ge-
dachtes ungünstig beeinflußt haben, so daß sie eher zu niedrig als zu hoch berechnet ist.

W. bevorzugt also *abstrakte Hauptwörter!* In ihnen erscheinen oftmals verbale
Funktionen. Das *Zeitwort* sinkt dementsprechend zum *bloßen Redekitt* und auf die
Stufe des Hilfsverbs ab (REINERS). Umschreibungen mit „haben" kommen allerdings
nur sechsmal vor, um so häufiger sind Verbindungen mit „sein" und mit Verben der
Bewegung, ähnlich dem Sprachgebrauch von Behörden und wissenschaftlichen Fach-
disziplinen. Das Verhältnis zwischen Subjekt und Objekt ist dadurch auffallend unbestimmt. Die *Sätze* sind *nominal,* nach REINERS ein Kennzeichen für „unklare und

schwankende Naturen" (!). Tatwörter sind selten. W. behilft sich mit präpositionalen Wendungen, denen die Richtekraft des finiten Verbs fehlt (STORZ: Sprache und Dichtung. S. 269). Es wimmelt von *präpositionalen Ausdrücken.* Bevorzugt werden Zusammensetzungen mit „in", „zu" und „für", gelegentlich auch „an". Besonders bei den Wendungen mit „in" wird gern der Artikel fortgelassen und das unvermeidliche (!) Adjektiv stark dekliniert. Die endlos gehäuften substantivischen Wendungen sind teils attributär, teils adverbiell, aber auch prädikativ gebraucht. Mitunter *reiht* W. mehrere *Substantive* unmittelbar aneinander. Ein Hauptwort löst das andere ab. Besonders häufig gebraucht W. *(Verbal)substantive* auf -ung, -heit, -keit und -schaft. Derartige Abstrakta bezeichnen nichts Wesenhaftes, sondern Begriffliches (STORZ, a. a. O., S. 260). Beansprucht W. die in ihrem Bereich berechtigte Begrifflichkeit des behördlichen (oder wissenschaftlichen) Sprachgebrauchs, oder spiegeln sich in der Bevorzugung *nominaler Gefüge Denkeigentümlichkeiten* W.s wider? Nach STORZ ist das nominale Gefüge blaß, ohne Richtung, Ursprung und Zeit. Es verharrt. Es benennt, statt zu vergleichen. In nominal geprägten Sprachzeugnissen *fehlt die Sinnstruktur* (STORZ, a. a. O., S. 266)!

Die Substantive stehen oft ohne den bestimmten **Artikel,** besonders in präpositionalen Wendungen; in ihnen sind of Substantive gereiht. Dadurch verstärkt sich der Eindruck des Unbestimmten, Unverbindlichen und Allgemeinen. Dementsprechend wird umgekehrt der *unbestimmte Artikel besonders oft* angewandt. Dabei ist selten zu entscheiden, ob der unbestimmte Artikel *generalisieren* oder ob einzelnes individualisiert und als *unbestimmt* bezeichnet werden soll. So heißt es z. B.:

„Die (Stimmen) sagen mich eine schmerzhafte Begrüßung zu den Notopfergesetzen." — „Ich würde mein ganzes Leben gegen einen Aussteuer-Versicherungs-Vertrag hiergegen gefügt werden." — „Das Bild zeigt ... ein musikalisches Verständnis zur Verbesserung einer Geschichte." — „Das Bild zeigt einen deutschen Konservatoristen." — „... Deutsche Mädels, die die Landschaft ganz in einem Pferd bekannt machen." — „Landschaft ist ein nicht so genaues Bild, wie die Gutsverwalterin es an ihm empfinden dürfte." — „Er hat eine seelische Beunruhigung für das Veruntreute in ewiger Schuldverschreibung." — „,Deutung der Szene' ist ein Gedankenausgleich für die ganze Welt." — „Er sieht ein Kind und sagt der Frau — mehr weiß ich von diesem Kind nicht." —

Hier scheint W. ausdrücklich selbst zu erläutern, warum er den unbestimmten Artikel so häufig anwendet: Er kann von den Personen, Dingen und Vorgängen nichts Bestimmtes aussagen. Sie bleiben ihm fern und in ihrer *Individualität belanglos.* Sie bedeuten für ihn anscheinend vorwiegend etwas *Eindruckshaftes*-Typisches und veranlassen ihn höchstens, thematisch anzuknüpfen.

Der **Plural** steht oft falsch, und zwar besonders bei solchen Hauptwörtern, die nur im Singular gebräuchlich sind, z. B. „durch die Erzgeometrien war er verwöhnt". Das Bestimmungswort Erz weist der Deutung durch seinen Begriff den Weg. W. *will* offenbar *steigern,* und er tut es *zweifach: durch* die *Wortzusammensetzung* und die Verwendung des *Plurals* für ein gemeinhin im Singular gebrauchtes Abstraktum. — Ein anderes Beispiel: „Eine Tochter (dürfte) einen Nervenausgleich gefunden haben in Seminarien oder die damit zur landwirtschaftlichen Schule verbesserten ...". Der mit der ausschließenden Konjunktion („oder") eingeleitete (und nicht vollendete) Satzteil ist absichtlich mit zitiert worden, um die Bedeutung des Wortes Seminarien zu erklären. Vom Wort „Nervenausgleich" her läßt sich nämlich zunächst denken, daß W. mit „Seminar" etwa Sanatorium gemeint hätte. Kurz darauf taucht aber das Wort Schule auf. Demnach hätte das Wort „Seminar" seinen gewöhnlichen Sinn. Vielleicht hat W. gemeint, daß eine Tochter in Studien einen Ausgleich für ihre seelischen Nöte gefunden hat. Dann ließe sich der Plural damit erklären, daß W. das Wort „Studien" intendiert hatte. Ehe er es ausgesprochen hatte, mag die *Vorstellung* „Seminar" *dazwischengetreten* sein. Diese wurde dann formuliert, während der *Numerus des ursprünglich intendierten Wortes beibehalten* worden ist. Die Vorstellungen bzw. Begriffe drängen sich einander so stark, daß W. seine *Konzepte nicht durchhalten* kann und dem Zustrom neuer Wortangebote nachgeben muß. Der Druck der als Hauptwörter verbalisierten Vorstellungen bzw. Begriffe dürfte besonderen Bedeutsamkeiten entspringen. Die Bedeutungswörter mögen für W. besonders gefühlshaltig sein. Demgegenüber sind die grammatischen oder Beziehungswörter allgemein formelhaft, blaß, schwach; ihnen fehlt Bedeutungsgewicht. Sie sind zu inhaltslos und zu sehr funktionsbedingt. Sie bedürfen zum sinnvollen Gebrauch eines größeren Aufwands an beziehender Denkspontaneität als die bedeutungs- und sinnerfüllten Nomen und Verben.

„Die Mutter ist geschwächt in hauswirtschaftlichen Aufträgen und der modernden Zeitgeschehen im Unglück".

Das Verbalsubstantiv Zeitgeschehen bezeichnet im gewöhnlichen Sprachgebrauch schon im Singular den ganzen Umfang seines Begriffes. Das scheint W. nicht zu genügen. Er setzt den Plural. Der Plural drückt sich hier nur im Artikel aus.

Man könnte sich aber vorstellen, daß W. sich einfach versprochen hat oder — ähnlich wie früher dargelegt — zunächst etwas anderes sagen wollte. Während er sprach — so hätte man dann zu folgern — unterschoben sich ihm andere Vorstellungen. Sie drängten stärker zur Formulierung als ihre Vorgänger und *verdrängten* das *unsprüngliche Konzept* gleichsam vom Sprechakt.
„Diesen Menschen darf man nicht mit Arbeiterschaft verständigen. Die Arbeiterschaften haben sich erst entwickelt durch diese..." — „Wir haben diese Horizontierungsteller mit diesen Erdpfählen in den Erden befestigt."

Dies sind zwei weitere Beispiele für den falschen Gebrauch des Plurals. „Arbeiterschaft" ist nicht im ganzen Umfang des Begriffes gedacht, wenn man den späteren Plural dieses Wortes ernst nimmt. Die Erde, dem Zusammenhang nach nicht als Abstraktum, sondern als Stoffname gedacht, ist wieder pluralisch gefaßt und — unter dem Einfluß von Teller — anscheinend vervielfältigt vorgestellt. Aus den Deutungen möchte man die Möglichkeit aussondern, daß W. gelegentlich den Plural von Abstrakta bildet, weil er sie konkret denkt; dafür *beherrscht* die *Verallgemeinerung* seine sprachlichen Äußerungen zu sehr. Man kommt wohl auch mit den erörterten Deutungsmöglichkeiten aus. — Eine Begebenheit sei an dieser Stelle noch mitgeteilt. W. hatte dem Verf. einige Akten zum Wagen getragen. Während Verf. diese in den Fond packte, hielt W. ein Autokissen. Plötzlich sagte er: „Das legen wir dann in das andere Auto". Das „andere Auto" gab es nicht. —
Gelegentlich wird der **Dativ** merkwürdig gebraucht: „Eine Geschichte entwickelt der Zunkunft bessere Menschenlehren". Dieser Satz ist einigermaßen verständlich. Gebräuchlicher wäre an Stelle des Dativ-Objekts ein präpositionales Objekt. Vielleicht hat W. den Dativ benutzt, um seine verallgemeinernden Tendenzen gepflegter auszudrücken und für die — nach seinem Erachten — bedeutsamen Erkenntnisse und Wahrheiten eine entsprechende sprachliche Höhenlage zu schaffen. An einer an-

deren Stelle geben sich derartige Ansprüche unverhohlener zu erkennen: „Diese Rede, die ich hier bekannt gemacht habe, dürften Sie ruhig dem Bonner Bundestag bekannt geben". Darf man folgern, daß sich in so unscheinbaren grammatischen Abweichungen wie dem *ungewöhnlichen Gebrauch* des *Dativ*-Objektes (indirekten Objektes) ein *wahnhaftes* Denken, vielleicht sogar ein Größenwahn zu erkennen gibt?

Ein anderes Beispiel: „Die Dame versucht, diese Liebe... dem Beobachter aufzuklären."

Hier ist entweder ein falsches Verb gebraucht (richtiger wäre wohl „zu erklären") oder die Rektion des Verbs ist falsch (richtig: „... den Beobachter über diese Liebe aufzuklären").

„Die andere Ausgleichsstelle erhöhte dem Menschen die Ehre durch ein Grabmal."

Auch dieses Zitat ist ein Beispiel für einen *Dativgebrauch,* wie er etwa in *gehobener* (dichterischer) Sprache vorkommt. In gleicher Ebene liegen auch die Substantive „Ehre" und „Grabmal". Daneben wirkt das Wort „Ausgleichsstelle" *disparat.* Es gehört einer anderen Stil- und auch Sinnebene an. Dieser merkwürdige Wechsel im Wert-, Gefühls- und Bedeutungsgehalt ist ganz bezeichnend für W.s Sprache. Vom Pathos mit seiner Höhe und seinen Ansprüchen bis zur Blässe und Schemenhaftigkeit abstrakter Begriffe und von da wieder zu Standardwendungen, Wiederholungen und Verbigerationen durchläuft seine Sprache eine ganze Skala von *Gegensätzen.* Einen tragenden Sinnzusammenhang gibt es nicht. Oft genug verliert sich W. in einer Art von sprachlichem *Leerlauf.* Die allzu vielen Worte sind lose miteinander verbunden oder — so ist man versucht zu sagen — gegeneinander abgesetzt, unrhythmisch, ungelenk, unsicher, zögernd, tastend, besonders auch im Tonfall und im Sprechrhythmus. W. spricht dann leise, langsam, undeutlich. Oft kann man ihn nicht mehr richtig verstehen. Er *murmelt* dann vor sich hin, z. B.: „Ich würde Dir immer einen anderen trügen (?)". Auch hier taucht ein Dativ auf, der locker im Satzgefüge steckt und dessen Abhängigkeit nicht ganz ersichtlich ist.

Attributär gebrauchte Adjektive sind schwach an Sage- und Ausdruckskraft; oft füllen sie ein metrisches oder energetisches Gefüge aus. Die adjektivische Beifügung kann sich der Form der Tautologie nähern, oratorisch oder maniriert und von der Gewichtslosigkeit der Wiederholung und des Pleonasmus sein. Das *Adjektiv* ist *statisch,* wogegen etwa das *Partizip bewegt* ist (STORZ).

In der Deutung zu Bild 5 des TAT (Frau an Zimmertür) gebraucht W. den attributären Ausdruck: „moderne Zeitgeschehen". Verbal ausgedrückt würde es heißen: Ein Zeitgeschehen modert. Läßt sich dies von einem Zeitgeschehen überhaupt aussagen? „Geschehen" ist ein Abstraktum der Handlung, ein Verbalsubstantiv. „Modern" ist ein duratives Verb. Es bezeichnet einen allmählichen Vorgang, einen Zerfall, der mit Fäulnis verbunden ist und sich somit an organischen Substanzen abspielt. Hat man sich „moderndes Zeitgeschehen" nach Art einer organischen Substanz vorzustellen, die allmählich verfault — das im allgemeinen abstraktive „Zeitgeschehen" wäre dann konkret gedacht — oder ist das Verb „modern" in einem übertragenen Sinn gemeint? Der Satzzusammenhang trägt zur Klärung nicht bei:

„Die Mutter ist geschwächt in hauswirtschaftlichen Aufträgen und der (?!) modernden Zeitgeschehen im Unglück."

Eine Sinndeutung müßte sich schon an die Stichworte halten, und was an Logik fehlt, läßt sich höchstens dadurch ersetzen, daß man von der *Vorlage* her versucht, den *Sinnspuren* nachzugehen (vgl. II).

Das Bild veranlaßt eine einfache Aussage: „Die Mutter ist geschwächt", „In hauswirtschaftlichen Aufträgen" tritt als Prädikatsergänzung hinzu. Dieser Ausdruck enthält zunächst einmal — ähnlich wie die Ausgangsbeifügung „modernd" — eine *ungewöhnliche Begriffskombination;* der Begriff „hauswirtschaftliche Aufträge" ist jedenfalls für den Bereich ungewöhnlich, der durch die übrigen Stichworte des Satzes abgegrenzt ist. Bemerkenswert sind weiter die Präposition „in" und die Zuordnung der Begriffe „geschwächt" und „Aufträge". Was soll man sich z. B. unter „geschwächt in Aufträgen" vorstellen, von „hauswirtschaftlichen" Aufträgen jetzt einmal ganz abgesehen? Nun, man darf natürlich nicht ohne weiteres das Adjektiv unterschlagen. Das Nomen „hauswirtschaftlich" ist konkreter, umrissener, dichter, deutlicher als das abstrakte, dehnbare, vieldeutige, blasse Verbalsubstantiv „Auftrag", das zudem noch in einem unverbindlichen und komplizierenden Plural steht. Wenn der Ausdruck halbwegs sinnvoll sein soll, dann müßte man die *Wortarten* der Prädikatergänzung gegeneinander *austauschen* und damit ihre Gewichte verschieben. Die Beifügung „hauswirtschaftlich" hätte als Hauptwort zu erscheinen und das Hauptwort als Beifügung, in W.s Stil etwa so: „Die Mutter ist geschwächt in der (= durch die) Hauswirtschaft, die ihr Auftrag war." Ein solcher Sinnzusammenhang drängt sich einem schon auf, wenn man das mit den Stichworten angedeutete Thema beibehält und sie in den Zusammenhang mit der Bildvorlage rückt. Er drängt sich besonders dann auf, wenn man an dem Wort „Auftrag" festhalten und es nicht durch „Aufgabe", „Arbeit" ersetzen will. Täte man das letztere, dann hätte man stillschweigend unterstellt, daß W. sich im Ausdruck vergriffen, daß er es nicht so genau genommen hätte.

Von der so gewonnenen Position aus kann auch die Präposition „in" interpretiert werden. Meint W. nicht, die Mutter ist *durch* ihre hauswirtschaftlichen Aufträge geschwächt? Das Verhältniswort „in" drückt ja eine Beziehung zwischen der Geschwächtheit und den „hauswirtschaftlichen Aufträgen" oder — wie man auch sagen könnte — der Hauswirtschaft, den hauswirtschaftlichen Aufgaben aus. An sich hat man gar keine große Auswahl an sinnvollen Vorstellungen. Die Beziehungen zwischen „geschwächt" und „Hauswirtschaft" sind infolge der Wortbegriffe und von der Sache her weitgehend determiniert. „Geschwächt" ist von vornherein als Prädikativum festgelegt, wenn man es nicht als Bestandteil eines Zustandspassivs auffassen will. „Hauswirtschaftlich" ist Teil einer adverbiellen Bestimmung. Die beiden Worte „geschwächt" und „hauswirtschaftlich" sind also nicht nur durch ihren Inhalt, sondern auch durch ihre Funktion im Satz ziemlich eindeutig aufeinander bezogen. Das Verhältniswort ergibt sich daher eigentlich von selbst, ohne erst noch ausdrücklich bedacht zu werden. Im allgemeinen liest man über solche Partikel hinweg, die beinahe selbstverständliche Zusammenhänge bezeichnen. Sie werden somit von der eigentlichen Apperzeption ausgespart, bestenfalls perzipiert, meist aber vom Sinnzusammenhang her ergänzt. W. spart nicht aus, sondern gebraucht eine falsche Präposition: „in".

Wenn schon in dem Ausdruck für die Beziehungen zwischen „geschwächt" und „hauswirtschaftlich" das Wörtchen „in" vorkommen soll, dann sollte es heißen: „Die Mutter ist geschwächt *in*folge hauswirtschaftlicher Arbeiten. Andere Möglichkeiten für einen präpositionalen Ausdruck wären „durch" und „von". Die Präposition „in" könnte sinnvoll beibehalten werden, wenn man andere Bestandteile des Satzes ändern würde, z. B.: „Die Mutter steckt in hauswirtschaftlichen Arbeiten". Man könnte fortfahren: „... und ist dadurch geschwächt". Man hätte dann alle wesentlichen Worte berücksichtigt, die W. angewandt hat, und den Sinn formuliert, der vermutlich auch in seiner Aussage steckt. — W. hat offensichtlich aus den formulierbaren Elementen von zwei oder *mehreren Gedanken einen Satz* gebildet.

Mit den am halbwegs sinnvollen Material entwickelten Einsichten soll nun die Ausgangsbeifügung weiter verfolgt werden: die beiden Stichworte heißen „modern" und „Zeitgeschehen". Das erste erscheint als Präsenspartizip in attributivem Gebrauch (wegen seiner überwiegend verbalen Bedeutung kann es nicht prädikativ gebraucht werden!), das zweite als zusammengesetztes Hauptwort. Die größere Dichte, Deutlichkeit, Konkretheit und Bildhaftigkeit hat das Partizip, während „Zeitgeschehen" vage, vieldeutig und begrifflich ist. Ohne nähere Bestimmtheit bleibt es ziemlich nichtssagend. Die *attributive* Bestimmung sagt das *Entscheidende* aus. So erlaubt „modern" schon eher bestimmt gestaltete Vorstellungen. In der Deutung des attributären Ausdrucks wird man sich daher mehr an das *Attribut* als an das Substantiv halten müssen. Nicht von ungefähr wird im deutschen Sprachgebrauch das Attribut vorangestellt. War die Aussagekraft mit dem Attribut erschöpft und „Zeitgeschehen" nur noch ein Füllsel, nachträglich konzipiert, um eine grammatische Leerstelle auszufüllen? Der Artikel vor dem Partizip könnte allerdings bereits auf das nachfolgende Hauptwort hinweisen. W. hätte es demzufolge schon intendiert, als er das Partizip aussprach. Zumindest schwebte ihm bereits zu diesem Zeitpunkt ein Hauptwort im Plural vor, gleichgültig, ob er bereits vor der Konzeption des Partizips an das Hauptwort „Zeitgeschehen" gedacht hat oder nicht.

Im *Bildzusammenhang* ist „modernd" vage berechtigt, etwa hyperbolisch für alt, muffig, verlassen. Es sind Eigensachften, die sich bei einiger Phantasie von dem abgebildeten Zimmer aussagen lassen und in einem übertragenen Sinne schließlich zur Not auch von einem „Zeitgeschehen". An diesen Vorstellungskomplex klingt entfernt auch das Wort „Unglück" an. In welchem Sinn hier die Präposition „in" gemeint ist und wovon die präpositionale Wendung „im Unglück" (s. S. 59) abhängt, muß offen bleiben. Zulässig wäre eine Abhängigkeit von „modernd" oder „Zeitgeschehen". Man denkt aber auch daran, daß „im Unglück" die „Geschwächtheit" noch weiter ergänzt. Damit dürften sich alle Möglichkeiten erschöpft haben, aus dem Satzganzen einen zusammenhängenden Sinn herauszuarbeiten. Man bleibt also weitgehend auf Vermutungen angewiesen, wenn man den Ausdruck „moderne Zeitgeschehen" deuten will. Methodologisch sei festgehalten, daß man am ehesten *Aufschluß* erhält von den *bildhafteren*, deutlicheren und bestimmteren Wörtern. Dabei muß man u. U. von der Wortart oder der Funktion im Satz absehen, dies um so mehr, als die Funktion der Wortart auswechselbar und vom Satzsinn abhängig ist (STORZ). Der Satzsinn läßt aber im Stich, ebenso der sonst oft vorteilhafte Vergleich eines Wortes mit dem Gebrauch desselben oder eines *ähnlichen Wortes* an anderer Stelle. Was sollte schon für das Verständnis des Wortes „modernd" der folgende Zusammenhang beitragen:

> „Herr Doktor, seitdem meine Mutter tot ist, finde — habe ich eine unsinnige Auffassung gegen feste Elemente oder irgend etwas, ja, was hier vorliegt, nicht." (Warum?) „... in, in, also in nicht *vermodernde* Glaubensbekenntnisse."

Zu Bild 8 des TAT (Heranwachsender und Gewehr vor der Operationsszene) hieß es zuerst: „Es ist eine forstwirtschaftliche Heilung". Anscheinend hat W. doch erfaßt,

daß auf dem Bild operiert wird (Heilung!). Zu dem Beiwort könnte W. durch das
Gewehr veranlaßt worden sein, das links im Vordergrund des Bildes zu erkennen
ist. Bei dieser Deutung ist folgender Gedankengang unterstellt: Gewehr — Jagd —
Wald —Forstwirtschaft.

In den Äußerungen zu Bild 12 (liegender und stehender junger Mann) taucht
der attributive Ausdruck „totes Brustbild" auf. Andere attributäre Fügungen sind
„beruhigtes Zimmer" und „verfassungslose Aufmerksamkeiten". „Beruhigtes Zimmer" hängt wieder als Genetivattribut von Verfassung ab („Verfassung eines be-
ruhigten Zimmers"). W. bevorzugt allgemein die Beifügung, nicht nur die bisher
besprochene adjektivische, sondern auch die substantivische (vgl. das letzte Beispiel),
die präpositionale u. a. Das liegt an der Vorliebe für nominale Ausdrucksformen.
Das Attribut ist ein unselbständiger Satzteil und sagt nur Nebengedanken aus. Sollte
sich in der Vorliebe für die *Beifügung* gleichsam in grammatischer Form die schizophrene Neigung zu *Nebengedanken* bekunden? Der Ausdruck „beruhigtes Zimmer"
könnte allerdings auch durch *Überlagerung* und Verschmelzung von zwei verschiedenen Gedanken entstanden sein. Einerseits mag W. „ruhiges Zimmer" im Sinn gehabt
haben. Andererseits hat er vielleicht zugleich an „beruhigte Kranke" gedacht, die
in solchen Zimmern untergebracht werden. W. spricht tatsächlich in diesem Zusammenhang von „Leuten in verfassungslosen Aufmerksamkeiten" (= Patienten eines
Psychiatrischen Krankenhauses?!).

W. *substantiviert* gern. Wehrt er sich dadurch gegen einen zu stark empfundenen
Eindruck von der Flüchtigkeit der Umweltvorgänge und Ereignisse? Versucht er
damit, den erdrückenden Gedankenstrom einzudämmen? Man bekommt ja eine Ma-
terie — bildlich gesprochen — besser in den Griff, nicht zuletzt auch mnemo-tech-
nisch, wenn man sie mit und in Substantiven darstellt. Sie verliert dann an Zerfließlichkeit. W. liebt nicht nur Verbalsubstantive, sondern substantiviert auch häufig
den Infinitiv und das Adjektiv.

Zu Bild 3 des TAT mit dem vor einem Bett zusammengekauerten Jungen sagte W.: „Er
hatte eine seelische Beunruhigung für das Veruntreute in ewiger Schuldverschreibung."

Dieser Satz enthält überhaupt viel Charakteristisches für W.s Sprache, insbesondere wieder in Gesalt von attributären Bestimmungen.

Präpositionale Ausdrücke

Teils sind die Attribute adjektivisch, teils erscheinen sie auch in *präpositionalen
Ausdrücken*. Den präpositionalen Wendungen ist allerdings nicht immer anzusehen,
ob sie nicht adverbielle Bestimmungen sind. „Seelische Beunruhigung" ist ein gewichts-
loser Pleonasmus. Statt „für" müßte es wohl „wegen" heißen. Bemerkenswert ist
ferner wieder die adjektivische Beifügung „ewig". Sie *paßt* — wenigstens nach gewöhnlichem Sprachgebrauch — *nicht* recht *zu* ihrem *Hauptwort*. „Schuldverschreibung" ist ein ökonomischer, „ewig" ein metaphysisch-religiöser Begriff. Die beiden
Begriffe entstammen mithin *verschiedenen Ebenen*, deren Grenzen übersprungen sind,
und dies *innerhalb eines* attributären Ausdrucks. Dadurch ist der Ausdruck allerdings besonders *reizvoll*, lebendig und anschaulich, und der zugrunde liegende Gedanke kann durchaus einheitlich und sinnvoll sein. Die Sprachentwicklung in Gestalt
des Bedeutungswandels und der dichterische Sprachgebrauch sind ja angefüllt mit

derartigen Sprüngen auf fremde Begriffsebenen. Die „ewige Schuldverschreibung" erinnert unwillkürlich an Teufelssagen, in denen Menschen ihre Seelen gegen besondere Fähigkeiten dem Teufel verschrieben haben. Insofern lehnt sich dieser Ausdruck wieder an „seelische Beunruhigung" an.

„Im Kaufmännischen" ist eine gebräuchliche Substantivierung des Adjektivs, die in der Biographie W.s in folgendem Zusammenhang erscheint:

(Was haben Sie gelernt, beispielsweise?) „Ich habe praktisch geleistete Arbeiten für die Körperschaft verstanden und geistige Verständigung im Kaufmännischen."

Hier ist übrigens „verstehen" sonderbar gebraucht, sonderbar jedenfalls im Zusammenhang mit dem artikellosen, pluralischen, allgemein gehaltenen Objekt („Arbeiten"): „Ich habe Arbeiten verstanden". Die Art dieser Arbeiten wird noch attributiv näher bestimmt, und zwar durch ein adjektivisches und präpositionales Attribut. „Praktisch geleistete" ist wohl ein gewichtsloses, fast pleonastisches Attribut, mit dem sich W. wiederholt. Demgegenüber scheint das präpositionale Attribut „für die Körperschaft" eine echte Bestimmung zu enthalten. Vermutlich hat es sich wirklich um besondere Arbeiten innerhalb des Berufes gehandelt. Was bedeutet nun die Aussage „Arbeiten verstanden haben", was W. von sich selbst ausgesagt hat? Vielleicht ist der präpositionale Ausdruck „für die Körperschaft" gar nicht als Attribut zu „Arbeiten" aufzufassen, sondern als prädikativer Akkusativ mit „als" zu verstehen. Natürlich fehlte dann die Konjunktion „als". Es würde richtig heißen: „Ich habe praktisch geleistete Arbeiten als (solche) für die Körperschaft verstanden". Oder hängt der präpositionale Ausdruck „für die Körperschaft" von „geleistet" ab und ist dessen präpositionales Objekt, wenn auch nachgestellt? Der Satz lautete dann: „Ich habe für die Körperschaft praktisch geleistete Arbeiten verstanden". Das Verb „verstehen" bliebe dann freilich unbestimmt. Die mit „und" eingereihte Satzergänzung „geistige Verständigung im Kaufmännischen" hängt offenbar gleichfalls von „verstehen" ab und läßt sich als innerer Akkusativ einordnen, wieder pleonastisch! Die Beifügung „geistig" steigert den Pleonasmus weiter. Das substantivierte Adjektiv „Kaufmännisch" ist eigentlich eine adverbielle Bestimmung zu dem Verb „verständigen". Diese Bestimmung ist im W.schen Stil zum Attribut geworden, da das Verb als Verbalsubstantiv gebraucht ist und ein Substantiv ja nicht adverbiell bestimmt werden kann. Eigentlich ist auch die Bestimmung „im Kaufmännischen" tautologisch. Sie versteht sich im Sinnzusammenhang von selbst. In dem zuletzt abgehandelten Satz häufen sich also *Pleonasmus* und *Tautologie*. Auf die Frage, was er gelernt habe, wollte W. wohl nur antworten, daß seine Arbeiten nach seiner Auffassung der Körperschaft (?) gegolten haben. Die Antwort hängt also mit der Frage zusammen, aber W. haftet und gerät in einen tautologischen Leerlauf.

Pronomina

Auffallend häufig verwendet W. *Pronomina*. Das Indefinitivpronomen „man" erscheint in den folgenden Zusammenhängen:

„Diesen Menschen darf man nicht mit Arbeiterschaft verständigen." — „Da wurde man nicht klug daraus, da wurde man nie klug daraus." (W. sagte dies, als er auf Widersprüche in seinen Deutungen zu Bild 15 des TAT hingewiesen worden war.) — „...auch für die

Menschen, die gestorben sind und wo man an der Totenbahre steht." (W. war danach gefragt worden, ob er jetzt seinen verstorbenen Mitkranken meine.) „Ja, wo man eine Bewegung, eine Behauptung in sich verpflichtet." — „Polutische, politische Konsule ist eine Eigenschaft, die die man als Einzelmensch nicht verantworten kann, ... " —

Hat W. das *Indefinitivpronomen* in einem uneigentlichen Sinne stellvertretend für das Personalpronomen *„ich"* gebraucht, um selbst gleichsam im Hintergrund zu bleiben oder hat er das Subjekt absichtlich unbestimmt gehalten, um zu verallgemeinern?

Besonders zahlreich sind in den Texten „dies", „das" und „es" als Indefinitivpronomen pronominal gebraucht. Sie drücken den unbestimmten Begriff eines Gegenstandes überhaupt aus. Die nähere Bestimmung durch das *Prädikat reicht* im allgemeinen *nicht* aus. Der Sinn bleibt dunkel.

Undeutlich ist der Umfang des häufig gebrauchten Personalpronomens *„wir"*. Es rückt dadurch häufig in die Nähe des Indefiniten. Vieldeutig, beziehungslos und unbestimmt sind die Pronominal-Adverbien. W. verwendet sie oft, z. B. „dadurch".

Häufig benutzt W. *unbestimmte Zahlwörter*, besonders solche, die eine *Allheit* bezeichnen. Drückt ihr Gebrauch expansive Erlebnisse aus?

„Das sind Argumentenfolien sind das, Herr Doktor, die unseren sprachlicher (!) Übersetzungen durch Einladungen alles erleichtern." (Zu Bild 2 des TAT [Landszene].) — (Zu Bild 6: ältere Frau und jüngerer Mann mit Hut): „Die Mutter spricht ihren Sohn nicht mehr an ... ob es der Bruder oder ob ich es selbst sein dürfte. Alles andere ist dem Herrgott überlassen ..." — (Zu Bild 10: Frau an Schulter eines Mannes): „Das gebührte der Führer ja nie im Unglücksein, aber alle anderen Menschen doch." — (Zu Bild 11: Felsschlucht von Böcklin; nachdem Verf. gesagt hatte: „Nehmen wir ein anderes zu ergänzendes Bild"): „Anders werden die Menschen nicht im Unglück sein, wie uns das Bild alles darbringt, ja." — (Zu Bild 12 — liegender und stehender junger Mann): „Alle Menschen, die gestorben sind, die sind für uns verloren." — (Zu Bild 15 — Betender zwischen Grabsteinen): „Meine Verfolgung, Herr Doktor, ist wertvoller als die Verfolgung aller Menschen." — (Zu Bild 16): „Das gedachte Bild ist da! Alles unentwickelte Muster ... Alles Heeresverwaltung" (lacht). — (Zu Bild 19): „ ... Ob wir dieses Mensch, dieses alles wiederbekommen, was wir opfern sollten." — „Haben die allein kein Pech gehabt (?), aber alle anderen ... Finger für die Ehrenbezeugungen zu machen." (Beim Figurenlegen — Untertest des Hamburg-Wechsler-Tests). — (Nicht leicht, jemand einzusargen, mit dem man lange gelebt hat!): „Ja, selbstverständlich, wir haben doch immer alles praktisch getan." — „Darf ich das Gerät (halbblau) nehmen, Herr Doktor, und weitere Empfehlungen wurden mir aus politischen Kenntnissen zu allen Menschen, die auch eine Berufswahl haben dürften ..." — „Wenn das von allen Menschen nicht verstanden wird, dann haben, werden sie schon feststellen, was uns übrig bleibt." — (Beim Rorschach-Test): „Der Pilz ist eine erzieherrechtliche Mitbeobachtung, auch eine seelische Zusage zu allen Anschuldigungen, wo wir früher Ehrenbezeugungen zu machen durften." —
Sechsmal ist „alles" substantivisch gebraucht, siebenmal adjektivisch, davon viermal in Verbindung mit „Mensch", zweimal mit dem substantivierten Adjektiv „anderer".
„Deutsche Mädels, die die Landschaft *ganz* in einem Pferd bekannt machen" und „ein Gedankenausgleich für die *ganze* Welt" mögen den Gebrauch eines anderen unbestimmten Zahlwortes zur Bezeichnung einer Allheit belegen.
Das Pronomen „anderer" wird fünfmal adverbiell verwandt, darunter zweimal als adverbielle Bestimmung zu dem Verb „aufklären", als Beifügung dreimal zum Substantiv „Mensch" und einmal zu „Welt" sowie sechsmal substantivisch, davon einmal als unbestimmtes Neutrum.

Die Indefinitpronomina erscheinen in verschiedenen Wortarten und als verschiedene Satzglieder. Auch wenn sie prädikativisch näher bestimmt werden, bleiben sie unbestimmt genug und ebenso wie die Pronominaladverbien ohne erkennbaren oder eindeutigen Bezug. Immerhin *überbrückt* der häufige Gebrauch des Indefinitpronomens wenigstens grammatisch den *Mangel* an gedanklichen *Bezügen*. Vorwiegend den *Indefinitpronomen* und den *Pronominaladverbien* ist es zu verdanken, daß trotz der gedanklichen Diskontinuität die meisten Sätze grammatisch relativ durchgestaltet sind.

Die Abhandlung der Nomina soll mit der lexikalischen Aufführung einiger Substantive schließen, um einen Eindruck von der thematischen Fülle und Charakteristik zu vermitteln.

Bestand, Beruf, Bräutigamsstaat, Eindruck, Einheit, Erde, Ersatz, Fülle, Gebilde, Gemeinschaft, Gesellschaft, Gesetz, Gestalt, Gott, Kapital, Kasse, Kenntnis, Kongreß, Kraft, Kredit, Ministerium, Modell, Muster, Namen, Naturwissenschaften, Nichts, Ökonomie, Opposition, Ordinarien, Partei, Polizei, Programm, Prosaform, Rechenkunst, Recht, Reich, Rundfunk, Schicksal, Selbstverwaltung, Seminarien, Sport, Staat, Staatsangehörigkeit, Staatsform, Stellung, Urkunde, Verantwortung, Verbraucher, Verfassung, Vergiftung, Verhältnis, Vernunft, Vorschrift, Walhall, Werk, Zeitalter, Zentralorgan, Zier, Zone, Zukunft.

Und hier noch einige Adjektive:

Baulich, deutsch, elementar, elterlich, ewig, feindselig, fies, frei, genug, gleich, hauswirtschaftlich, praktisch, schmerzhaft, sinnig, stark, tot, unsinnig, unterschiedlich, wirklich. —

Folgende Partizipia wurden in ungebräuchlicher Weise adjektivisch gebraucht:

Bekannt, entfremdet, entmutigt, entwickelt, erlaubt.

Verben

Aus einem für das Gesamtmaterial weitgehend repräsentativen Anteil der Texte wurden ähnlich wie die Substantive auch die Verben klassifiziert.

Von 193 Verben war „sein" als Kopula (Satzband) 67mal, d. h. zu ca. 36⁰/₀ vertreten. Zweimal war es durch ein prädikativisches Substantiv im Genitiv näher bestimmt. Darüber hinaus wurde 5mal das Zustandspassiv gebildet und einmal das Perfekt. — Unter den modalen Hilfszeitwörtern taucht besonders häufig „dürfen" auf. Nur etwas über 50mal werden *Begriffs*verben gebraucht, d. h. zu einem guten Viertel. Hier einige der häufiger gebrauchten Verben:

Entstehen, entwickeln, erleben, geben, stellen, verpflichten, verständigen. —

Die Begriffsverben erscheinen häufig in ihren *infiniten* Formen (Infinitiv, Partizip), besonders als prädikativ gebrauchtes Perfekt-Partizip. Häufig substantiviert W. den Infinitiv.

Tempus, Modus und Genus sind im allgemeinen nicht grob auffällig gebraucht. Die Erkennung von Gebrauchsabweichungen setzt aber voraus, daß man die Sätze versteht. Dies trifft ja für einen großen Teil der Texte nicht zu! Nur gelegentlich verdichtet sich der Eindruck, daß W. das *Präsens* bevorzugt. Darf man daraus entnehmen, daß W. das Typische bevorzugt und das Individuelle vernachlässigt? Nach STORZ (a. a. O., S. 242) typisiert das Präsens, während die Vergangenheit individualisiert. Nach SNELL (Aufbau der Sprache. S. 108) drückt Gegenwart aus, während Futur bezweckt und Vergangenheit darstellt bzw. nachahmt. Von den drei Snellschen „*Urformen des Sinnes*" würde demnach W. den *Ausdruck* bevorzugen. — Auch der Konjunktiv erscheint bei W. häufiger, als nach dem Sinnzusammenhang (?!) zu vermuten ist. STORZ vergleicht ihn in seinem „*Weniger* an *Gewicht*" mit dem Pronomen und stellt beide dem Indikativ bzw. Nomen gegenüber (a. a. O., S. 193). Der *Konjunktiv* entrücke in die Ferne des Gedachten, *Gewünschten* usw. (STORZ, a. a. O., S. 223).

Betreffs formaler sprachlicher Besonderheiten sei abschließend noch mitgeteilt, daß W. einige substantivische Komposita ungewöhnlich oder pleonastisch zusammengesetzt hat, z. B.: Brustaufführung, Delegiertenabordnungen, Erdenausgleichsstelle, Lichtspendung.

Echte *Neologismen* sind sehr *selten*, z. B. Zorg [1], Propheteus [2]. Ungewöhnliche Wortzusammensetzungen sind häufiger: Kopfwährungsangelegenheit. Die Kasus sind manchmal falsch gebraucht. Die Syntax ist im Vergleich zu der weit verbreiteten gedanklichen Inkohärenz verhältnismäßig fehlerfrei. Einige einfache Sätze werden gelegentlich iterierend *symmetrisch umgestellt*, z. B.: „es ist ein Hutgeschäft est es". (Vgl. dagegen Fall N.!) Nur ganz selten verbigeriert W.

Zusammenfassung

Die Erkennung der Wortbedeutungen und die Rubrizierung vieler Wörter sind dadurch begrenzt, daß ihr Sinnzusammenhang unkenntlich ist oder allem Anschein nach völlig fehlt.

Dessenungeachtet ist die Vorliebe W.s für *abstrakte* Hauptwörter ganz offenkundig. Vielleicht äußert sich darin eine überschießende Abwehr gegen abnorme Zerfließlichkeit der Vorstellungen. Mitunter scheinen abstrakte Wörter als Füllsel für Gedankenlücken zu dienen. W. liebt die *Beifügung*. Schlägt sich darin die Neigung nieder, in *Nebengedanken* abzugleiten? Im attributären Ausdruck ist das Beiwort lebendiger, bestimmter, deutlicher als das Hauptwort. Empfindet W. selbst die Farblosigkeit seiner Hauptwörter? Möchte er mit den Beiwörtern kompensieren; ist ein gleichartiges Motiv mit wirksam, wenn er ins *Hyperbolische, Pleonastische und Tautologische* gerät? Besonders häufiger Gebrauch eines Adjektivs — z. B. „deutsch" — drängt die Vermutung auf, daß es sinnleer geworden oder besonders disponibel ist und nur rhetorische Leerstellen füllt.

Viele Gedanken sind anscheinend deshalb diskontinuierlich; W. bringt für die richtenden Partikel Beziehungswörter und Verbalformen *nicht* mehr die nötige *Denkspontaneität* auf. Die Denkenergien scheinen sich weitgehend damit zu verbrauchen, ein *Thema* aufzugreifen und eine Zeitlang in dessen *Nähe* zu bleiben.

Die *Deutung* der Äußerungen W.s muß sich an Einzelbegriffe, an die *Stichwörter*, halten. *Gedankenlücken* in den Formulierungen sind zu ergänzen. Man sucht *Sinnspuren* auf. Dabei geht man von Test-Vorlagen oder sonstigen Themastützen aus. Sie liefern die „*Verständnishilfen*" (KAINZ). Die „Sprechsituation" versagt ja meist. Weiterhelfen kann es auch, die Stellen des (unterschiedlichen) Gebrauchs ein und desselben Wortes, seiner verschiedenen Textzusammenhänge zu sichten und zu vergleichen. Das läßt zwar bei W. meist im Stich, wird sich aber für den Fall N. als Deutungsprinzip noch bewähren.

Die Sprache W.s *wechselt* häufig im Bedeutungs-, Gefühls- und Wertgehalt, in der Höhenlage und der Stilebene. Dieser Wechsel geschieht oft genug *innerhalb* eines und desselben attributären *Ausdrucks*. Dadurch entstehen ganz ungewöhnliche Begriffskombinationen. Viele Begriffe *fallen aus* dem durch die umgebenden Wörter

---

[1] Holländisch?
[2] Vielleicht hat sich W. sogar nur versprochen!

abgesteckten *Rahmen* heraus. Diejenigen Begriffe, die den Rahmen abstecken und *thematisch* gleichsam den Ton *anschlagen* — man könnte sie „*Leitbegriffe*" nennen — hängen mit den Vorlagen jedoch z. T. mindestens vage zusammen. W. greift die Stimmung, die Atmosphäre, den Eindruckscharakter der Vorlagen mitunter verblüffend richtig auf. Er scheint sie herauszufühlen, das Beunruhigende, Ängstigende, Ergreifende und Innige.

Zur *gedanklichen* Zerrissenheit steht ein äußerlich geschlossener *grammatischer Zusammenhang* im Gegensatz. W. hält grammatisch sehr oft durch. Dies erreicht er durch die *nominale Fügung*. Es fehlt weitgehend der prädikative Charakter. In ihr sind Hauptwörter, attributäre und präpositionale Ausdrücke *aneinandergereiht*. Das Verbum stellt ja vielseitigere Verbindungen her, als das dem Nomen mit seiner Deklination möglich ist. Das Verb verbindet nach Ursprung, Richtung und Zeit. Davon entlastet das nominale Gefüge. In nominal geprägten Sprachzeugnissen fehlt nach STORZ die Sinnstruktur.

W. enthält sich gern lexikalisch-begrifflicher Verbindlichkeiten, indem er reichlich *Indefinitpronomina* und *Pronominaladverbien* anwendet. So kann er rücksichts- und wahlloser aneinanderreihen und über Gedankenlücken, „Absätze" und „Brüche" in einem grammatischen *Scheinzusammenhang* hinwegreden. W. vermeidet häufig den bestimmten Artikel und *dekliniert* die Beiwörter *stark*. Umgekehrt liebt er den *unbestimmten* Artikel. Er meidet Bestimmung, vielleicht aus Entschlußschwäche oder Desinteresse. — Ist der *Plural* eine *Steigerungsweise?* Der Plural erscheint öfter an ungewöhnlicher Stelle. Nach REINERS ist die Mehrzahl weniger bildhaft als die Einzahl! Oder ist der Plural dadurch entstanden, daß verschiedene Konzepte interferieren und die Elemente verschiedener Gedanken- und *Begriffsansätze verschmolzen* sind? Darf man vermuten — wie bereits früher anläßlich einer falschen Tempusbildung entwickelt — daß ein ursprünglicher Entwurf durch den Zustrom anderer Gedanken- und Begriffsangebote von der sprachlichen Fassung und der Äußerung im Sprechakt *fortgedrängt* worden ist? Die ursprüngliche, später verlassene Intention hätte sich dann *nur im Numerus* (bei den Nomina) oder im Tempus (bei den Verben) durchgesetzt.

Die Divergenz zwischen grammatischer Form und Gedankengehalt erschwert die Textinterpretation mittels grammatischer Besonderheiten. In einem Satz verflechten sich mitunter mehrere Gedankenfragmente. Andererseits scheint Gedankenlosigkeit Perseveration, Tautologie und Pleonasmus nach sich zu ziehen. W. redet manchmal geschickt vorbei, indem er an ein Wort seines Partners anknüpft, aber dessen Sinn entstellt.

Gewisse Wortgruppen sind dem W. anscheinend deshalb besonders verfügbar, weil sie mit seinen abnormen Erlebnissen zusammenhängen. Auch die Wahrnehmung ist für bestimmte Aspekte besonders empfänglich. Das ergibt sich aus W.s Verhalten gegenüber manchen Testvorlagen und sonstigen Stimuli der Umgebung.

Fall Heinz N. - (Struktur)

N. hat sich von Juli bis November 1947, von März bis September 1948 und von Oktober 1948 bis Januar 1949 in der Nervenheilanstalt „Stiftung Tannenhof" in Remscheid-Lüttringhausen befunden. Seit Juni 1953 ist er in der hiesigen psychiatrischen Krankenhausbehandlung.

Nach der objektiven Vorgeschichte (Angaben des Vaters) sind in der Familie Nerven- oder Geisteskrankheiten nicht vorgekommen. — N. soll die Volksschule, ohne sitzengeblieben zu sein, durchlaufen haben. Er sei dann in die kaufmännische Lehre gekommen. Während des Krieges habe er bei der 1. Fallschirmjäger-Division gedient. Er habe im Krieg Malaria gehabt (italienischer Kriegsschauplatz). Er sei deswegen lange behandelt worden. Bei Kriegsende sei er in amerikanische Gefangenschaft gekommen. Dort habe er viele Strapazen durchgemacht. Nach Rückkehr aus der Gefangenschaft sei er wieder eine Zeitlang kaufmännisch tätig, aber bald der Arbeit nicht mehr gewachsen gewesen. Er habe einen „Verfolgungswahnsinn" bekommen.

Nach den *eigenen anamnestischen Angaben* kann noch ergänzt werden, daß N. bei der Firma Sch. in V. gelernt hat. Er hat dort anscheinend auch nach der Rückkehr aus der Gefangenschaft wieder gearbeitet; es handelt sich um eine Landmaschinenfabrik, in der Strohbinder hergestellt werden. — Zwischen den Krankheitsschüben hat N. anscheinend in der väterlichen Wirtschaft gelegentlich geholfen.

Der Krankheitsbeginn ist von März 1947 datiert. N. ist wiederholt mit Elektroschocks, je einmal mit Pyripher und Insulin behandelt worden. Zunächst hatte die Erkrankung einen mehr schubförmigen Verlauf, später wurde sie chronisch. Schon frühzeitig haben sich formale Denkstörungen eingestellt. N. hatte aber auch Sinnestäuschungen, Verfolgungs- und Beziehungsideen. Er war immer wieder ängstlich, zeitweilig apathisch, dann wieder erregt. Seine Denkzerfahrenheit schob sich immer mehr in den Vordergrund der Symptomatik, während die Affektivität flacher und leerer wurde. Trotz seiner Schwunglosigkeit suchte N. immer wieder Kontakt mit Patienten. Auch Sperrungen und Ambitendenz sind zeitweilig beschrieben worden. Gelegentlich wirkte N. auch belustigt, und er scheint immer eine Lust am Faseln zu haben. — Zur Zeit der Untersuchungen war N. 36 Jahre alt (am 10. März 1922 in V. geboren). Auf der Abteilung (für chronisch Unruhige) war N. untätig. Er neigte ein wenig dazu, sich zu vernachlässigen. Sein Desinteresse war allgemein.

Schiefe oder konträre Darstellung

Bei N. wurden die gleichen Untersuchungsgrundsätze und -verfahren angewandt wie bei W. Zunächst wurde er nach seiner Lebensgeschichte gefragt. An dieser Stelle sei noch eine anamnestische Bemerkung vorausgeschickt; N. ist bei der Wehrmacht einmal aus einem Auto gefallen und besinnungslos liegen geblieben. Auf die Frage, ob er schon mal einen Autounfall gehabt habe, antwortete er: „nein". „An der Böschung haben wir schon mal gelegen."

Die Ortsbestimmung hat den Ton. Ist diese merkwürdige Formulierung in einem Sinne gemeint, der adversativ wie folgt ergänzt werden könnte: „Ins Krankenhaus brauchten wir nicht"? Aus der Gesamtheit der Einzelheiten eines Unfallhergangs kann nur eine bestimmte herausgegriffen und sprachlich dargestellt werden, wenn die Mitteilung in *einem* Satz erfolgen soll. Der *Teilaspekt* muß *für das Ganze repräsentativ* sein. Die durch die N.sche Formulierung erweckten Vorstellungen richten sich auf das Vorgangsergebnis: die Verunglückten liegen an der Böschung. Das ist keine repräsentative, adäquate Vorstellung. Sie steht in einem Spannungsverhältnis zum Ernst der Frage und bekommt dadurch einen Zug von Komik. Der Vorgang ist nicht nur zeitlich *schief repräsentiert*, sondern auch mit einem *unangemessenen Wert-* und *Gefühls-*Gehalt.

An die Frage nach Verfolgungserlebnissen schließt sich folgender Dialog an:

(Schon mal verfolgt worden?) „Ja." (Von wem?) „Von zwei Verbrechern; sie waren (wann?) das waren dieses (?)[1] Zuchthaus konnten wir sehen lassen." (Warum?) „Darauf standen die Betten so gegenüber. Das Auto ist in die Anlagen reingefahren." (Was für ein Auto?) „Krankenwagen." (Damals, als Sie verfolgt wurden?) „Ja, ja, ja, wurden (?) in in so Anlagen reingefahren, in irgendwo." (Wozu?) „Weiß ich gar nicht; ich war in dem Wagen drin." —

Knüpft N. unverbindlich ans Thema „Verfolgungserlebnisse" an oder will er wirklich *eigene* Erlebnisse wiedergeben? Nimmt man das letztere an, dürften seinen

---

[1] Bloße Fragezeichen bezeichnen undeutliche Wiedergabe.

Äußerungen Verkennungen zugrundeliegen. Dann spricht er vermutlich von seiner Einlieferung in das Psychiatrische Krankenhaus. Wieder hätte N. aus einem Ereigniskomplex (Krankenhauseinlieferung) einen *Einzelzug* hervorgehoben (die Einfahrt „in die Anlagen"). Kurz vorher war noch vom Zuchthaus die Rede gewesen, womit N. vermutlich das Psychiatrische Krankenhaus gemeint hat. Jetzt kommt er auf einen Eindruck zu sprechen, der fast wie eine flüchtige Idylle anmutet, die Krankenhausanlagen. So werden zum gleichen Thema in unmittelbarer *Redenachbarschaft konträre Wertaspekte* aktualisiert. War man bei der Unfallaussage auf einen schiefen, unangemessenen Emotionalgehalt gestoßen, so jetzt auf einen konträren, ambivalenten.

Aber noch eine Ungereimtheit in der Wahl der Einzelaussage fällt auf: Wenn eine Aussage einen komplexen Sachverhalt repräsentieren soll, muß sie etwas vermitteln, was man einen angemessenen *logischen Eindruckscharakter* nennen könnte. Man muß von dem eigentlich Ausgesagten auf das *Mitgemeinte* rückschließen können. Ein solcher logischer Eindruckscharakter fehlt nun der Aussage über die Krankenhauseinlieferung. Sie ist zu *einzelhaft,* um den Komplex Anstaltseinlieferung angemessen wiedergeben zu können. Die Aussage müßte allgemeiner sein. Die Allgemeinheit und das Summarische der vorausgegangenen Fragen und Antworten fordern von sich aus eine Aussage, deren Allgemeinheit einen entsprechenden Grad hat. Die Aussage von der Einfahrt in die Anlagen fällt aus dem durch das *bisherige* Gespräch festgelegten *kategorialen* Rahmen. Man hat es, wenn man so will, mit Nuancen des *Vorbeiredens* zu tun. Es mag ein unentfaltetes, initiales Vorbeireden sein, in Form einer schiefen Repräsentanz, eines unangemessenen Wert- und Gefühlsgehaltes, eines konträren, ambivalenten Antwortinhaltes, einer Verfehlung des angemessenen logischen Eindruckscharakters, der entsprechenden kategorialen Ebene. Der eigentliche Antwortinhalt, seine *Thematik,* bleibt dagegen noch sach- oder *gesprächsbezogen.*

Eines Randphänomens sei an dieser Stelle noch gedacht: In der Unfallaussage überrascht in etwa noch der Numerus des Personalpronomens. Der Numerus enthält ein nicht erfragtes Element. Vermutlich ist er auch nicht sachbegründet. Nach der Vorgeschichte ist anscheinend jedenfalls nur N. allein aus dem Auto gefallen. Der Ersatz des „ich" durch das „wir" kann stilistischer Art sein und u. a. Verantwortungsschwäche bekunden.

Unterschiedlicher Informationsgehalt

Nur ein sehr kleiner Teil der N.schen Äußerungen ist unmittelbar verständlich. Die meisten tauchen *scheinbar unmotiviert* auf, mitten in zusammenhanglos erscheinenden Partien. Sie verschwinden scheinbar *spurlos,* ohne Nachhall, ohne Anknüpfung, ohne gedankliche Fortsetzung. Höchstens wird ein Wort mal perseveriert oder thematisch — soweit man überhaupt von Thematik reden kann — nochmals flüchtig aufgenommen.

Solche Äußerungen lauten etwa: „Ich kann überhaupt kein Auto fahren." — „Ich war kein Motorradfahrer" oder „dieses Leben ... kann man leid werden" — „weil, wenn man hier so eingesperrt ist."

In solchen Sätzen *spricht sich N. eine Fertigkeit ab* oder drückt seine Unzufriedenheit mit dem Krankenhausaufenthalt aus. Vielleicht will er auch zu verstehen geben, daß er sonst mehr leisten würde.

Derartige Sätze bilden eine verhältnismäßig *einheitliche Gruppe* mit gewissem *Informationswert.* Sie heben sich aus der Masse der Äußerungen durch eine *gewisse Geschlossenheit,* Konkretheit und Dichte heraus. Andererseits gliedern sie sich untereinander nach ihrem *Inhalt* in *zwei Typen.*

„Ich kann überhaupt kein Auto fahren" ist ein Satz, der so *dahingesprochen* zu sein scheint. Er wendet sich nicht eigentlich an den Gesprächspartner, zumal er nicht mit dem Gesprächsthema zusammenhängt. Noch abseitiger wirkt er angesichts von N.s Lebenslage und Augenblickssituation. N. beantwortet damit rein äußerlich die Frage nach Stimmen. Daran hat der Satz inhaltlich keinen Anschluß. Er knüpft aber an länger Vorausgegangenes an. N. ist offenbar — wenigstens mit einem Teil seiner Aufmerksamkeit — *thematisch bei Früherem.* Er verweilt noch bei dem, was ihn kurz vorher beschäftigt hat. Die neue Frage ist anscheinend noch nicht angekommen, oder zu unangenehm, als daß N. sie gleich beantwortete. Da spinnt er lieber das Vorherige noch ein wenig weiter, vielleicht, um Zeit zu gewinnen. Auf die zweite Frage nach Stimmen sagt N.: „Sie, ja, ja". Er sagt es im selben Tonfall und flüchtig, beiläufig, ohne Nachdruck, als ob es ihm gar nicht darauf ankommt, wie er das häufig tut.

Beim dritten Mal antwortet er etwas Auffälliges:

„Die Geistesgegenwart, die Geistesgegenwart hat man mir im Moment genommen, hat mich hier rübergerufen." (Sagen Ihnen die Stimmen, daß Sie so durcheinander reden müssen?) „Dieses Leben kann man leid werden, weil, wenn man so eingesperrt ist, ist — fällt einem auch zu schwer" (hastig gesprochen!).

Diese Aussage ist alles andere als beiläufig; in ihr schwingt N.s ganze Not mit. Hier wendet sich plötzlich jemand mit seinem ganzen erbarmungswürdigen Elend mitteilend an sein Gegenüber. Die hastige Sprechweise verrät die *affektive Beteiligung.*

Beide Aussagetypen sind *verständlich* und formal verhältnismäßig korrekt; aber sie unterscheiden sich nach *Mitteilungswert* und *Gefühlsgehalt* und besonders nach der *Bedeutsamkeit,* die ihr Inhalt für den Sprecher hat. Dementsprechend verschieden sind sie auch nach Art und *Weise des Sprechens.*

In welcher Dialog-Umgebung tauchen sie auf? Beide Sätze sind zeitlich nahe beieinander. Vorausgegangen war eine Demonstration der Faseligkeit und Zerfahrenheit, indem N. sich seine *eigenen* sprachlichen *Produktionen* auf einem Tonträger teilweise nochmal *anhören* mußte. Er ging zunächst scheinbar nicht darauf ein. Bald heißt es immerhin: „eine graue Straße zu fahren ... war *kolossal schwer".* Die Satzaussage „war kolossal schwer" hat zwar den Infinitivsatz formal zum Satzgegenstand, aber ob sie sich auch gedanklich ganz darauf bezieht, ist zweifelhaft. Wenigstens partiell könnte hier bereits eine — unterschwellige — Stellungnahme zur Demonstration mitspielen. Jedenfalls taucht später — wenn man so will — in einem ähnlichen Situationszusammenhang eine gleichartige Satzaussage auf, diesmal im Präsens:

Unter Vorlage von Bild 5 des thematischen Apperzeptionstests („Zimmerwirtin") wurde N. gefragt, was es darstelle. N. antwortete: „Auch wieder das ganze Zivilleben zu beobachten." (Erneuter Appell zur Aufmerksamkeit!) „Das ganze Zivilleben zu beobachten, ist kolossal schwer."

Zunächst wieder der infinitivische Subjektsatz! Dann aber der engere Anschluß an den Situationszusammenhang als vorhin! N. ist ja wieder, und zwar durch den wiederholten Appell, auf seine Leistungsschwäche gestoßen worden. Da imponiert die Satzaussage „kolossal schwer" als einheitliche Reaktion, phraseologisch jedesmal durch einen infinitivischen Subjektsatz eingeleitet, der anscheinend nur einbetten, *maskieren* oder ablenken soll. Er dient anscheinend zur Einleitung der inversiv formulierten eigentlichen Satzaussage. Er hätte demnach nur eine formal einleitende Funktion und wäre *inhaltlich bedeutungslos* — der Inhalt wechselt, und lediglich die infinitivische Konstruktion ist konstant! Nur seine grammatische *Struktur* wäre — als Einleitung der eigentlichen Satzaussage — *meinungsbezogen*. So hätte sich denn die Bewußtseinsspaltung als Krankheitssymptom niedergeschlagen in einer *Dissoziation* zwischen grammatischer *Form* bzw. grammatischer Funktion einerseits und dem *Inhalt* andererseits.

Eine gewisse Unstimmigkeit hinterläßt diese Interpretation vielleicht insofern, als die entscheidende Satzaussage hinter dem Subjektsatz steht. Man könnte bezweifeln, ob N. *so viel gedanklichen Atem* hat, die eigentliche Satzaussage schon zu intendieren, *während* er *noch* den infinitivischen Subjektsatz *formuliert*. Auch soll nicht übergangen werden, daß der Subjektsatz der ersten Satzaussage „kolossal schwer" (er lautet: „Eine graue Straße zu fahren") in Form einer Begründung thematisch fortgesetzt wird. Insofern erscheint er inhaltlich nicht ganz so bedeutungslos wie der Subjektsatz der zweiten Satzaussage „kolossal schwer". Andererseits könnte der Kausalsatz, der die erste der beiden Satzaussagen begründet, eine bloße, mechanische Fortführung des im Subjektsatz nun einmal — gleichgültig, ob zufällig oder aus welchem Grunde immer — angeschlagenen Themas sein.

Nun fährt N. fort: „Man macht mir das hier genau nach." Kurz darauf spricht er beiseite. Was er sagt, ist akustisch z. T. unverständlich. Die letzten Worte lauten: „ ... viel zu Hause; bin schon fertig."

Daß er beiseite spricht, markiert wieder affektive Beteiligung. Der Satz: „Man macht mir das genau nach", ist wohl doch eine Art von Kommentar zur Tonträgerdemonstration seines eigenen Textes, es sei denn, N. hätte gerade ein aktuelles psychotisches Erlebnis ohne unmittelbaren Zusammenhang mit der objektiven Situation gehabt. Er wird denn auch gleich gefragt, ob er Stimmen höre, und das ist der Ort, an dem die erste der beiden als Typen gegenüber gestellten Äußerungen auftaucht: „Ich kann überhaupt kein Auto fahren". Der Satz knüpft thematisch lose an die schon erörterte erste Reaktion auf die Eigentextdemonstration an: „eine graue Straße zu fahren, war kolossal schwer, weil ...".

Zur *unmittelbaren* Umgebung fehlt jeder Zusammenhang; aber in der *weiteren* Textumgebung ist der Satz des ersten Äußerungstyps nicht fremd; das Autofahren beschäftigt den N. offenbar durchaus; aber wenn er unter Affektdruck steht — kenntlich vorerst an Modalitäten des Sprechens — tritt das Thema Autofahren zurück. Es hält anscheinend nur her, um eine Art von Aufmerksamkeitslücke auszufüllen. Vom Autofahren spricht N. offenbar vorwiegend dann, wenn er nur mit *halber Zuwendung bei der Sache* ist.

Anders die Äußerung vom *zweiten Typ!* Mit ihr bezieht sich N. auf seinen Krankenhausaufenthalt. Er tut die Äußerung erst, nachdem er wiederholt nach Stimmen gefragt worden war. Er sollte gleichsam gestellt werden. Vielleicht hat sich erst einmal der Affektgehalt der anfangs noch zurückgehaltenen Antwort aufgespeichert. Die Leerstelle wäre dann — so könnte man sich vorstellen — mit weniger bedeutsamen Äußerungen ausgefüllt.

Ganz ausdrücklich antwortet er eigentlich überhaupt nicht. Er scheint vielmehr lediglich zu erklären, warum er keine rechte Antwort zustande bringt. Damit nimmt er nachträglich Stellung zur Demonstration seiner eigenen Textproben.

Das Phänomen zweier verschiedener Äußerungstypen innerhalb eines größeren Redezusammenhangs, unterschieden nach ihrem Bedeutsamkeits- und Gefühlsgehalt, würde demnach den *Wechsel* an *Aufmerksamkeits*-Spannung und *Affektdruck* bekunden.

Einbettung der Sinnwörter

Wie sind überhaupt bestimmte Sinnträger in den Redezusammenhang eingebettet? Nachdem im Vorigen für verhältnismäßig einfache, „geschlossene Bedeutungsgefüge" — so definiert PORZIG Sätze — ihre textliche Einbettung untersucht worden ist, soll bald auch an die Erörterung des Sinnzusammenhanges bloßer Syntagmen herangegangen werden. Ein *Syntagma* ist laut Definition von GAMILLSCHEG „der kleinste selbständige Teil einer gegliederten Vorstellung, wenn diese sprachlich in Teile zerfällt, die logisch getrennt werden können, ohne daß die gedankliche Einheit dadurch betroffen wird". (Vgl. auch S. 77, 79.)

Die Rede von der „*Geistesgegenwart*" ist schon bekannt geworden. In welchen Wendungen, in welchen engeren und weiteren Zusammenhängen gebraucht N. dieses Wort? *Zunächst* in der Antwort auf die zum dritten Mal gestellte Frage nach Stimmen: „... Die Geistesgegenwart hat man mir im Moment genommen...". Auf die fünfte Frage nach Stimmen folgte die Aussage vom Anstaltsleben bis zu dem Passus: „... fällt einem auch zu schwer". Damit sind nähere und *weitere Umgebung* des *Stichwortes* „Geistesgegenwart" abgesteckt.

Das Wort „Geistesgegenwart" kommt an *verschiedenen Stellen* vor. Das *zweite* Mal spricht N. kurz nach der Vorlage der Tafel 2 des TAT (Landszene mit Pferd) von Geistesgegenwart. Er sagte:

„Sprache... also ist ein Pferd im Acker ist also, ist so..." Dann fuhr er fort: „Die Geistesgegenwart ist so, nicht? Die Geistesgegenwart, die stillt das, das, aber... bei uns zu Hause war es so, des Morgens, daß bei uns zwei Pferde des Morgens kamen. Bei uns zu Hause kamen morgens (er stockt etwas) große Wagen mit Fässern..."

Das *dritte* Mal spricht N. von Geistesgegenwart im Verlauf längerer, anscheinend zusammenhangsloser Äußerungen während der Vorlage von Tafel 6 des TAT (ältere, durchs Fenster in die Ferne blickende Frau, im Vordergrund ein Mann, den Hut in der Hand). N. war immer wieder *einer Stellungnahme ausgewichen*. Deshalb wurden ihm in Frageform vereinzelte Ansätze zur Bildinterpretation *angeboten*.

(Sind die beiden einander böse?) — N.: „Glaube ich nicht... Die Mutter ist ja... wird den Jungen sicher soweit ernähren, nicht, ... was (?) Kaffee kochen kann." — (Aber sie sind einander nicht sehr zugetan, warum gucken sie sich nicht an?) — Vp.: „Ist ja Geistzeug, der jet (?) der Geistesgegenwart heilt... ich habe Hering gegessen und die Dinges wäre im Zivilleben."

Zum *vierten* Mal taucht das Stichwort „Geistesgegenwart" während der Vorlage von Bild 9 des TAT auf (drei im Grase ruhende, anscheinend schlafende Männer). Dem N. mußte wieder mit Fremdantrieb zugesetzt werden. Vl. versucht, ihn immer wieder auf die Testaufgabe zu lenken. (Was ist nun da los?) —

Vp.: „Ich sehe links, links war ein großer Anbau, ein großer Anbau, und und, wenn ich links geschlafen habe, habe ich links geschlafen, habe ich rechts geschlafen." — (Wie bitte?) —

„Jetzt habe ich rechts geschlafen." — (Was ist denn mit diesen Männern da? Schlafen die auch?) — „Nein, die schlafen noch nicht." — (Was machen sie denn?) — „(Scharfes ‚s') Das sehe ich noch der Schatten zum Ausdruck, noch, noch nicht, die ö, die Geistesgegenwart fehlt, weil ich drüben, ich muß rübergehen, weil... ich bin rübergekommen von drüben." (Vp. ist von einer anderen Abteilung zur Untersuchung hergebracht worden!)

Wort- (Begriffs-) konstanten in den Bereichen einer fraglichen Wortbedeutung

Gibt es *Worte,* die sich *in den Textumkreisen des Stichwortes* „Geistesgegenwart" *wiederholen?* Tatsächlich! Es sind Verbindungen mit dem Ortsadverb „rüber", mit denen N. sich auf die Tatsache bezieht, daß er außerhalb seiner Abteilung untersucht wird. In vier verschiedenen Textstellen kommt das Wort „Geistesgegenwart" vor. Zwei davon enthalten zugleich das Wort „rüber". Zweimal also sind „Geistesgegenwart" und „rüber" einander benachbart:

„Die Geistesgegenwart hat man mir im Moment genommen, hat mich hier *rüber* gerufen", und: „Die Geistesgegenwart fehlt, weil ich drüben, ich muß *rüber* gehen, weil... ich bin *rüber* gekommen von drüben."

In der ersten Textnachbarschaft von „Geistesgegenwart" und „rüber" werden aneinander gereiht oder gleichgesetzt, daß man dem N. die Geistesgegenwart genommen und ihn rübergerufen hat. In der zweiten Textverbindung wird der Mangel an Geistesgegenwart sogar mit dem Stichwort „drüben", in einem — wenn auch unvollendeten — Kausalsatz eingebettet, also irgendwie begründend verknüpft. Die Begründung bricht zwar ab, aber die *gedankliche Nähe* ist bereits *ausgedrückt.* Anscheinend ist es lediglich die präzise sprachliche *Durchführung,* was N. *schuldig* bleibt. Vermutlich wollte er sagen, daß ihn der Milieuwechsel zwecks Prüfung irritiere. Das wird zwar eine Ausrede sein, aber derartige Ausflüchte gehören anscheinend zu den Denkgewohnheiten der Vp. Soviel bringt N. jedenfalls noch an gedanklicher Energie, Richtekraft und Zielstrebigkeit auf, daß er bei aller Redeverworrenheit und *Zerfahrenheit* wenigstens noch *weitläufige Wortnachbarschaften* bilden kann. So rat- und mutlos man anfangs und noch lange Zeit den Äußerungen N.s wegen ihrer Regellosigkeit und scheinbar völligen Zusammenhanglosigkeit gegenübersteht, so überrascht ist man, schließlich doch noch auf einen *Rest* von *Sinnstruktur* zu stoßen. Inmitten gleichsam völlig aus der Luft gegriffener und sinnlos aneinander gereihter Worte oder Wortgruppen ragen weitläufige Wortverbindungen und -nachbarschaften eingestreut hervor. Solche *Verbindungskonstanten* sind *Kennzeichen verfolgbarer Gedankengänge.*

Eine präzisere Aussage vom Verhältnis zwischen dem Mangel an „Geistesgegenwart" und dem „drüben" oder „rüber" ist aus den wiedergegebenen Texten nicht zu gewinnen. Was es mit dem „drüben" sonst noch für N. eine Bewandtnis hat, dazu mögen nachfolgende Stelle und ihr Zusammenhang noch einen Beitrag leisten. Während der Vorlage von Tafel 1 des TAT (Junge mit Geige) wird N. ermahnt. Er hatte in eine Wiederholung der Testanweisung hineingerufen: „Goethe und Schiller." Dieser *Zwischenruf* mag durch das Stichwort „dramatisch", in der Testanweisung verwandt, ausgelöst worden sein. Vl. setzte in seinem Bemühen um Fremdantrieb hier an und sagte, N. solle nicht von Goethe und Schiller, sondern eine eigene Geschichte erzählen.
Darauf entgegnete N.: „Wie, wie kommt es überhaupt zustande, daß ich jetzt hier *rüber* komme, daß ich von *drüben...*" Vl. erklärt: „Wir wollen uns unterhalten." N. fällt dem Vl. wieder ins Wort: „Wir, wir warten aufs Essen *drüben.*" — Vl.: „Erzählen Sie eine möglichst

dramatische Geschichte, vielleicht auch..." — N.: „Vielleicht, vielleicht ein*e* (!) Lastwagen, *die* (!) mit einer Division zusammenhängt... die ich selbst gefahren..." — (Was hat das mit diesem Bild zu tun?) — „... Genau so, wenn wir einem Auto..."

Soweit die Wiedergabe eines Textortes, an dem das Stichwort „*drüben*" sonst noch auftaucht. Vor dem Fortgang der Erörterung sei wiederholt, daß es jetzt darauf ankommen soll, das Vorkommen des Stichwortes „drüben" auf *weitere* textliche Nachbarschafts*konstanten* abzutasten. Eine hatte sich ja schon herausgeschält, nämlich die zweimal angetroffene textliche Nähe von „Geistesgegenwart" und „drüben" bzw. „rüber". Dabei ist allerdings bereits eine kleine Unterstellung gemacht worden, nämlich, daß „drüben" und „rüber" einen gemeinsamen Bezug haben und sich auf N.s Abteilung beziehen. Nun soll weiter Umschau gehalten werden, was die sonstigen Textumkreise des „drüben" an Konstantem enthalten.

Auf Tafel 12 des TAT hält ein Stehender eine Hand mit gebeugten Fingern über einem Liegenden. Vl. versucht immer wieder, N. zu einer Bilddeutung zu bewegen: „Was ist dargestellt?" — „Dargestellt ist also ein Pfleger, äh, ein Pfleger ungefähr, der Motorrad fahren kann und so, das kann ich nicht. Also, ich war kein Motorradfahrer. Wir hatten früher einen einen Dinges, einen ö Chauffeur höchstens, nicht, Chauffeur und der der hatte einen, der — wir konnten zum Rhein fahren, wir konnten nach Güllotz (?) z. B. als Gast gehen oder so weiter, konnten wohl runterfahren, aber ich selbst konnte nicht fahren... Maßgebend war... war er ausschlaggebend, was ich Freitag gegessen habe. Ich habe auch kein (? — sc. Fleisch?) Freitag gegessen. Ich muß, muß, muß man ja." — Vl.: „Diesem Bild zuwenden!" — Vp.: „... Ich habe allerdings, das habe ich schon mal gemacht, da habe ich, ich habe *zu Hause* erfahren, ich habe jetzt noch drüben einen *Gast*, drüben, nicht. Also er ist ein Bruder allerdings, nicht, und ist der der trank morgens immer gern Schnäpse, nicht..."

Schon soweit „drüben" in der Nähe von „Geistesgegenwart" aufgetaucht war, schien es soviel wie „zu Hause" im weitesten Sinne zu bedeuten. Dies um so mehr, als das eigentliche Wort „(zu) Hause" gleichfalls in mehr oder weniger weiten Textzusammenhängen mit „Geistesgegenwart" begegnet war, einmal anläßlich eines anderen Vorkommens von „Geistesgegenwart" als zusammen mit „drüben". Nach Abkehr von der Suche nach Textkonstanten um das Wort „Geistesgegenwart", von der Suche nach dessen unterschiedlichem Gebrauch also, war zuletzt — sozusagen umgekehrt — vom Vorkommen des Wortes „drüben" ausgegangen und daraufhin untersucht worden, ob auch außerhalb der textlichen Zusammenhänge mit „Geistesgegenwart" das Wort „drüben" von „zu Hause" mehr oder weniger unmittelbar begleitet wird oder sich in der sonstigen Umgebung von „drüben" wenigstens Worte ähnlicher Bedeutung antreffen lassen.

In den beiden letztzitierten Textzusammenhängen von „drüben" erscheint als *Konstante* die *lexikalische Einheit* „essen"; einmal als Verbalsubstantiv (Essen) und das andere Mal als Mittelwort der Vergangenheit (gegessen — essen, aß und gegessen sind drei verschiedene Wörter, aber eine einzige lexikalische Einheit).

Der Konstantenreichtum nimmt zu, wenn man nicht nur die verschiedenen Wörter der lexikalischen Einheit „essen", sondern auch deren Wortfeld, Sachgruppe, Vorstellungskreis oder Thematik miterfaßt. (Ein Wortfeld bilden etwa die Grade der Wärmeempfindung kalt, kühl, lau, warm, heiß. Dem Wortfeld Landschaft entsprechen Einzelglieder wie Berg, Tal, Hang, Mulde, Schlucht usw. — PORZIG.) Dann gesellen sich zu der lexikalischen Einheit „essen" noch zugehörige oder benachbarte Wortfeldglieder dazu wie Gast, Schnaps und — vom Standpunkt des N., des Wirtssohnes und Mitarbeiters im väterlichen Betrieb — auch „zu Hause". „Drüben" und „zu Hause" meinen dem Sprachgebrauch N.s zufolge, nach ihrem Textzusammenhang, anscheinend das Gleiche. Natürlich weichen die Bedeutungen von „zu Hause" und „drüben" auch im N.schen Wortschatz im allgemeinen voneinander ab; aber im Textzusammenhang wird offensichtlich für beide Worte gleichermaßen ein *bestimmtes Element* des *Bedeutungsreichtums,* der gedanklichen Beziehbarkeiten, *aktualisiert:* Diese hier und jetzt gebildete Meinung, wonach „zu Hause" und „drüben" ineinander „verschwimmen" (GAMILLSCHEG). Die Gleichsetzung von „zu Hause" und „drüben" will demnach vor allem wohl die Arbeitsstätte bezeichnen, das Wirtshaus und Wirkungsmilieu des N. Das gilt nach allem jedenfalls für die Bedeutungsabschattung, für die Meinung, die sich aus dem Kontext herleitet. Wie man daraus folgern würde, will N. sich selbst und Vl. glauben machen, daß er dort seine beruflichen Verpflichtungen habe, woher er gerade zwecks Untersuchung gebracht worden ist, infolgedessen nicht bei der Sache sein und nicht länger untersucht werden könne.

Mehr zur Zuflucht und zum bergenden „zu Hause" wird das „drüben" aber im folgenden Zusammenhang:

(Dramatische Geschichte zu Tafel 1 des TAT) „Goethe und Schiller!" (dazwischengerufen! — Appell des Vl.!) „Wie, wie kommt es überhaupt zustande, daß ich jetzt hier rüberkomme, daß ich von drüben..."

„Drüben" bezieht sich wieder auf die eigene Krankenabteilung. Dorthin möchte N. offenbar zurückkehren, um sich den Testaufgaben zu entziehen, denen er sich nicht gewachsen fühlt. Vielleicht legt ihm auch den Wunsch nach Rückkehr zur Abteilung die Befürchtung auf die Zunge, an diesem Abend nichts mehr zu essen zu bekommen.

Als dem N. die Tafel 10 des TAT (zwei Gestalten) vorgelegt worden war, redete N. den Vl. folgendermaßen an: „...Sie wollen doch sicherlich jetzt essen, oder nicht?" (Vl.: „ja!") „Ich wollte auch gar nicht hier rüberkommen. Ich wollte gar nicht rüberkommen. Ich wollte drüben bleiben." (Warum denn?) — „Ich bin ja immer drüben. Ich bin ja nie hier." Vl. entgegnete: „Sie sind hierher gekommen, um ein paar Geschichten zu erzählen. Das tun Sie aber gar nicht! Zum Beispiel zu Bild 10 sollten Sie eine Geschichte erzählen!" — Und darauf N.: „Nein, tut man auch nicht." (Warum denn nicht? Sie könnten das doch!) — „Nein." (Anregendes Bild hier!) — „Nein, tut man nicht." — (Warum nicht? Dürfen Sie es nicht?) — „Nein, weil man essen muß."

Eine *konträre* Meinung von der eigenen Krankenabteilung äußerte N., als er wieder einmal nach Stimmen gefragt wurde.

(Hören Sie Stimmen im Moment?) — „Ja, ja." — (Was denn?) — „Schon Monate lang." — (Was denn?) — „...die drüben waren, die haben alle nach meinem Leben getrachtet."

Die zitierten Anwendungen des „drüben" oder „rüber-" spiegeln die verschiedenen Funktionen und Bedeutungen wider, die für N. seine Krankenabteilung hat. Sie ist ihm sein „Zuhause". Dieses „Zuhause" ist teils nur eines seinen *Funktionen* nach. Dort gibt es zu essen, dort kann N. schlafen. N. sagt es einmal auf die Frage nach dem Inhalt seiner Stimmen: „Weil ich hier besser schlafe; ich schlafe ja hier besser."

Teils ist seine Krankenabteilung in einem eigentlichen Sinn N.s Zuhause, und zwar der *väterliche* Wirtschafts*betrieb,* wo er noch ... einen Gast hat. N. hat dort — eingebildete — Pflichten. An ihrem Bewußtsein könnte sich im Augenblick sein beeinträchtigtes *Selbstwertgefühl schadlos* halten. Es ist durch das Versagen in der Testsituation offensichtlich beeinträchtigt. Daß er versagt hat, liegt aber nicht an ihm. Man hat ihm die „Geistesgegenwart" genommen, indem man ihn aus seiner Abteilung geholt hat. Er muß wieder hin, hat dort seine Pflichten zu erfüllen und kann sich nicht länger auf Testaufgaben einlassen. Seine Abteilung schützt ihn davor, oder vielmehr, er schützt seine Pflichten vor.

Zugleich *bedroht* sie ihn aber auch. Man trachtet ihm „drüben" nach seinem Leben. Im Zwielicht solcher Bedeutungsabschattungen, im Gegenspiel von Licht und Schatten, verdichtet sich der Zwiespalt des Erlebens, von dem das Gemütsleben des N. seinen Namen bezieht: Die Schizophrenie.

Dieser Zwiespalt läßt sich *trotz* der *Zerfahrenheit* und scheinbaren *Unverständlichkeit* aus N.s sprachlichen Äußerungen herausanalysieren. Man muß die Textabschnitte nur genügend *umfänglich* abstecken und *Konstanten,* u. U. weitläufige *Nachbarschaften* zwischen bestimmten Wörtern oder zwischen Gliedern derselben lexikalischen Einheit, Sachgruppe, Thematik, desselben Wortfeldes oder Vorstellungskreises aufspüren.

Das Wort „Geistesgegenwart" kommt also an vier weit auseinanderliegenden Textstellen vor. Es ist mit „drüben" oder „rüber" wiederholt textlich weitläufig verbunden. Auch außerhalb der Textzusammenhänge mit „Geistesgegenwart" taucht das Stichwort „drüben" auf und in seiner Nachbarschaft der Adverbialausdruck „zu Hause". Welche Stichworte, Sinnträger, Motive oder Themen finden sich nun umgekehrt da, wo sonst noch von „zu Hause" die Rede ist? Gibt es Parallelen zu dem, was bisher an Beziehungen zwischen „Geistesgegenwart" und „zu Hause" thematisch angeklungen ist?
An einer Stelle sagt N.:

„Man hätte mich vielleicht richtiger behandeln sollen... Kann man nicht wissen. (Was denn?) Da treten ja vielleicht auch die Fehler auf ... wo man vielleicht selbst gar nicht drauf geachtet hat (Was für Fehler?), wie z. B., daß man nicht schlafen kann. Vielleicht hätte man zu Hause auch warten können."

Hier wird nicht ausdrücklich von einem Mangel an Geistesgegenwart gesprochen, aber immerhin von Schlaflosigkeit und „behandeln". Irgendwie scheint sich N.s Rede an solchen Stellen um seine *Krankheit* zu bewegen. Insbesondere beschäftigt ihn offenbar irgendein Zusammenhang zwischen „zu Hause" und seiner Krankheit bzw. seinem Krankenhausaufenthalt. Wieweit N. den Begriff „zu Hause" faßt, läßt sich schwer abgrenzen. Der Begriffs*umfang* dürfte von Zusammenhang zu Zusammenhang *schwanken,* wenn N. auch die Umgebung seines Elternhauses oder sogar die Berufsumwelt des väterlichen Betriebes miteinbezieht — vom Standort des Krankenhauses her gesehen ist ja die ganze Heimatstadt, ja sogar der ganze Heimatkreis N.s „Zuhause".

Wenn man den Sprachgebrauch von „zu Hause" außerhalb des Textzusammenhanges mit „Geistesgegenwart" durchgeht, erfährt man nichts Zusätzliches für ein besseres Verständnis der gedanklichen Beziehungen zwischen „Geistesgegenwart" und „zu Hause".

Stichwörter in den Bereichen einer fraglichen Wortbedeutung

Das einzige, was noch Sinnelemente für die Textzusammenhänge des Wortes „Geistesgegenwart" beisteuern könnte, ist ein vollständiger Überblick über die Stichworte, die sonst noch „Geistesgegenwart" umgeben. Zweimal ist das Wort „Geistesgegenwart" Satzgegenstand. Es heißt von ihm das eine Mal, daß sie stillt (?) und das andere Mal, daß sie fehlt. Bei der dritten Äußerung über „Geistesgegenwart" bleibt es unklar, in welchem Kasus das Wort steht. Jedenfalls ist es dieses Mal kein Satzgegenstand. Es ist aber von Heilung die Rede. Das vierte Mal fungiert das Wort „Geistesgegenwart" grammatisch als Satzergänzung: Die Geistesgegenwart ist es, was man dem N. genommen hat.

Soviel darf man den unmittelbaren Zusammenhängen des Wortes mit seinen Sätzen entnehmen: N. meint damit irgendwie seine Krankheit. Die Meinung ist vage und verschwommen, weil ihre Konstituenten keinen geschlossenen Sinnzusammenhang haben. *Sinnzusammenhänge fehlen* bei N. nicht nur in größeren Redeabschnitten, sondern *schon innerhalb eines Satzes*. Die Aktualisierung einer Wortbedeutung beginnt aber im kleinsten Satzteil, dem Syntagma. Schon die Gegenüberstellung *zweier Wörter beeinflußt* ihre „*Meinung*" (GAMILLSCHEG).

Nach WUNDT „bedeutet ‚Land' irgend ein Stück der Erdoberfläche mit der zugehörigen, der Vegetation dienenden Erdschicht. In den Verbindungen ‚Land und Meer', ‚Land und Wasser', ‚Land und Stadt', ‚Land und Volk' nimmt aber dieser Begriff jedesmal eine andere Färbung an, die durch die Beziehung zu dem gegenüberstehenden Begriff bestimmt ist" (vgl. a. GUIRAUD). Nach E. WINKLER wechseln die *dominierenden Merkmale*. Auch vom „festgewordenen Sprachbau" (GAMILLSCHEG), von den grammatischen Schablonen her entwickeln sich die Sprachgedanken und Vorstellungen. Der Sprachbau liefert den Rahmen, in dem sich eine vieldeutige Grundbedeutung aktualisieren kann. Man möchte noch weiter gehen und formulieren, daß auch die weitere sprachliche Umgebung die Meinung eines Wortes determinieren hilft. Zu Hilfe kommt dem Verständnis dabei ein Phänomen, das den meisten Sprachen gemeinsam ist: Der *Informationsüberschuß* (redundancy). Wo das Verständnis einer Äußerung mangelhaft ist, kann vielfach auf Grund der Textumgebung ergänzt werden (GEORGE A. MILLER).

Wie berechtigt die Vermutung ist, daß mit „Geistesgegenwart" etwas gemeint ist, was mit N.s Krankheit und „zu Hause" zu tun hat, geht aus dem angekündigten und hier anschließenden Überblick über die Stichwörter hervor, die das Wort „Geistesgegenwart" näher oder weiter begleiten: schwer fallen, Anstaltsleben, Zivilleben (die Kranken tragen Anstaltskleidung! [1]), zu Hause, schlafen, Pferde, große Wagen mit Fässern (Sachgruppe Gastwirtschaft/Warenlieferung).

Die *Zusammenhänge* sind vage, mehr *motivisch*-thematisch als logisch-präzise ausgeführt. Die Begriffe sind aneinandergereiht. Ihre Beziehungen zueinander sind sehr locker, z. T. scheinen sie zu fehlen. Oft sind sie durch *Zwischenglieder* bis zur Unkenntlichkeit *verdeckt*. Die Zwischenglieder irritieren nicht nur durch scheinbare Sinnfremdheit, sondern auch dadurch, daß sie häufig das Gesicht *phraseologischer Selbständigkeit* tragen und dann besonders leicht *Gedankensprünge vortäuschen* können.

---

[1] und kein „Zivil"

Spontan- und Rezeptivbegriff (Sekundärbegriff)

Gemeinschaftlichkeit des Vorkommens verbindet „schlafen" und „Bett". Sie gehören einem gemeinsamen Wortfeld an. Aus den bereits zitierten Äußerungskomplexen um „schlafen" sei der nachfolgende Passus noch einmal besonders herausgeblendet:

„..., daß ich nach dem Bett komme (Was sagt die Stimme?), weil ich hier besser schlafe."

Die Zwischenfrage scheint N.s Gedankengang nicht zu beeinflussen, ihn nicht von seiner Äußerungsabsicht abzubringen. Jedenfalls trifft man auf die gleiche Kombination zwischen „Bett" und „schlafen" an der folgenden Stelle:

„Man sollte in diesem Zimmer noch ein Bett aufstellen (Warum?), wenn man schlafen will."

Man braucht natürlich in der Kombination nicht unbesehen eine sachliche Beziehung zu vermuten. Jedes *Begriffswort* enthält in seinem *Umfeld Leerstellen*, die im *„Aufmerksamkeitsschatten"* (JUNKER) liegen, in die bei weniger Aufmerksamkeit usuell zugehörige, statistisch *häufig mitgebrachte Wörter* einströmen. Mit der Eigengesetzlichkeit des Sprachlichen, des häufigen Sprachgebrauches, mit einer Art von Gewohnheitsrecht und sozusagen gedankenlos geschieht es, daß sich manche Wörter *einander nachziehen.* Wegen der zeitlichen Priorität des Wortes „Bett" vor „schlafen" darf man vermuten, daß „Bett" einen *Spontangedanken* ausdrückt, der „schlafen" *nach sich gezogen* hat. Diese Reihenfolge ist bei beiden Kombinationen eingehalten. Mag es fraglich bleiben, warum N. gerade auf „Bett" zu sprechen gekommen ist. Nachdem das Wort aber einmal ausgesprochen worden war, lag es nahe, nun auch von „schlafen" zu reden. Das Wort „Bett" drückt gewissermaßen einen „*Spontanbegriff*" aus, dem man „schlafen" als „*Rezeptivbegriff*" oder als „Sekundärbegriff" gegenüberstellen könnte.

Situations- und Erfahrungsmotiv

An drei verschiedenen Textstellen ist „schlafen" mit „rechts" oder „links" vergesellschaftet. Zwei dieser Stellen liegen aber nicht so weit auseinander, daß perseverative Einflüsse sicher ausgeschlossen werden können. Diese Stellen werden deshalb vorsichtshalber als Einheit behandelt. Man kann sich daher auf die Wiedergabe von zwei Textkomplexen beschränken.

Während N. das Profil des Hamburg-Wechsler-Tests zu legen hatte, waren die Seiten einiger Legeteilchen falsch zu liegen gekommen. Er wurde aufgefordert, sie richtig zu legen. Darauf sagte er: „Ja, rechts, von rechts ist es... links... Wechsel unterschrieben... der Arzt... er mußte rechts schlafen, ich mußte links schlafen." (Machen Sie doch mal fertig!) „Ich schlief... rechts, aber die Seitenteile waren scheinbar vorn geschlafen oder was weiß ich." Dies ist *einer* der beiden Textabschnitte.

„Links"/„rechts" ist vielleicht die begrifflich-gedankliche *Brücke,* das verbindende Dritte, das den N. veranlaßt, bei der Legeaufgabe auf „schlafen" zu sprechen zu kommen. Es ist ja eine Art von Legespiel, was die Vp. zu bewältigen hat. Dabei hatte N. einige Teile auf der falschen, nach oben gehörenden Seite liegen. In Analogie zu

Kleidungsstücken, deren Seiten man ja auch mit rechts und links bezeichnen kann, mag N. auf „rechts" gekommen sein. Man bedenke, daß er in einem Saal schläft. Dort können die Anordnung der Betten und die Verteilung der Mitschläfer durchaus schon mal problematisch werden. Für N. könnte daher die Beziehung zwischen „schlafen" und dem leibbezogenen Ortsadverb durchaus bedeutsam sein: „Ich mußte rechts schlafen, er mußte links schlafen". So könnten sich das gegenwärtige *Situationsmotiv* (Legeaufgabe) und das *Erlebnismotiv* (Schlafordnung) *verschränkt* und die *sonderbare Nachbarschaft* der Stichworte „schlafen" und „rechts"/„links" bewirkt haben.

Die Nachbarschaft ist so unmittelbar, daß beide Worte ein Syntagma bilden; das Syntagma wird seiner Struktur nach, teils auch im Wortlaut, wiederholt, so daß eine asyndetische Satzverbindung entsteht. Die Verbindung ist angedeutet durch denselben Numerus und dasselbe Tempus desselben modalen Hilfsverbs und den Gegensatz des Personalpronomens und des Ortsadverbs: „Er mußte rechts schlafen, ich mußte links schlafen."

Der *zweite* Textkomplex mit dem kombinierten Vorkommen von „schlafen" und „rechts"/„links" findet sich in den Äußerungen während der Vorlage von Tafel 9 des TAT (Männer im Gras). N. sagte:

„Der Sinn des Lebens ist ja ungefähr so, daß, daß immerhin der Verstand doch auf den Menschen einwirkt... das darf nicht sein... Mensch braucht Ruhe... man braucht Ruhe... bis man zum Schlafen kommt. Lokal... ich sage, links... war ein großer Anbau, und wenn ich links geschlafen habe, habe ich links geschlafen, habe ich rechts geschlafen. (Wie bitte?) Jetzt habe ich rechts geschlafen. (Was tun diese Männer?) Schlafen noch nicht."

Im zweiten Textkomplex dürfte der *Bildinhalt* den Gedankengang unmittelbarer auf „schlafen" gelenkt haben. Das Stichwort „schlafen" zieht recht bald wieder das Wort „links" nach sich. Dann schweift N. nochmals kurz ab, bevor er das zweite Mal innerhalb dieses Komplexes von „links" und „rechts" spricht.

Diese Worte sind wieder mit „schlafen" syntagmatisch verbunden, und die Kombination ist wieder in Form einer asyndetischen Satzverbindung wiederholt. Die Begriffswörter dieser Satzverbindung sind dieselben wie in der Satzverbindung des ersten Komplexes; nur das Hilfsverb ist ausgewechselt und die Reihenfolge der Adverbien umgekehrt; auch ist das Personalpronomen in den beiden Gliedern der asyndetischen Satzverbindung jetzt dasselbe: „Habe ich links geschlafen, habe ich rechts geschlafen."

Wenn man die asyndetische Satzverbindung *nicht schon* aus dem ersten Textkomplex *kennen würde*, ließe man sich zu der *Annahme verleiten*, das Bild der im Grase „schlafenden" Männer habe den N. angeregt und seine Äußerungen bestimmt. Man würde vermuten, daß wenigstens die bloßen Sinnträger, wenn schon nicht deren Anordnung und Aussage, einzeln sachlich auf die Vorlage bezogen wären. Die sonderbar oblique und extrem isoliert-konkrete Kombination von „links"/„rechts" und „schlafen" würde man vielleicht für den Niederschlag einer eigenartigen Bildauslegung halten. Aber die Vorlagen (Profil und TAT, Bild 9) — so darf man angesichts ihrer Ungleichartigkeit schließen — wirken wohl nur mittelbar, auslösend oder veranlassend auf die sprachlichen Äußerungen N.s ein. So mag er von beiden Vorlagen in die Nähe der nachbarschaftlichen Beziehungen zwischen „schlafen" und „links"/„rechts" geführt worden sein. Aber die Aktualisierung der Beziehung selbst, dieses syntagmatischen und auch weitläufigeren textlichen Beieinanders, sie ist vermutlich *vorlageunabhängig*.

So bewährt sich die Aufgaben*vielfalt* unter Verwertung von Testmethoden als Interpretations*korrektiv*. Es legt mit einer gewissen Unbestechlichkeit und Objektivität nach Art eines naturwissenschaftlichen Experimentes das Phänomen des *Autismus* in seinen *Redekorrelaten* frei, Autismus, wegen der weitgehenden Unabhängigkeit von Außeneindrücken, wegen der Unbekümmertheit um Aufgaben.

Die (relative) Vorlage-Unabhängigkeit wird vielleicht noch deutlicher an der folgenden Stelle, während der Vorlage von Tafel 3 des TAT (Kauernder Junge) geäußert:

„Die linke Hand zeigt das genau an, ob ich links gefahren bin oder rechts".

Die strukturelle Ähnlichkeit liegt auf der Hand, besonders wegen der Anordnung des paarigen Ortsadverbs, wenn auch jetzt die Satzverbindung fehlt.

An Begriffswörtern umgeben das Vorkommen von „schlafen" *außerhalb* der Reichweite unmittelbar *perseverativer* Einflüsse sonst noch: „zu Hause", „Arzt", „Mensch(en)" je dreimal; „Bett", „drüben", „leben", „Lokal", „Arbeit" je zweimal.

Häufung von Sinnwörtern

Welche einigermaßen selbständigen *Bedeutungsträger häufen* sich sonst noch in N.s Äußerungen? Bedeutung haben nur solche Wörter, „die einen sinnlich oder psychisch isolierbaren Vorgang symbolisieren". Ihr Gegenstück sind *Signalwörter* (wie der Artikel), Partikel, Funktionswörter. Sie sollen die richtigen Beziehungen der einzelnen Vollwörter ermöglichen. Zwischen Vollwörtern und *Funktionswörtern* gibt es fließende Übergänge (GAMILLSCHEG).

„Geistesgegenwart", „drüben" (als Hinweis auf einen Vollbegriff!) und „zu Hause" sind solche Begriffswörter (oder vertreten sie), die wiederholt vorkommen. Von welchen Vollwörtern macht N. sonst auffällig häufigen Gebrauch? Welche Nachbarschaften häufen sich?

Außerhalb direkter gegenseitiger perseverativer Beeinflussungsmöglichkeiten, d. h. je weit genug voneinander entfernt, kommt das Stichwort „Arzt" fünfzehnmal vor. N. sagt ausdrücklich aus:

a) (an zwei Stellen) „... hat abgelehnt... ich soll drüben bleiben." — b) „... war das schuld." (An anderer Stelle die „Konkurrenz"!) — c) „... hat das richtig vorgehabt." — d) „...muß da auch Verständnis für haben." — e) „das hat... ärztlich gemacht... ich lief zu Hause weg." — f) „nachdem der Arzt gekommen ist, hört dat bei mir auf." — g) „sind Sie als Arzt für zuständig."
Einmal taucht das Wort in einer privativen Aussage von sich selbst auf: „Ich war kein Frauenarzt ... nie Arzt gewesen", dann wieder in attributiver Fügung mit „als" verbunden: „Ich als Arzt sage...", schließlich prädikativ: „... war ich Zahnarzt." Davor hatte N. gesagt: „Da habe ich... eine Spritze... gegeben..." Später heißt es an einer anderen Stelle — übrigens zutreffend! — „Dr. Bergmann hat eine Spritze gegeben" (bei der Einlieferung!).

Das Wort „Frau" kommt achtzehnmal vor, ohne daß sich die einzelnen Verwendungen gegenseitig berühren. Sechsmal ist das Vorkommen mit obszönen Äußerungen verbunden. Gleichfalls sechsmal ist in der Nachbarschaft des Wortes von „Leben" die Rede, davon einmal allerdings in der speziellen Zusammensetzung von „Junggesellenleben". Ein paar Mal tauchen auch militärische Begriffe und Worte aus dem Gastwirtsgewerbe auf. Da sich Vertreter dieser beiden Sachgruppen nahezu gleichmäßig über alle Äußerungen von N. verteilen, müssen sie *schon allein statistisch* mit dem Wort „Frau" *nachbarliche* Berührung haben, *ohne daß die* Nachbarschaft immer *bedeutungsspezifisch* wäre.

Sinndeutung an Hand der bloßen Häufigkeit eines Sinnwortes hätte die quantitativen Möglichkeiten nicht voll ausgeschöpft. Entscheidend ist seine Häufigkeits*verteilung*. Hier wird man mit Vorteil sprachstatistische Methoden einschalten.

Weitere häufig gebrauchte Begriffsworte sind Anstalt (achtmal), Auto (siebenmal), Bett (achtmal), erden (vermutlich im funktechnischen Sinn — achtmal), essen (sechzehnmal), fahren (vierzehnmal), Leben (dreizehnmal), Zivilleben (neunmal), Mensch (neunmal).

Häufigeres Vorkommen in den Texten ergibt sich noch für die folgenden Wörter:

Fallschirm(jäger), Fehler, Fußballspieler, Gast, Gekados, Hand, Hering, Hitler, Horst, Konkurrenz, konzentrieren, Konzession, krank, Lastwagen, Lokal, Moment, morgens, Mutter, Postamt, Prokurist, Schatten, Schnaps, Schuld, Schwebebahn (N. stammt aus Wuppertal!), sitzen, Sohn, Soldat, Sonntag, Staub, Straße, Strohbinder (N. war in einer Strohbinderfabrik tätig), Tisch, tragen, Uniform, Vater, Vohwinkel, Wagen, warten, Welt, Weltanschauung, Wirtschaft, wohlfühlen, Wupper und Zivil(leben).

Die Stichwörter eines repräsentativen Teils des Textes sind *nach Sachgruppen* geordnet worden. Es ließen sich zehn hinreichend große Gruppen zusammenstellen. Die Anteile der einzelnen Sachgruppen an ihrer Gesamtheit betragen in Prozenten:

Vegetatives Leben	15%
Beruf	15%
Wohnen	12%
Technik und Spiel	12%
Mitmenschen, Welt	12%
Militär, Krieg	11%
Persönliche Situation, Subjektkritik	9%
Heimat, geographischer Raum	5%
Eltern(haus)	5%
Anstaltsleben, Krankheit	4%

Trotz der Diskontinuität der Rede und der Einzelaussagen stehen die Begriffswörter nicht isoliert in völlig sinnfremder Umgebung, sofern man die Grenzen der Umgebung hinreichend weit zieht (vgl. S. 76). Dann sind vielmehr allenthalben Sinnverwandtschaften zu erkennen. Nach JUNKER „treten die *Sprachgestalten ... nie außer Zusammenhang* mit anderen auf ... Auch der unvermuteste Anfang ist nichts Freischwebendes, Plötzliches, sondern setzt das gesamte, frühere Sprechen voraus." HÖNIGSWALD zufolge kann „ein außerhalb der vorgezeichneten Denkrichtung gelegener Komplex ... in einen Denkzusammenhang ‚geraten'; er weißt auf andere Sinnbeziehungen". — Der Bierredner könne sich darauf verlassen, daß der Unsinn Schranken hat und sich *überall Sinnbeziehungen* zu erkennen geben ... das Chaos sei relativ. Es gebe ein Vermögen der *Sprache, für uns zu denken*. In der Tat stelle sich ein Wort zur rechten Zeit ein, wo Begriffe fehlen (HÖNIGSWALD).

Es gibt nach MILLER komplexe Reihen von Wortverbindungen. Ein Gruppenbild zieht das andere nach sich. Oft sind es verschiedene Bande. Welches wirksam wird, hängt von den Bedürfnissen oder dem Gesprächspartner ab. Jenseits individueller Unterschiede gibt es große Gleichförmigkeit in den Sprachgewohnheiten. Man denke

nur an die Anknüpfungsgesetzmäßigkeiten. Häufigkeitsfaktoren spielen eine große
Rolle und befrachten bestimmte sprachliche Verbindungen mit dem *Übergewicht
häufigen Gebrauchs.* Wie extrem liegen hinsichtlich der Erwartungsquote der Antwort „ich" die beiden folgenden Fragen auseinander: „Wer war der erste König von
England?" und „Wer wünscht eine Million Dollar?"! (MILLER).

Gedanke und Satzkonstruktion

Die Textumgebung zu kennen, hilft in der Interpretation des Inhaltes mitunter
weiter; auch außerhalb dessen, was mehr oder weniger echte Mitteilung zu sein
scheint, vermittelt die Kenntnis der Textumgebung aufschlußreiche Einblicke ins
Formale.

Während N. die Tafel 2 des TAT vorliegt (Landszene mit zwei Frauen), sagt er: „Wir
müssen jetzt schlafen gehen . . . würden Sie jetzt nicht . . . zu Abend essen und schlafen gehen?"
Und nach einem Appell, er solle versuchen, die Testaufgabe zu lösen: „Zum Mädel oder zu
einer Frau oder zu Dinges . . . ich hab immer gut geschlafen."

Hier ist N. zunächst in die Nähe einer Bildbeschreibung geraten. Vl. rechnete
schon mit einer ernsthafteren Bildzuwendung und erwartete bereits eine Geschichte,
als N. in *banale* Bemerkungen über seinen Schlaf abgleitet. Das Thema „Schlaf" war
schon aufgetaucht, bevor N. — scheinbar — zu einer Lösung seiner Aufgabe ansetzte.
Dann folgte seine flüchtige Rede vom Mädel oder einer Frau, auffallenderweise mit
der Präposition „zu", einer Präposition, die eine Richtung bezeichnet. Das letzte
Wort vorher lautete „schlafen *gehen*". Die *Vorstellung der Richtung haftet* und geht
unmittelbar in den sprachlichen Niederschlag des auf dem Bild Gesehenen über. Schon
aus solchen formalen Gründen (Perseveration des Bewegungsvorganges bei der Wendung „schlafen gehen") könnte der nachfolgende Präpositionalausdruck entstanden
sein, in den die Stichwörter „Mädel" und „Frau" gekleidet sind.
Ob auch die Sonderbedeutung des Wortes „schlafen" im erotischen Sinne — etwa
unterschwellig — mitgespielt hat, bleibe offen. Unbedingt zu unterstellen braucht
man es nicht, weil die Perseveration eines Gedankenfragmentes, in diesem Falle der
Bewegungsrichtung, auch an solchen Textstellen vorkommt, wo die Interpretation ein-
deutigere Verhältnisse ohne Bezug auf Erotisches antrifft. Das perseverierte Fragment braucht sich inhaltlich nicht auf die Umgebung zu beziehen, in die es hinein
perseveriert wird.

Ob Perseveration vorgelegen hat oder nicht, ist eine *genetische* Frage. *Deskriptiv* gesehen
haben sich *zwei Gedankenreihen überlagert,* Gedanken ans Schlafengehen und Gedanken um
die beiden Frauenspersonen auf dem TAT-Bild. Ob durch die Interferenz der beiden Gedanken die Nebenbedeutung des Wortes „schlafen" (im Sinne des Erotischen) mit aktualisiert
worden ist, bleibt fraglich.

Jedenfalls ist bei der zweiten Verwendung offensichtlich von Schlaf im vegetativen Sinne die Rede. Der Satz „Ich habe immer gut geschlafen" ist mit Laut- und
Silbenagglomeraten umgeben. Wörtlich schloß N., nachdem er „ . . . zu einer Frau
oder zu Dinges" gesagt hatte, folgendermaßen an:

„Ja und und da mögen i habe ich de nu ganz i ob das die ich habe immer gut geschlafen,
nicht." Den eigentlichen Satz wiederholt N. und fährt fort: „Ha ein sehr gut a essen (festen?!)
Schlaf o sogar . . ."

Die banale Aussage ist also in Laut- und Silbenagglomerate eingebettet, die auf Zerstreutheit oder Abgelenktheit hinweisen. Auch die äußerlich korrekte Aussage könnte im Hinblick auf ihren banalen Inhalt als Verlegenheitsausdruck angesprochen werden. *Banalität* mag mitunter ein inhaltliches Gegenstück zu *formaler Zerrissenheit* sein mit dem *gemeinsamen* Nenner *Fahrigkeit* oder *Abgelenktheit*. Formale oder inhaltliche Kriterien könnten somit in gleicher Weise innerseelische Zustände anzeigen.

N. war gefragt worden, ob er in Gefangenschaft gewesen sei. Er antwortete u. a.:

„... war ich Zahnarzt. (Sie waren Zahnarzt?) Nein, ich nicht. (Wer denn?) Ich kenne ihn nicht, leider nicht."

Mit dem letzten Zusatz gibt sich N. den *Anschein* affektiver *Beteiligung*, des Bedauerns. Die vorausgegangene Aussage, eine Verneinung, begründet von sich aus durchaus den Höflichkeitszusatz. Zur Milderung einer Verneinung, die ja das Gewand eines abschlägigen Bescheides trägt, sagt man gern „leider". Aber im hiesigen größeren Zusammenhang wirkt der Bedauernsausdruck unecht, unmotiviert und bedeutungsleer. So demonstriert diese Textstelle fast drastisch, daß nicht nur Worte, sondern ganze *Sätze* ihre *Meinung* oft erst *aus dem übergeordneten Sinnzusammenhang* empfangen. So sehr der Satz „Ich kenne ihn nicht, leider nicht", für sich genommen einheitlich ist, so sinnleer ist er — namentlich im Hinblick auf den Zusatz — im größeren Zusammenhang.

N. scheint nicht von vornherein eine leere Aussage intendiert zu haben. Dazu wurde er wohl erst durch den Verlauf des Gespräches gedrängt, von Fragen irgendwie eingeengt. Zunächst hatte er — logisch gesprochen — das Zahnarztsein ausgesagt (zur logischen Bedeutung der Kopula „sein" vgl. ERDMANN), und zwar von sich selbst: „Ich war Zahnarzt". Auf Vorhalt ließ N. aber diese Aussage nicht auf dem ursprünglichen Satzgegenstand („ich") beruhen. Dadurch entstand eine *Lücke*, eine Leerstelle. *Wie* diese *ausfüllen*, als danach gefragt wurde? Nun, jedenfalls ohne Bezug auf den bisherigen Gedankengang, nicht mehr themabezogen, sondern nur noch im *gedanklichen Leerlauf*, im sprachlich-formalen Geleise. Auf die Frage „Wer denn" ist die Antwort „Ich kenne ihn nicht" vorbeigeredet. Die Antwort setzt nämlich die Bekanntheit des Subjekts der Frage voraus, indem sie sich darauf durch das Personalpronomen „ihn" bezieht. Andernfalls hätte es heißen müssen „Ich weiß es nicht". Die Antwort stellt offensichtlich eine Art von *alogischer Ausflucht* dar.

Bedeutsamkeitsunterschiede — Phrasen und Phrasenfragmente — Scheu vor Begriffen

Eine andere Textstelle fällt durch den *Gegensatz* auf, in dem *bedeutsame* Begriffe und *nichtssagende*, unverbindliche, allgemeine Äußerungen nebeneinander stehen:

(Schon mal verfolgt?) „Ja. (Von wem?) Von zwei Verbrechern; sie waren ... Zuchthaus und konnten wir sehen lassen ... darauf standen die Betten so gegenüber."

Die meisten Worte gehören thematisch mehr oder weniger *lose* zusammen, wenn der *Sinn* auch *gleitet:* Verbrecher — Zuchthaus — Betten. Mitten in dieser Gedankenreihe taucht ein zusammenhangsfremder Passus auf, dessen Fremdheit — ganz

unpräjudizierlich und deskriptiv gesprochen — vor allem darin besteht, daß sein an-
schaulichstes, noch am meisten inhalttragendes Wort viel *allgemeiner* gehalten ist *als*
die Anschauungsträger der *Umgebung*. Außerdem taucht — anscheinend ganz unmotiviert — ein unbestimmtes „wir" auf.

Es wird denn auch gar nichts *Tatsächliches*, sondern nur ein *Können* mitgeteilt,
ja noch weniger, noch unverbindlicher: Ein „Lassenkönnen". N. kleidet gern aktionale Ausdrücke modal ein, besonders Wendungen mit „wissen" und auch „sehen";
das Subjekt steht oft in der ersten Person singular: „kann ich ja nie wissen" —
„... Augenarzt, der das sehen konnte genau so wie ich auch".

N. gebraucht überhaupt gern Wendungen des Denkens, Meinens, Wissens und
Glaubens, die ebenso wie solche des Sagens, Zeigens, des Sehens und Erinnerns meist
unverbindlich in irgendeinen Gedankengang *eingestreut* sind. Sie werden anscheinend
automatisch angewandt, sind beziehungslos und wirken wie *verlängerte Interjektionen*
und Verlegenheitsartikulationen. Oft sind sie verneint. Hier einige Beispiele:

> Gar nicht daran gedacht
> Da dachte ich doch nicht an ...
> Weiß ich auch
> Weiß ich nicht
> Kann ich ja nie wissen
> Aber er meint — ich meine
> Also kaum zu glauben
> Sagen sie — ich sage
> Macht mich drauf aufmerksam
> Schon mal bekanntgegeben
> Gibt mir das genau wieder
> Ganz streng betrachtet
> Wenn ich mir das alles so betrachte
> Erinnerung ist das — bleibt Erinnerung.

Bis auf das Verbalsubstantiv „Erinnerung" fehlen in den aufgeführten Wendungen Haupt- und Eigenschaftswörter. Es ist verständlich, daß KLEIST sich angesichts
der Schizophasie an sensorisch-aphasische Produktionen erinnert fühlte (vgl. S. 133).
Indessen hat man den Eindruck, daß derart formelhafte, nichtssagende, unverbindliche Wendungen an *besonders gedankenlosen* Stellen vorkommen und dazu herhalten müssen, den *Fortgang des Sprechens zu garantieren*.

So heißt es etwa: „Ich war also man sagt doch früher (Dissoziation zwischen
Tempus — „sagt" — und Zeitadverb!) ö Vohwinkel wir existieren und so und so
und so und n ich ich und ich wußte gar nicht, wo Vohwinkel war".

„Man sagt" und „ich wußte (gar nicht)" sind häufig wiederkehrende Wendungen, die offensichtlich Stellen *besonders starker Zerstreutheit, Ratlosigkeit* oder Abgelenktheit markieren. Auch „wir existieren" wiederholt sich im Laufe der Gespräche, desgleichen das unbestimmte „wir" und sonstige Formen der lexikalischen
Einheit „existieren".

Auch das Wort „Dinges" gebraucht N. viel, wenn ihm nichts einfällt, übrigens
wie psychisch Gesunde, nur sehr viel häufiger. Es tritt nicht nur in Gedankenlücken,
sondern auch in Lücken des rein sprachlichen Zusammenhanges auf.

Es war von Blockhäusern die Rede. N. fuhr fort: „Gut Steinberg war ein 'nen 'nen hatte
'ne 'ne das wußte ich aber nicht, hatten einen (Kasusendung!) ein Feuerchen gemacht, mit
Dinges, mit al Knallröhrchen Hochhaus".

Auch hier übrigens wieder das „ich wußte nicht", diesmal inversiv gebraucht!
Wie sehr N. immer wieder *gezögert hat, markieren die Wiederholungen* (vgl. S. 87 f.),
namentlich des *unbestimmten Artikels,* der zudem noch in der *unbetonten* Phona-
tionsform erscheint. Hinter dem Artikel tut sich unweigerlich ein Graben auf. Da
kann man sich nicht länger dran vorbeidrücken, Farbe zu bekennen. Da muß ein
Begriffswort her! Während N. immer wieder am Artikel hängen bleibt, *weiß* er
offensichtlich *noch nicht, welches Hauptwort* er verwenden soll. Jedenfalls verfängt
er sich erst noch einmal im falschen Genus des Artikels, bevor endlich Artikel und
Hauptwort in einem Guß ausgesprochen werden. N. schleppt sich mal wieder von
Wendung zu Wendung, von Wort zu Wort, von Ansatz zu Ansatz, von Wiederholung zu Wiederholung *mühsam* fort, offensichtlich ohne Gedankenziel, ohne Entwurf, ohne *prospektive Spannkraft* (nach BLONDEL). Es fehlen seiner Rede nicht nur
gedankliche Einheit und Geschlossenheit, sondern z. T. auch jede rhetorische Fassade.
Bar aller Gedanklichkeit ist der Text aber nicht. Offenbar kramt N. *Reminiszenzen*
aus einer weiter zurückliegenden Vergangenheit aus. „Blockhäuser" und „Gut Steinberg" scheinen ihn darauf gebracht zu haben. Hinter den Bruchstücken anscheinend
völlig verschiedener Gedankenreihen verbergen sich vielleicht eben doch *einheitlichere
Vorstellungen,* als zunächst vermutet werden kann. Vielleicht ist es gar der verzweifelte Versuch des N., sein *gedankliches Ziel* zu fassen und zu *halten* und auf den
Sinnträger „Feuerchen" loszusteuern, was ihn *sprachlich irritiert.*

Außersprachliche Sprechanregung

Dem N. ist jede Anregung von außen willkommen, den spärlichen Gedankenzustrom zu unterhalten. Als er Zahlen nachsprechen sollte, wurde ein Flugzeug-
motorengeräusch hörbar. N. sagte:

„Ja piti (!) zu sehen, ich sehe das(s) sind, sobald ich ein Flugzeug höre, wenn ein Flugzeug in der Luft war (Tempus!), kriegen wir bestimmt sind schon pro Tag zig Maschinen
geflogen." (Sprechen Sie folgende Zahl nach: 7, 5, 8, 3, 6!) „1, 2, 3, 4."

N. ist offensichtlich unaufmerksam, vielleicht aus Mangel an Interesse, aber er
spricht! Er redet vorbei, aber er scheint sich nie völlig vom Thema zu entfernen.
Man entdeckt bei genauerem Zusehen immer wieder überraschende Sinnbeziehungen
zwischen N.s Äußerungen und der geforderten Sache, wie entlegen auch immer die
Begriffe mitunter sein mögen. Zwischendurch redet N. zwar *drauflos,* aber dann verwendet er meist Phrasen, Wendungen oder Begriffswörter, die als eine Art von *Passe-
partout* fungieren. Man muß immer wieder staunen, woher N. das Redematerial
nimmt, um sein Sprechen zu bestreiten. Manche *Zerfahrenheit* mag einfach aus einer
Erschöpfung des unmittelbar verfügbaren *Vorrats* an Phrasen und Wörtern folgen;
vielleicht reiht N. einfach wegen einer derartigen Erschöpfung mitunter verschiedene
Laute *wahllos aneinander* oder er beginnt zu *verbigerieren.* Das Motorengeräusch
wird ein willkommener Anlaß gewesen sein, mit entsprechenden Worten anzuknüpfen. Auch *außerhalb* des *Sprachmediums* sind also offensichtlich Anreize zur Anknüpfung wirksam. Es war ein glücklicher Zufall, daß eine derartige Wirksamkeit
nachweisbar geworden ist.

Sprachimpulse über Sinnestäuschungen?

Sind es auch Sinnestäuschungen, was außer sracheigenen Banden, außer Nebengedanken, Erinnerungen, Vorstellungen und Wahrnehmungen ablenkt oder auf sich
lenkt und die Sinnträger der Rede liefert? Ursprünglich außersprachliche, gewissermaßen rein psychische Ablenkung durch Halluzinationen als bloße Störung ohne direkten Beitrag zu Verlauf oder Inhalt der Rede wäre denkbar, etwa in Analogie zum
Lee-Effekt. B. S. LEE hatte beobachtet, daß eine *verzögerte Rückkoppelung* der
lautlichen Äußerungen einer Vp. auf deren Schallsinnesorgan über einen Kopfhörer
Sprachstörungen hervorruft. Das Sprechen verlangsamt sich, das logische Denken wird
erschwert, es kommt zu Kontaminationen, Wortfindungstörungen und Wiederholungen und geläufige Satzschemata und phraseologische Bestände verlieren an Verfügbarkeit. Auch mengen sich fremde Laute ein (KAINZ).

„... Er trank morgens immer gern Schnäpse, nicht? Und auf einmal... also hat er mich
da dran, und auf einmal sagt er sagt er im Gemüt, wie kann man denn so krank sein, nicht?
Ja, ich sag, was haben Sie denn gemacht, ja, sagt er, war ein Gast."

Der Satz „auf einmal sagt er im Gemüt" ist wohl der Niederschlag von Erfahrungen mit akustischen Halluzinationen. Zwar hat hier eine aktuelle Halluzination
wohl nicht gerade unmittelbar den Gedankengang beeinflußt. Das ist überhaupt für
die ganzen Texte nirgends sicher nachzuweisen. Insofern kann man nicht sagen, daß
Halluzinationen die Rede materiell mitbestimmen. Eine Art von natürlichem Lee-
Effekt ist wohl nicht mit im Spiel. Aber zumindest *Erfahrungen* mit *Halluzinationen*
sind es offensichtlich, was sich im Inhalt des sonderbaren Satzes niedergeschlagen hat.
Man hätte also mehr unter *Erfahrungsanknüpfung* als unter direkter, aktueller
Halluzinationswirkung zu subsummieren.

Es ist naturgemäß schwierig, dem Einfluß der Erinnerungen auf den Gedankengang nachzugehen und vor allem festzustellen, wie weit die Erinnerungen unverfälscht
die Rede mitbestimmen. Die erhöhte *Ablenkbarkeit* versteht sich wohl als *Gegenstück zur Denkschwäche*, zu dem Mangel an produktiver Denkspannung, zu einer Art
von *Sinnunterdruck* der verfügbaren Gedanken. Ist die Ablenkbarkeitssteigerung *Ur-
sache* oder *Wirkung* eines Verlustes an Denkenergie oder gedanklicher Substanz? N.
scheint seine Einbußen selbst zu empfinden. Er sagte: „Man hat mir die Geistesgegenwart genommen". In dieser Formulierung kommt vor allem auch ein Fremdheits-
charakter zum Ausdruck, etwas von Depersonalisierung.

Sprachgewohnheiten — Pleonasmus

Eine Stelle, der N. Nachdruck zu geben scheint, lautet:

(Wann war das?) „In die (!) Lehmhütte, das war och dra, zwei — wo ist (?) dat (?)
leid (?) nicht." (War das in Ihrer Ausbildungszeit?) „Nee, im ganze (?), in späteren Jahren
war derselbe (Bei Kriegsende?) das war auch derselbe, immer derselbe."

Auch hier hat man den Eindruck, daß ein sprachliches Mittel des Nachdruckes, nämlich die Wiederholung des identifizierenden Fürwortes „derselbe" unter gleichzeitiger
Steigerung durch Verbindung mit dem Zeitadverb „immer", gewohnheitsmäßig verwandt wird. Die beiden Worte werden deswegen verbunden, weil sie es im Sprach-

gebrauch häufig sind und ihre Verbindung deshalb besonders geläufig und verfügbar ist. Bedeutungsabschwächung und -entleerung ist ja eine allgemeine *Abnutzungserscheinung* des sprachlichen Umganges überhaupt. Bei N. werden sie besonders forciert. Die bedenkenlose Anreihung von gewohnheitsmäßig angewandten und mehr oder weniger *gedankenlos ausgeklinkten* Redewendungen ist es wohl, was an manchen Stellen zum Pleonasmus führt: „Ich bin auch ... selbst geflogen in der Luft".

Mehr ins Tautologische geht folgende Äußerung:

„Das hat der Arzt ärztlich gemacht." Weitgehend tautologisch sind Sätze wie: „Wenn ich meine Eltern bei mir habe, dann dann habe ich meistenteils die Eltern hier." Weitere Belege sind: „Division war militärisch" und „Wenn ich links geschlafen habe, habe ich links geschlafen" sowie „Sprache ist Sprache".

Wiederholungen — Entwurf

Besonders auffällig und zahlreich vertreten sind in N.s Texten Wiederholungen. Großenteils scheinen sie N.s *Bemühungen* um den *Aufbau* von Sätzen anzuzeigen. *Während* er sich *wiederholt* (was mit einem Minimum an Aufmerksamkeit und Sammlung — quasi mehr oder weniger automatisch — geschehen kann) scheint er seine innersprachlichen Konzepte, wenn nicht sogar seine Gedankenentwürfe, zu *entwickeln*. Mitunter wird anläßlich der Wiederholung erst einmal der Text verbessert:

„In dem im Haus" oder „Das war — ich, war in Frankreich" oder auch „Die die mußten erden, nicht? (Hm?) Ich mußte erden."

In den beiden letztgenannten Beispielen verlagert N. übrigens die Aussage von unbestimmt gebrauchten Fürwörtern als Aussagegegenstand auf sich selbst. Variiert N. nur rein sprachlich-mechanisch oder verbirgt sich hinter dem Formulierungswechsel die Entwicklung eines zunächst noch unzulänglich gefaßten gedanklichen Konzeptes? Die Spärlichkeit an Aussagesubstanz erschwert die Antwort. Mitunter gewinnt man den Eindruck, daß N. gleichsam *in Raten spricht,* um sich Stück für Stück seine gedanklichen oder sprachlichen Entwürfe aufzubauen an Hand von nach und nach verfestigten Äußerungen. Sollte die gedankliche und *innersprachliche Fixierung* mittels Begriffen und ideomotorischer Entwürfe *nicht ausreichen?* Die *sensomotorische Rückempfindung,* das Hören des Gesprochenen im Sinne von GEHLEN, mag zur Festigung des gedanklichen und innersprachlichen Aufbaues beitragen und *bahnend* wirken.

Wenn man die Unterscheidungen von SELZ zur Satzbildung anwendet, dann wird man vermuten, daß N. seine Sätze *nicht reproduziert,* sondern *bildet.* Er muß dabei nicht nur den Sprach-Inhalt, sondern auch den Gedanken-Inhalt erst noch suchen. Dementsprechend formuliert er *phasenweise.* Gedankenentstehung und sprachliche Formulierung laufen *parallel* nebeneinander her. Nach KAINZ kann der formende und durcharbeitende Denkverlauf vom Sprachlichen gefördert werden; es kann ihn folgerichtiger und schritthafter machen. Was den raschen Fluß der Redehandlungen verbürgt, ist ein Überhang der intendierten, lautgestaltlichen *Ganzheit, gegenüber* der *sukzessiven* artikulatorischen Ausgliederung (KAINZ).

Wenn N. „in Raten" spricht, immer von neuem ansetzt und dabei je größere Stücke eines Satzes entwickelt, ist die Sprachintention offensichtlich zu schwach; das

Reservoir, aus dem der Redefluß zu speisen ist, hat *zu wenig* Inhalt. Vielleicht versteht man N.s psychische Situation während der erörterten Sprachphänomene auch richtig, wenn man sich in die Lage eines Redners versetzt, der improvisiert sprechen soll und während des Sprechens nach neuen Formulierungen, ja, sogar neuen Gedanken sucht. Das ständige *Konzipieren ohne* gedankliche *Substanz* hat offenbar seine *eigenen Gesetzmäßigkeiten,* ohne schon pathopsychisch zu sein. *Pathopsychisch* dürften dagegen die *Voraussetzungen* sein, die im Falle N. jene Spracheigentümlichkeiten bewirken. Das Sprachliche selbst ist nur „Reaktion", Folgeerscheinung, Überbau, Ausdrucksfeld. Die sprachlichen Auffälligkeiten selbst lassen sich durchaus in sprachpsychologischen Begriffen fassen ohne Rückgriff auf Sprachpathologie im eigentlichen Sinn.

Der Entwurfscharakter vieler Äußerungen von N. tritt auch aus dem folgenden Textbeispiel besonders hervor: „Die Mundöffnung, nicht? Das ist der Mund". N. hatte das Profil des Hamburg-Wechsler-Tests zu legen. Vorausgegangen war folgende Ansammlung von Partikeln und festen, im allgemeinen Sprachgebrauch häufig vorkommenden Wortkombinationen oder Satzteilen: „So, das also, das war jetzt ja an und für sich". Hier schließen sich die Worte „die Mundöffnung" an, als ob N. das Begriffswort erst noch hätte suchen müssen und unterdessen einige phrasenartige Füllsel vorausgeschickt hätte, um Zeit für die eigentliche Formulierung zu gewinnen. Dann erst spricht er sozusagen ins Reine und läßt seine eigentliche Sprachabsicht in einem formal geschlossenen und sachlich richtigen Satz gipfeln: „Das ist der Mund". Mit den *passendsten* der zusammengesuchten und *vorausgeäußerten* Redeteilen wird der *endgültige* Satz zusammengestellt. Noch beim letzten Schritt wurde „Mundöffnung" verworfen und das inhaltsärmere, weniger drastische und deshalb feinere, umfangreichere und allgemeinere Wort „Mund" gewählt. Übrigens ist „Mundöffnung" auch sachlich zuviel gesagt. Der Mund ist gar nicht geöffnet. N. hat gedankenlos den ersten besten *Approximativausdruck* verwandt. „Das war" aus der Verbindung mit dem nichtssagenden (und häufig von N. gebrauchten!) „an und für sich" wird noch schnell präsentisch verwandelt.

Wer beim Schreiben um genaue Diktion bemüht ist, wird seinen Text mitunter wiederholt abändern, bis sich die Formulierung herauskristallisiert hat, die dem Mitzuteilenden am angemessensten ist. Ein Vorgang ähnlicher Art scheint sich Bei N. auf das gesprochene Wort zu erstrecken. Er *setzt mit* unverbindlichen *Füllwörtern an,* dann fällt das erste begriffliche oder anschauliche Stichwort. Jetzt werden dem schon *vorher roh zusammengestellten* Material an Beziehungsworten, Phrasen, grammatischen Mustern und Satzbaufragmenten Einzelteile entnommen; N. stellt um, und *allmählich* kommt das Begriffswort in irgendeiner Allerweltswendung formal *richtig zu stehen,* oft noch unter Austausch gegen verwandte Begriffe, seien es nebengeordnete, seien es in vertikaler Richtung benachbarte Begriffe.

Themenzusammenhänge

Die Aussage kann schließlich formal vollständig sein und sogar Inhalt und Mitteilungswert haben; das Thema ist aber meist in Gestalt einzelner Begriffsworte schon *vorweggenommen.* Es hat seine Schatten längst vorausgeworfen. Seine Vorboten sind in der vorausgegangenen Rede — nicht selten wiederholt — aufgetaucht. In der Umgebung ihres ersten Auftretens, im Vorfeld ihrer eigentlichen Durchführung sind derartige Begriffs- und Anschauungswörter, die Sinnträger, aber noch neu. Mitunter sind sie brüsk in ein anderes Thema eingebrochen. Oft sind sie nicht völlig sinnfremd, wenn sie erstmals erwähnt werden. Sie können eine Art von Wegweiser sein, an denen das Rahmenthema entlanggleitet, während es sich langsam abwandelt und schillernd in das Folgethema übergeht. Während das *eine* Thema noch *ausläuft* oder sogar immer noch wieder von neuem aufgenommen wird, ehe es endlich fallen gelassen wird, hat das *andere* schon *begonnen*.

Es gibt also *brüske* Themaeinsätze und -abbrüche und *gleitende* Themaübergänge. Mitunter schwindet das Thema also langsam. Die thematischen Wiederanknüpfungen werden immer schwächer und spärlicher. Dabei kann das übergeordnete Rahmenthema — wenn überhaupt vorhanden — viel länger beibehalten bleiben, aber die Einzelzüge eines großen Sachzusammenhanges wechseln. Im *Einzelhaften*, in dessen Ebene, im Medium der Einzelzüge geschieht es — und hier geschieht es ständig — daß N. jäh und ohne engeren Sinnzusammenhang *abbricht*, völlig *andere* Einzelzüge intendiert. Dabei wahrt er gelegentlich wenigstens die übergreifende Rahmenthematik. Mitunter wird aber auch der Thema*rahmen gesprengt* und ganz neu angesetzt. Auch das hindert N. wieder nicht, Fragmente des verlassenen Rahmenthemas nach vorübergehendem Schwund wieder eine Zeitlang mitzuschleppen.

So ist schon *vorzeitig* zweimal *kurz* von „Gast" die Rede gewesen, *bevor* Begriffe und Vorgänge des Gastwirtsgewerbes und der Gastronomie Gegenstand einer geschlosseneren und *komplexeren* Gruppe von Aussagen werden. „Ein Bruder... trank morgens immer gern Schnäpse, nicht?" „Schnäpse" gehört mit „Gast" in eine Sachgruppe; sie können ein *„parataktisches Wortfeld"* bilden. Die Glieder eines parataktischen Wortfeldes sind einander nebengeordnet (PORZIG). „Bruder" könnte soviel wie Pfleger bedeuten. N. war früher schon einmal in einer kirchlichen Anstalt gewesen. Daher leitet das Wort über. Die anschließenden Begriffswörter sind die lexikalischen Bestandteile des zusammengesetzten Wortes „Gemütskrankheit". Zwischengeschaltet ist noch eine inhaltsleere Phrase aus Partikeln, Pronomina und einem selbständig gebrauchten Hilfsverb. Die Phrase nimmt noch schnell das Adverb der nächsten eigentlichen Aussage vorweg: „... und auf einmal sagt er im Gemüt, wie kann man nur so krank sein!" Nach einem erneuten Füllsatz erfährt man, daß N. „keinen Schlüssel vom Schrank" hatte.

> „Ich wir konnten nicht an den Schrank... Dinges war in der Lage ö, den Schrankschlüssel zu öffnen (Kontamination zwischen zwei verschiedenen Prädikatergänzungen: ‚den Schrank zu öffnen' und ‚mit dem Schrankschlüssel zu öffnen'?)... und mir Schokolade zu schenken... ich habe das selbst selbst zu Hause habe ich Gelegenheit, no mir morgens gerade eine Scheibe Brot abzuschneiden, so an den Schrank zu gehen und und sogar ich weiß genau, daß ich die Person bin, aber ich darf es wohl... Gehmanns (?), die essen gern immer die Jagdwurst."

Zunächst schnell der Hinweis, daß die kurz vorher schon einmal gebrauchte Verbindung zwischen einem Verb der Nahrungsaufnahme und den beiden Adverbien „gern" und „immer" („trank immer gern") soeben wieder verwandt ist! Das erspart Denk- und Formulierungsaufwand. Dieser Doppelgebrauch mit einer kleinen Abwandlung, die kleine Analogie also, geschieht noch innerhalb der komplexen Gruppe. Der Gruppe gehen aber auch einige Sinnträger voraus. So ist sie schon dadurch angekündigt, daß zweimal das Stichwort „Gast" auftaucht. Noch etwas früher hatte N. auf die Frage, wann er zuletzt zu Hause gewesen sei, geantwortet: „Wie ich zu

Hause war, ich konnte mir morgens ein Brötchen schmieren und konnte mir konnte mir schön Wurst essen".

Von „Brot" und „Wurst" ist also gleichfalls schon eine Zeitlang vorher die Rede gewesen, bevor es im komplexeren Themazusammenhang verwendet wird. Noch weiter zurück liegt folgender Text:

(Sie hören keine Stimmen?) „Nach dem Bett, ... vielleicht, daß ich nach dem Bett komme. (Was sagt die Stimme?) ...ich schlafe ja hier besser...zu Hause habe ich ja einfach geschlafen...konnte aufstehen, war alles fix und fertig, aber die Dinges...in dem Moment, wie ich zur Wurst griff, war ich schon in einem anderen Lokal." Hier schließt sich der erste Textzusammenhang mit „Brötchen" und „Wurst" an, durch die Frage, wann N. zuletzt zu Hause gewesen sei, eingeleitet.

In der Textumgebung, in der die Worte „Brötchen" und „Wurst" erstmals auftauchen, schwankt das *Rahmenthema* stärker; es ist *uneinheitlicher* als in dem Zusammenhang des späteren Auftretens der genannten Worte. Es ist von Bett, schlafen, zu Hause, aufstehen und einem plötzlichen Lokalwechsel (Traum — Psychose?!) die Rede, später von einkaufen, essen, Fehler, Krankheit, dann nochmal von schlafen und schließlich von Pfleger, Motorradfahrer, Chauffeur und wieder essen. Das einleitende Stichwort „Bett" ist seinerseits nicht unvermittelt geäußert, sondern nachdem sich N. vorher schon auf das Anstaltsleben bezogen hatte.

Die Thematik kreist also unruhig von Anstaltsleben über Elternhaus (Wirtschaft) zurück zu Krankheit und Anstalt.

In dem zweiten Zusammenhang mit Hauptwörtern der Nahrungsaufnahme ist die *Thematik linearer*. Nur in einem Satz bezieht sich N. anscheinend auf eine psychotische Erlebnisform; das Wort Bruder (Pfleger) mag diesen Bezug allerdings schon vorweggenommen und eingeleitet haben. Aber sonst wird doch offenbar einheitlich von Elternhaus und Wirtschaft gesprochen.

Exploration und Bildvorlage *beeinflussen* den Text *kaum*. Einmal sagt N., als er auf Lösung der Testaufgabe gedrängt wurde: „Schattierung". Das sagt er auch viel später nochmals auf einen gleichartigen Appell hin.

Nebenstehende Übersicht enthält die Begriffswörter eines großen Textzusammenhanges, nach Sachgruppen (senkrecht) und zeitlicher Reihenfolge (waagerecht) angeordnet. Wörter, die an Ort und Stelle einmal oder mehrmals wiederholt werden, sind durch hochgestellte 2 markiert.

Das *Sinnkontinuum* ist sehr dünn, oberflächlich und *grobmaschig*. Vielleicht sagte man besser Kontiguität statt Kontinuität. Das Gemeinsame größerer Redezusammenhänge ist kaum ein Sinn, irgendein Grundgedanke oder ein Zusammenhängen des In- und Auseinander von Gedanken. Das Nacheinander der Begriffe hat *kein* gemeinsames *Sinndirektiv*. Die Begriffswörter markieren keine Sinnentfaltung. Sie fungieren nicht als Glieder einer übergeordneten Sinngemeinschaft. Sie treten nicht auseinander hervor, aus einem straffen und dichten gemeinschaftlichen Sinnkontinuum. Die Texte sind nicht gedanklich durchflochten. Sie haben keine gemeinsame Substanz, keinen Zusammenhalt. (Ihr Inhalt erschöpft sich in einer Addition von Begrifflichem.) Gemeinsam ist bestenfalls der dünne Firnis eines genügend weit gefaßten Themas, das inhaltlich zu nichts verpflichtet. Man erwartet nichts. Man spürt *keine Spannung* zwischen *Gesamtsinn* und *Einzeldurchführung*. Zur Schaffung und Erhaltung dieser Spannung mag es an Denkenergie und Dynamik, an Leistungswillen, *Gestaltungskraft* und *Sachhingabe fehlen*. N.s Rede lebt gleichsam von der Hand in den Mund. Die Begriffe stehen *einzelhaft* nebeneinander. Einer löst den anderen aus. Sie gehen aus sich selbst hervor, kurzlebig, ephemer. Sie haben eher bloße Berührung

Sinnwörtergerüst eines größeren Textzusammenhanges

Schattierung

Schattierung Menschen-
    kenntnis

    Wirtschaft

    Unifor-
      mierung
    Seiten-
    taschen
    blaue
      Uniform
    tragen ²
    grüne
      Uniform
    vorne
      Klappe

    Gasthof

    Wirtschaft   Schwebe-
            bahn ²
           Stehplatz
           fahren
           Straßen-
            bahn ²

Menschen-
    gewühl

                   Leben ² Hand

Mensch(en) ²

                        Verstand
                              braucht
                              Ruhe
                              Schlaf

    Lokal ²   großer links /
                                      Anbau rechts

                              schlafen

Schatten   Geistes-   fehlt   drüben/ Gras
                        gegenwart   rüber

                   Leben   links/   Vater u. Sohn   Frau u. Mann   Tanzschule
                                                  rechts

            (?:) Elberfeld   drüben/   essen
              Wartehalle   rüber

                   Hand
                   Arbeit

Menschen
fremde   Sprache   schlafen   Raum
    Menschen
                                      schlafen   rechts

                                Schlafraum

als eigentlichen inneren Zusammenhang. Ihre Beziehungen untereinander sind die der Kontiguität, weniger der Kontinuität.

Gegensatzanknüpfungen

Neben Mangel an gedanklichem Untergrund, neben Konzeptarmut und Entwurfschwäche ist es wohl auch *Schwund an Begrifflichkeit,* warum manche Formulierungen gegesätzlich sind. N.s Sprachintentionen geraten unter den spracheigenen Zwang und die Eigengesetzmäßigkeit des rein Sprachlichen. Dazu gehören vor allem auch Gegensatzverknüpfungen. Wirkt dabei unmittelbare Ambivalenz auslösend und auswählend mit? Viele andersartige Anknüpfungen N.s halten sich offensichtlich im rein Sprachlichen. Wenn man davon auf die Gegensatzanknüpfungen rückschließen darf, werden auch sie zumindest vorwiegend rein sprachlich bedingt sein. *Außersprachlich* dürften ihre *Voraussetzungen* sein.

Hier eine Textstelle, die im Schnittpunkt verschiedener genetischer Faktoren stehen könnte und deren Möglichkeiten darstellt:

„Wir hatten drüben eine eine rote Blocks und klei so so große große weiße Blocks auf Fernschriftstelle, nicht? Und auf der Fernschriftstelle waren einfach die die gestreifte konnte man draufkleben."

Eingeleitet ist dieser Passus durch die Aussage: „Das war geheime Kommandosache". N. *bleibt bei* der durch die Einleitung bezeichneten *Sachgruppe.* Seine Äußerungen kreisen um Gegenstände ein und derselben Sachgruppe, eines gemeinsamen Wortfelds, durch das einleitende Stichwort bezeichnet: GeKadoS [1]. „Rote" und „weiße Blocks" und „gestreifte" (sc. Zettel?!) bilden das sogenannte Parataktische Wortfeld GeKadoS!

Obwohl N. bei der Sache bleibt, ist mit den Äußerungen nichts anzufangen. Eine echte, einheitliche und geschlossene *Mitteilung* scheint ihm *gar nicht* vorzuschweben. Er bleibt im Additiven, im Ansatzhaften hängen. Bis in seine endgültigen Formulierungen hinein pflanzen sich seine Unaufmerksamkeit, Gedankenlosigkeit, Unentschiedenheit, Unsicherheit, das Zögern und Suchen fort. Waren die Blocks wirklich rot oder weiß? Waren sie klein oder groß? Selbst das bleibt offen, ganz davon zu schweigen, daß derart einzelhaft-isolierte Mitteilungen ratlos lassen. N. unterbricht sich mehrmals und setzt von neuem an. Einige Worte werden unmittelbar nacheinander wiederholt. Ganz besonders sind es immer wieder die *Einleitungen,* die N.s *Ziellosigkeit* bloßlegen. Er spricht ins Leere hinein, aufs Geratewohl drauflos. Nach und nach reiht er verstümmelte, abgebrochene, halbfertige Silben, Worte, Phrasen, Syntagmen und Sätze aneinander. „Wir hatten" ist eine Einleitung, die noch sehr viel *Möglichkeiten der Satzvervollständigung* offen hält (vgl. MILLER). Mit dem unbestimmten Artikel kann N. nicht weiter, so rasch sich der unbestimmte Artikel erst einmal anbietet. Die Farben könnten sachbezogen benannt sein, aber die Größenbezeichnung ist widersprüchlich. Mitten im Wort „kleine" unterbricht sich N. und verbessert.

Vielleicht handelt es sich bei den Abbrüchen und Neuansätzen, bei den halben und ganzen *Wiederholungen* tatsächlich vorwiegend um *rein sprachliche* Vorgänge; viel-

---

[1] = geheime Kommandosache

leicht, daß sie die Oberhand haben *mangels* gedankenvoller, gesammelter *Mitteilungsabsicht*. Der Mangel an Mitteilungsabsicht wäre die eigentliche Störungsquelle der Wegbereiter. Bei dieser Auffassung brauchte man *nicht* auf *psychotische* Vorgänge wie Ambivalenz, Erinnerungsfälschung oder Ratlosigkeit zurückzugreifen.

Deutlicher wird das Gegensätzliche, als N. erstmalig ein TAT-Bild vorgelegt worden war:

> „Das habe ich ja nicht gemacht, ich kann kann ja nicht sagen (deuten!) vielleicht habe ich selbst gemacht. Weiß ich nicht."

Hier spricht sich N. kurz hintereinander eine Handlung ab und — im Modus der Möglichkeit („vielleicht"!) — wieder zu. Man würde sich mit der Erklärung durch Ambivalenz zufriedengeben, wenn es nicht viele andere Textstellen gäbe, denen es gemeinsam ist, daß sich N. — aufs Geratewohl (?!) — irgendeine Tätigkeit oder Fähigkeit abspricht.

So sagte er, als er im Rahmen des Hamburg-Wechsler-Tests Bilder ergänzen sollte:

> „Habe ich noch nicht gemacht, also habe ich auch weder weder gezeichnet, überhaupt nicht gearbeitet. Ich war ja ich war ja Buffetier, nicht?"

Sachlich ähnliche Hinweise erhält man oft von Vpn., die nicht zurecht kommen, natürlich mit präziserer Satzergänzung oder Umstandsbestimmung.

Während der Vorlage von Bild 5 des TAT („Zimmerwirtin") sagte N. u. a.:

> „Ein dunkles Zimmer ist ein dunkles Zimmer (Tautologie!); haben wir nicht ... (ist die Frau bei sich zu Hause?), da habe ich auch kein äh; ich meine, bei uns ist auch dunkel. Habe ich noch nie, noch nie."

N. schwankt zwischen *Negation* und *Affirmation* hin und her. Das einzige Begriffswort dieser Passage steht in der Affirmation. Die Negationen laufen fast nur in Beziehungswörtern aus, wozu das von N. gerne füllend gebrauchte „ich meine" hinzu kommt.

Einmal war N. gefragt worden, ob es ihm nicht auffalle, daß er manchmal durcheinander rede. Er antwortete kurzerhand: „Ich habe, ich habe überhaupt nicht gesprochen, nicht". Erst zögert er, indem er mit dem unverbindlichen, zu vielem passenden „ich habe" einleitet und wiederholt; dann entscheidet er sich aber wohl bewußt für Verneinung, unbekümmert um richtig oder falsch, gleichgültig, ob objektiv oder subjektiv berechtigt.

Ein anderes Mal antwortet N. auf die Frage, ob er in Essen Stenographie gelernt habe:

> „Ja, nein, in Vohwinkel. (In V. sind Sie aufgewachsen?) Ja, in Essen ... er spielt Schifferklavier. Ich habe weder kein Auto (wörtlich hebt es sich auf!), kein Schifferklavier; habe ich alle ... habe ich alle, ich habe nichts. (Wo lebt Ihre Mutter, hier in Düsseldorf?) Ich habe ein Lokal."

Andere Stellen wechselnder Hinbeziehung des Prädikats auf das Subjekt sind folgende:

> „Ich kann überhaupt kein Auto fahren." Vorausgegangen war „Lastwagen, keine Personenwagen. Man macht mir das genau nach." Danach folgte die Stelle „...Geistesgegenwart

genommen..." — „Ich selbst konnte nicht fahren." Vorher: „Als Gast konnte wohl runter-
fahren." Nachher: „Maßgebend war die ganze Zeit." — „Was ich gar nicht fertigbrachte." —
Vorher: „Ich konnte im Stehen so ein Kotelette wegessen." — Nachher: „Ich setzte mich
hintern Tisch." — „Ich war kein Motorradfahrer." — Vorher: „Ein Pfleger ungefähr, der
Motorrad fahren kann." — „Da habe ich nicht beobachtet. Kann ich nicht sagen." — Vorher:
„Die sind einfach losgefahren."

Teils verneint oder bejaht N. wahllos. *Verneinen* kann man ja mit ganz *einfachen*
sprachlichen Mitteln. Deren Geringfügigkeit steht in keinem Verhältnis zur inhaltlichen Bedeutsamkeit der Negationspartikel. Da braucht man sich nicht zu wundern,
daß N., dem mitunter jeder Laut gelegen kommt, seine Rede in Bewegung zu halten,
auch die *Verneinung als Füllsel* nicht verschmäht. Er läßt sich nicht entgehen, wenn
schon eine Negation oder Affirmation sachlich begründet ist, nun auch das formale
Gegenteil in irgendeiner Form anzubringen. Vielleicht ist es wieder der Mangel an
gedanklicher und intentionaler Substanz, unter dessen Einwirkung das Formale allzu
verlockend wird und zu konträren, ja kontradiktorischen Äußerungen verleitet. Teils
scheint sich N. sogar in der Wahl seines Aussagestoffes danach zu richten, wie er das
Prädikat auf das Subjekt hinbeziehen kann, weniger um Mitteilung bemüht, als vielmehr aus *Freude am sprachlich Gegensätzlichen*. Solche Motive wird die Interpretation bedenken müssen.

Man wird sich hier psychopathologischen Erklärungen gegenüber Zurückhaltung
auferlegen. Man sollte auf sie erst dann zurückgreifen, wenn die intraindividuell vergleichende Textuntersuchung vermissen läßt, was als rein Sprachliches verwertbar ist.

(Waren Sie schon einmal verliebt?) „Nein...ja...sie (?!) hat mir das nicht verraten...
(mit der Frau haben Sie schon zusammengelebt?) mi mit derselben Frau (zusammengewohnt?)
nein, da soll ich mit leben... (Sollten Sie die heiraten?) Ja (von N. gehaucht!) ja. (Oder
waren Sie schon verheiratet?) Ich wollte die heiraten."

N. schwankt namentlich zwischen den Modi, und es sind die Arten des Liebes-
verhältnisses, wovon — beziehungslos und unverbindlich, d. h. ohne greifbare Aussage — die Rede ist: Sollen und Wollen einerseits und Zusammenleben und Heiraten
andererseits. Sind es rein sprachliche Gegensatz- oder sonstige Anknüpfungen (etwa
in Analogieform), was das Hin und Her bedingt und bewirkt, daß N.s Text auf
der Stelle tritt? Sind es Ratlosigkeit, Unsicherheit, Unentschlossenheit, Ambivalenz
oder dominiert hier schon, was nunmehr Erörterungsgegenstand sein soll: Perseveration?

Perseveration *

Was N.s Spracheigentümlichkeiten zu einem sehr großen Teil beherrscht, sind
Perseverationen. Es beginnt mit Lauten, dehnt sich aus auf Silben, Partikel, lexika-
lische Einheiten, Worte, Wendungen, Satzteile, Satzfragmente und scheint bis zur
Beibehaltung ganzer Konstruktionen zu reichen.

„Das habe ich privat, habe ich das". Hier ist die Perseveration in eine inversiv-
symmetrische Satzkonstruktion eingekleidet. In der Mitte steht das gemeinsame Glied,
um das sich die doppelten Satzglieder je symmetrisch herumgruppieren. Die Äußerung ist ihrem Inhalte nach unvollständig. Dem pronominalen „das" fehlt mangels

---

* Deskriptiv gefaßt (vgl. später!)

ersichtlichen Bezugs jede Bedeutungserfüllung. Es ergänzt das Prädikat nur formal und täuscht eine Bestimmung vor, die ihren logischen oder grammatischen Ort im Kontext hätte, dem Prädikat aber vorenthalten bleibt. Wäre „habe" als Hilfsverb gedacht, fehlte dem Satz — weil ohne Prädikatsbegriff — zudem sogar formale Vollständigkeit. Vorher hatte N. übrigens schon einmal ähnlich *freibleibend* angesetzt: „Das war".

Besonders „das war" ist ein extrem reduzierter, ins Schemenhafte entmaterialisierter Formkern von Sätzen. Wegen ihres Mangels an Inhalt sind derartige Wortkombinationen fast omnipotent. Sie kommen statistisch entsprechend häufig vor. Die Begrifflichkeit des Prädikats schillert; als Hilfsverb ist es unvollständig und kann jede aktionale Sinnerfüllung aufnehmen. Als selbständiges Verb hat es vollen Prädikatscharakter und wird von den mit ihm verbundenen Nominalbegriffen bestimmt. Derart inhaltsleere *Allzweckverbindungen* belassen viele Möglichkeiten anschließender Sinnerfüllung. Man kann mit ihnen viele Aussagen einleiten und ganze Rede- und Satzteile zusammensetzen und fügen.

Sie sind zu syntaktischen Fügungsmitteln geworden. Infolge ihrer Pluripotenz beeinträchtigen sie die möglichen Konstruktionsanschlüsse wenig, greifen kaum vor und nehmen nahezu nichts vorweg. Deshalb können sie aber auch die Bemühungen um Gedankenklärung und die Suche nach Formulierungen decken und verdecken. So sehr sie Ergänzung durch begriffliche Ausdrücke heischen, wenn sie sinnvoll sein sollen, so sehr sind sie bei N. zu bloßen Formeln erstarrt und verselbständigt. N. bestreitet mit ihnen ganze Redepassagen, ohne den geringsten Inhalt auszusagen. Er reiht sie wahllos aneinander, wiederholt und verschränkt sie. Man braucht sie ja eigentlich nur gewohnheitsmäßig zu artikulieren, wozu mit einem Minimum an Aufmerksamkeit auszukommen ist. Sie täuschen zunächst eine Aussageintention vor. Da aber ihre Bestimmung und Bedeutungserfüllung regelmäßig ausbleibt, wird man bald gewahr, daß sie N. nicht nur als Redekitt dienen, sondern daß sich ganze Redeabschnitte in der *Anreihung* und *Wiederholung* solcher grammatischer Muster und Fragmente erschöpfen, ohne etwas zu *besagen*.

Die *inversive Symmetrie* vollführt nun mit der Fügungsvielfalt und dem Verfügbarkeitsreichtum eine Art zusätzliches *Figurenkunststück*. Es ist allerdings auf die Dauer sehr einförmig und phantasiearm. Die Konstruktionssymmetrie nutzt die Perseveration des Formelhaften aus, kehrt es an der Stelle um, wo es in Begrifflichkeit und Anschaulichkeit überzugehen hätte, und rollt es rückwärts auf, so daß inhaltlich ein Leerlauf entsteht.

Mitunter gibt sich die Perseveration den *Anschein sprachlicher Beflissenheit*, etwa, wenn N. so tut, als ob es ihm um den Einsatz einer besseren Aussageweise zu tun sei.

(Haben Sie das Gebetbuch zur Ersten Heiligen Kommunion bekommen?) „Kann sein, ja, das wird es sein. Ja, das stimmt schon. Das stimmt schon."

Der Modus wird von Wiederholung zu Wiederholung bestimmter und nachdrücklicher. Das kann sachlich begründet sein. Jemand erinnert sich immer deutlicher und korrigiert den zunächst verwandten problematischen Modus der Möglichkeit oder Annahme zum assertorischen Ausdruck der Gewißheit. Bei N. könnte das grundsätzlich natürlich auch zutreffen. Wenn man aber bedenkt, wie oft er die *Variationsmöglichkeiten* der Sprache zum Ausdruck der vielen Nuancen, etwa der Aktionsart, des

Tempus, des Modus oder der Art und Weise einer Handlung *ausspielt*, um die gedankliche Leere zu *kaschieren* und die *Rede im Fluß* zu halten, dann wird man zumindest die Möglichkeit mit berücksichtigen, daß N. auch hier ohne sachliche Bindung rein rhetorisch füllt.

(Wo waren Sie eingesetzt?) „Eingesetzt bei bei bei Kreta . . . Insel (nuschelt!) . . . aber . . . Dinges Dinges der ö im Blockhaus . . . wo die Blockhäuser sind, wo die camp-, wo die da haben die Kinder mal eine Sauna gehabt."

Dreimal setzt N. mit dem Konjunktionaladverb „wo" an. An sich bringt er, wenn auch durch die beiden weiteren Ansätze getrennt, ein Satzgefüge mit einem Lokalsatz als Nebensatz korrekt zustande: „Wo die Blockhäuser sind . . . da haben die Kinder mal eine Sauna gehabt". N. hat offenbar genügend syntaktischen *Sinn* und *Übung*, um eine einmal begonnene Konstruktion auch zu Ende zu führen. Er beharrt zwischendurch auf dem Lokalsatz, vielleicht um ihn abzuwandeln, aber es mißlingt; die *Substanz* des einleitenden Umstandssatzes *schwindet* von Wiederholung zu Wiederholung. Bei der ersten Wiederholung fehlen schon Prädikat und ein Teil des Subjektes, bei der zweiten folgt nur noch der Artikel. Auch das Begriffswort „Blockhaus" kommt zweimal vor. Das erste Mal erscheint es in einem Präpositionalausdruck. N. hatte dann abgebrochen und eine neue Konstruktion begonnen, nämlich das Satzgefüge. Jetzt erscheint das Begriffswort im Umstandssatz, zugleich als Plural. Derartige Begleitumstände machen den Begriff Perseveration problematisch. Er soll hier ganz deskriptiv und phänomenologisch gefaßt werden. Man muß bezweifeln, ob die Sprach*perseverationen* bei N. genetisch selbständig sind. Vermutlich sind sie ein Sekundärphänomen und sprachliche *Folge-* und Randerscheinungen der Gedankenarmut, Begriffsschwäche, Entwurfsnot und Sprachautomatisierung.

Der Wortbegriff „Blockhaus" gibt Veranlassung, neben den formalen Umständen seines Auftretens in dem erörterten Zusammenhang auch seine gedankliche Einbettung kurz zu verfolgen. Was soll man damit anfangen, daß „die Kinder mal eine Sauna gehabt haben, wo die Blockhäuser sind"? Diese Äußerung tut N. während der Besprechung seiner Lebensgeschichte. An einer völlig anderen Stelle, d. h. an einem ganz anderen Untersuchungstag und in einer völlig anderen Situation, nämlich vor der TAT-Tafel 3 (zusammengekauerter Junge) sagt N. folgendes:

„ . . . Wir hatten einfach Blockhäuser gebaut und auf diesen Blockhäusern war . . . in . . . Hütte . . . nur ein paar Kinder, und das war eine Sauna, eine russische Sauna."

Auch dieser Text ist nicht verständlicher. Die Begriffe „Blockhäuser, Kinder, Sauna" sind praktisch nur *angereiht*. Darüber kann ihre *syntaktische Einbettung* nicht *hinwegtäuschen*. Die Sinnbeziehungen zwischen den benachbarten Begriffen werden nicht weiter entwickelt und nicht substanziiert. Aber es sind wieder dieselben Begriffe benachbart, sogar in *derselben Reihenfolge!* Sie hängen sicherlich *enger* zusammen als durch reine Anknüpfungs*kontiguität*. Wahrscheinlich verbindet sie ein *Erlebniszusammenhang*.

Als N. die Rorschach-Tafel 5 vorlag, sagte er u. a.: „Erinnerung ist das . . . an alles. (Was noch?) Einer gut gegessen und legen jetzt keinen legen jetzt keinen Wert mehr drauf und wir essen dann einfach sehr gut."

Das Phrasenfragment „legen jetzt keinen" wird unmittelbar wiederholt. Dabei sind diese Worte kein geschlossener Satzteil. Dem Verb fehlt das Personalpronomen und dem unbestimmten Artikel in seiner verneinenden Form („keinen") das Substantiv. Satzgegenstand und Begriff der Satzergänzung fehlen. Was wiederholt wird, ist ein willkürlicher und künstlicher Ausschnitt aus einem größeren, natürlichen Redezusammenhang. Der Ausschnitt ist unnatürlich und *ungewöhnlich erfaßt*. In der Rorschach-Diagnostik signiert man ein analoges Verhalten mit „Erfassungsoriginal"; Original ist dabei in einem wertfreien, statistischen Sinn gemeint.

Hat man es hier mit einem *Gestaltproblem* (BASH) *der Rede* zu tun? Die Anwendung des Gestaltgedankens auf diese Textstelle ist fragwürdig, weil der Stop an der Leerstelle eines fälligen Begriffswortes erfolgt. Bevor N. weiterspricht, scheint er sich erst besinnen zu müssen. Eine entsprechende Pause füllt er damit aus, daß er einfach die zuletzt gesprochenen Worte wiederholt. Den *Aktionsradius seines Rückgriffes* hält er *klein* und *zerteilt* die unmittelbar vorausgegangene Rede willkürlich. Das ist jedenfalls die nächstliegende Interpretation, wenn man die sonst an den Texten gewonnenen Erfahrungen heranzieht.

Damit wären Ausschnitt und Wiederholung eines willkürlichen Phrasenfragmentes als Verlegenheitsausdruck und *Überbrückungshilfe* erklärt. Dagegen soll aber ein Vorbehalt geltend gemacht werden, nämlich, daß N. *mitten in einer Phrase* innehält. Eine Phrase ist ja im allgemeinen eine Einheit und Ganzheit. Sie steht als Ganzes zur Verfügung. Ihre artikulatorische Formung läuft deshalb halb automatisch ab. Andererseits ist sie gerade als halbautomatischer Ablauf gegen Bewußtwerdung besonsonders empfindlich. N.s Reserve gegenüber Begriffswörtern bewirkt Hemmungen. Deshalb könnte ungeachtet der Ablaufsautomatik die Zersplitterung der Phrase doch vom Sprachlichen ausgegangen sein, ohne daß man zur Erklärung auf unmittelbare Wirkungen gestörten Gestalterlebens zurückgehen müßte.

Der Gestaltfaktor könnte aber noch auf andere Weise wirksam sein, auch jenseits der Möglichkeit absonderlicher Erfassung. Wie immer die Rede unmittelbar vor der Stelle des Begriffswortes innerhalb der Phrase aufgehalten worden sein mag, daß N. weiter rückwärts ansetzt, um die Phrase doch noch zu vollenden, erinnert an das Verhalten der Kinder, wenn sie beim Hersagen eines *Gedichtes* ins *Stocken* geraten. Das Gedicht ist ja auch eingeübt und sein Vortrag deswegen halbautomatisch. Die Stockung beim Hersagen eines Gedichtes wird meist nicht aus dem Stand überwunden, sondern man fängt *von vorne* an. Das Erlebnis der Gesamtheit einer zusammenhängenden Reihe ist es, was „die Kinder zwingt, bei irgendwelchen Fehlern nicht etwa an der Bruchstelle weiterzusprechen, sondern wieder von vorn anzufangen". Das kleine Kind neigt dazu, „bestimmte Handlungsabläufe in peinlich gewohnter Ordnung abrollen zu lassen". Die Handlungsabläufe reagieren „starr". „Jede *gewohnte Sukzession*" kann „wegen der Tendenz zur ungegliederten Totalität" nur „so und *nicht anders abrollen*". Es „fehlt ... der durch das *Endziel* zentralisierte und in Teilgeschehen akzentuierte Aufbau der Handlung". „Die Sukzession" ist eine „offene" Struktur, ein parataktisches Gebilde (WERNER).

Erst vom 6. Lebensjahr an hängt die Handlung „syntaktisch gegliedert" zusammen, die „Unter-Handlungen" sind nicht mehr selbständig. Selbst eine Handlungsganzheit wird oft vom älteren Kind nicht eigentlich „wiederholt", sondern in ein „Vorwärtsschreiten ... eingebaut", um „es jedesmal besser zu machen" (WERNER, a. a. O.). Das ist vermutlich auch bei N. der Beweggrund mancher Wiederholungen.

Verhält er sich beim Aufbau seiner sprachlichen Äußerungen oder gar des Denkens regressiv?

Nachdem N. gesagt hatte: „... Wir essen dann (?) einfach sehr gut", wurde er erneut aufgefordert, sich zu Tafel 5 des Rorschach-Tests zu äußern. N. fuhr fort: „Das ist Wiederholung ist das (Haben Sie umgedreht?) das Gegenteil, das Gegenteil (Pause) von dem (Pause) m das ö man treten (?) im man treten, haben wir einen Zehner (?) das Antreten morgens früh... (Vorlage von Tafel 6!) Das ist die Mitte, ö wenn wenn (?) je nachdem, wie das Fußballspiel gewesen ist. Ich sag (das?) letzte Mal, wir haben großen Wert gelegt auf auf den Fußball und wir haben eine ganze Stunde Fußball angesehen. (Was ist das für ein Gebilde? Was könnte das darstellen?) Offenes Haus ..."

Mit dem letzten Wort scheint sich N., der offenbar von einer Fernsehsendung spricht, darauf zu beziehen, daß die Kranken seiner Abteilung zur Fernsehübertragung in ein offenes Haus geführt werden.

Wie die Begriffswörter, die Sinnträger, anzeigen, ist N. gedanklich weitergeschritten (übrigens offenbar weitgehend unabhängig vom Wechsel der Testsituation!) und hat bereits das Thema gewechselt. Er hat zwar noch eine Zeitlang bei Ausdrücken aus dem militärischen Sachbereich und dem zugehörigen Sphärischen verweilt, ist dann aber zum Sport übergegangen. Trotzdem tritt die Phrase „Wert legen auf" nochmals in Erscheinung. N. hatte diesen Ausdruck ja schon während der Vorlage von Rorschach-Tafel 5 verwandt (vgl. S. 96). Ist es, weil er perseveriert? Ist es, daß perseverative Nachwirkung von einer mehr oder weniger sinnleeren Phrase ausgegangen wäre? Oder wollte N. den Ausdruck „besser machen" (WERNER) und anläßlich eines geeigneten Gedankens affirmativ einsetzen? (Erst war sie ja negativ erfaßt worden — vgl. S. 97). Also statt Perseveration — sonderbare Perseveration einer automatisierten Wendung mitten im begrifflichen Vorwärts! — statt ihrer also vielleicht doch Wiederholung als Korrektur?

Auch die *lexikalische Einheit* ist Objekt des *Beharrens,* weitgehend unabhängig vom Sinnwechsel.

Als N. die Tafel 3 des Rorschach-Tests vorlag, äußerte er:

„Ich habe es mit einem Kotelett wieder gut gemacht, nämlich fertig. (? — Was könnte das auf der Tafel sein?) Das ist ein Ring. (Was für ein Ring? — Appell!) Sprachung (?). Die Sprache z. B., beim Menschen... das Zwiegespräch hatten wir, Zwiegespräch hatten wir, gestern hatten wir, gestern, gestern, heute."

„Sprachung" könnte akustisch falsch verstanden sein. N. läßt oft ganz plötzlich und unvermittelt den Ton fallen, verschleift und nuschelt, so daß manche Stellen schwer zu verstehen und zu registrieren sind. So auch hier! Je verschlissener ein Artikulationsergebnis ist, desto vieldeutiger wird es, namentlich, wenn die natürlichen Verständnishilfen wie Satz-, Sinn-, Gesprächs- oder Situationszusammenhang fehlen. Es gibt ja Sätze, die selbst erst die Situation aufbauen müssen (PORZIG), ganz abgesehen davon, daß N.s Äußerungen wegen ihrer Diskontinuität selbst dann Verständnisschwierigkeiten bereiten, wenn sie von Bekanntem ausgehen.

Ob die Endung des Verbalsubstantives „Sprachung" richtig registriert ist oder nicht, und unbekümmert darum, daß die Wortbildung ungebräuchlich ist, gleichgültig, ob sie als Entwurf, Einleitung, Vorübung oder als Kundgabe der inneren Einstellung auf das nächste Stichwort zustande gekommen ist, jedenfalls gehört das Wort zur selben lexikalischen Einheit wie die nachfolgenden Wörter „Sprache" und „Zwiegespräch". Sie ist es, wobei N. beharrt. Mehr noch, das Einzelwort „Zwiegespräch" wird seinerseits nochmals eigens wiederholt, zusammen mit einem Teil der Phrase, die es umkleidet, analog dazu, wie N. mit der Phrase „Wert legen auf" umgegangen ist.

Das Perseverative erfaßt anscheinend auch *Beziehungswörter* wie z. B. Konjunktionen. Zum Erweis dienen am besten seltener gebrauchte Wörter, weil man sonst perseverative Einflüsse von denen häufigen Sprachgebrauches nicht genügend auseinanderhalten kann. So ist die Konjunktion „als wenn" ihrem allgemeinen Sprachgebrauch nach selten. Auch bei N. kommt sie nicht sonderlich häufig vor. Demgegenüber taucht sie in dem folgenden Textabschnitt zweimal hintereinander auf (während der Vorlage der Tafel 3 des TAT):

(Wie kommen Sie denn auf Blockhaus?) „Blo Blockmalz gewesen. Die die Frau hatte erschüttert Blockmalz gegessen. An dem Tag (Erschüttert?) ja. (Wieso erschüttert?) *Genau* so, als wenn ich über Solingen fahre und heiß auf einmal, hier ist Pfefferminz, nicht. Aber er meint, es (wär) Pfefferminz gewesen (kichert einmal kurz auf) ... aber nicht alle Tage, nicht ... *ungefähr* so, als wenn Herr Horst z. B. an der Reihe ist, nicht wahr ..."

„So, als wenn ich über Solingen fahre", heißt der irreale Komparativ-(Vergleichungs-)Satz des ersten Auftretens der Kunjunktion. Später leitet sie einen völlig anderen Gedanken ein: „... So als wenn Herr Horst z. B. an der Reihe ist ... ." Abgewandelt ist nur das vorangehende Adverb des Grades: statt „genau" beim ersten Mal lautet es jetzt „ungefähr" (Über den Füllcharakter dieser Adverbien gemäß ihrem häufigen Gebrauch bei N. vgl. früher Gesagtes — S. 94). Die Konjunktion wiederholt N. wörtlich. Außerdem verbindet er sie beide Male mit einer Umstandsbestimmung des Grades („genau"/„ungefähr"). Diesen selbst variiert N. aber. *Völlige Monotonie* weiß er zu *vermeiden.*

Nachdem N. gesagt hatte: „Das war eine ... so kleine Hütten hatten wir gebaut. Da war es teils (?) stark geregnet", fuhr er fort, „da wars da haben wir uns in die in die Lehmhütte haben wir uns reinstellen können."

N. schleppt das anfängliche „das (da) war (es)" in die nächsten drei Satzanfänge hinein und kommt zunächst nicht von der Gängigkeit dieser Fügung los. Schließlich gelingt doch der Zusatz von „haben" zum Zeit- oder (!) Orts-Adverb. Erst ganz zuletzt löst sich N. von den Nachwirkungen des Adverbs und streift damit den letzten Rest der *lange* Zeit *prävalierenden* Ein- und *Überleitungsphrase* ab. Statt dessen kehrt er den Satz unter Wiederholung eines präpositionalen Zwischengliedes um und formuliert so den Satz endlich „ins Reine". Anscheinend hat ihm der Satz schon länger vorgeschwebt. N. blieb aber in der Geläufigkeit des Pronominalanschlusses hängen. Pronominalanschlüsse sind begrifflich indifferent. Ihre Bedeutungserfüllung bleibt in der Schwebe. Sie entlasten — halbwegs ein „Beisichbleiben" der Gedanken zwecks Erkenntnnis (GEHLEN) — den einzelnen Satz von der Sinnenhaftigkeit und Erdenschwere der Bedeutungen. Dadurch setzen sie Aufmerksamkeits- und Anschaulichkeitsquanten frei für Aufnahme und Konstitution neuer Gedankenbeziehungen und Begriffe. So gewährleisten sie Verstehbarkeit und Sinnkontinuität.

Wegen der gedanklichen Diskontinuität verlieren die pronominalen Anschlüsse bei N. ihre Hinweisnatur und gleiten endgültig ins Indefinite ab. Dem einzelnen Satz ist das nicht anzusehen. In seinem Rahmen kann das Pronomen auch Begriffsbezogenheit vortäuschen. Aber je mehr es wiederholt wird, namentlich innerhalb desselben

Satzes, um so mehr löst es sich von seiner Hinweisnatur ab, um so selbständiger wird es. Es verrät sich mehr und mehr in seiner Beziehungslosigkeit. Da mutet es fast wie ein *Kuntsgriff* an, daß N. kurzerhand die ewigen Wiederholungen pronominaler Anschlüsse abbricht und alle weiteren formalen *Anschlußschwierigkeiten durch Inversion umgeht:*

„Da (Wo, wann?) haben wir uns die, in die Lehmhütte haben wir uns reinstellen können.“

Antizipation

Eine Art Gegenstück zum Beharren, zu Wiederholug und Nachwirkung, ist die Vorwirkung, die Antizipation. Antizipationen sind ein artikulationsmotorischer Ausdruck dafür, daß im Denkentwurf dem Sprechen vorausgegriffen wird. Ein Weitvoraus beinhaltet die „*analytische*“ Formulierung (SELZ). Auch beim *parallelen* Nebeneinander (SELZ) ist das *Gedankliche dem Sprachlichen ein wenig voraus;* insofern ist „parallel“ relativ und in etwa ein didaktisch begründetes Extrem. Das Vorher des Gedankens vor dem Gesprochenen ergibt sich schon daraus, daß der Gedanke zwar *zeitbezogen,* das Sprachliche aber zeitlich *gegliedert* ist. Sprachliche Formulierung ist Transposition eines Inextensiven auf etwas Extensives, eines *punktuellen* Wertes auf einen *Streckenwert* (HÖNIGSWALD). Die Sprache „verwandelt das *Koexistente* in eine *Sukzessionskette* und gliedert das Einheitliche“ (KAINZ). Man kann sich leicht vorstellen, daß das gedankliche Voraus *für* die sprachliche *Formulierung* eine *Fehlerquelle* ist. Nicht nur ein gedanklicher Vorentwurf, sondern auch ein innersprachlicher geht voraus, bevor artikuliert wird, d. h., bevor das eigentliche Sprechen einsetzt.

Diesen Entstehungsweg hat auch „gedankenlos“ Geäußertes einmal bewußt und beabsichtigt beschritten, ehe es automatisiert worden und ein fester Bestand geworden ist. Selbst eine fixe Wendung und ein ganz geläufiges, ständig gebrauchtes Wort muß irgendeine Art von Vorentwurf durchlaufen, bevor es artikuliert wird. Dieser Vorentwurf ist nicht nur intentional, sondern vor allem auch gedanklich. Wenn in der Deutung der hier untersuchten schizophasischen Äußerungen von Gedanken*losigkeit* die Rede ist, dann vereinfachend, hyperbolisch, im Wortsinn der Umgangssprache, im Sinne gedanklicher Ziellosigkeit. Davon bleibt unberührt oder sogar mitverstanden, daß jede sprachliche Äußerung ein Minimum gedanklicher Regung voraussetzt. Schon in diesem Bereich und in seiner Dimension kann man von einem gedanklichen Voraus sprechen. Schon ein Voraus dieser Größenordnung hat eine Nahtstelle, eine Kluft zwischen sich und seiner sprachlichen Gestaltung und artikulatorischen Durchführung. Daher darf es nicht verwundern, bei N. auf Störungen zwischen Entwurf und Durchführung zu treffen, obwohl er so viele Zeugnisse von Konzeptarmut und „Gedankenlosigkeit“ gegeben hat und man kaum noch ein gedankliches Voraus bei ihm vermuten möchte. Antizipation kennzeichnet in der Tat viele sprachlichen Äußerungen des N. Sie betreffen Laute, Silbenteile, Silben und Worte.

Ein Beispiel für die *Laut*antizipation ist das Folgende:

„Im ei eigenen Antrieb ist z. B. nu ist ö.“ Eine andere Stelle lautet: „Aber durch die die ganzen Blagen a tu isch sisssö ist ihm (? — besonders schnell gesprochen) scheinbar zuviel geworden.“

Der Zischlaut von „scheinbar“ ist offenbar vorweggenommen. Während im ersten Beispiel ein Laut unmittelbar antizipiert worden ist, hat N. im zweiten Zitat außer

einer eigentlichen Lautantizipation dem beabsichtigten Wort „scheinbar" nach einigem
Zögern noch ein Personalpronomen („ihm") vorangestellt. Es ergänzt das Prädikat
„zu viel werden", das durch „scheinbar" adverbiell bestimmt wird. In der Formierung
des Zischlautes hält N. inne und wird sich bewußt, daß er die adverbielle Bestimmung zu früh aussprechen wollte; fehlte doch noch die Kopula „ist". Diese steckt in
der mit Buchstaben nur andeutungsweise wiederzugebenden Lautagglomeration
(„sissö"). Sie wird aber nach einem „ö" der Verlegenheit „ins Reine" wiederholt.
Das Verlegenheits-„ö" ist in die vorausgegangenen Lautanhäufungen mit einbezogen.

Während der Besprechung seiner Lebensgeschichte sagte N.: „Von nichts kann man ja nicht
leben. M m man braucht ja, man will, wenn man leben will, immer alles haben. Man braucht
alles, man braucht alles, man man muß alles haben..."

Achtmal wendet N. das Indefinitpronomen „man" an. Vor der zweiten Anwendung antizipiert er zweimal den Anlaut. Der Grundgedanke des Satzes lautet offenbar: „Wenn man leben will, braucht (muß) man alles (haben)". Der Modus (Aussageweise) des bedingten Hauptsatzes wird zunächst nicht umschrieben, wie zuletzt mit
dem modalen Hilfsverb „müssen". Daß schon der bedingende Nebensatz mit einem
modalen Hilfsverb (wollen) konstruiert ist, verdirbt N. offenbar zunächst immer
wieder das Konzept des Hauptsatzes und drängt sich vor die Formulierung seines
Modus.

Es widerstreiten einander aber nicht nur die beiden Sätze des Satzgefüges (Haupt-
und Nebensatz) hinsichtlich der Konstruktion ihrer Prädikate. Auch die Formulie-
rungs*entwürfe* des Hauptsatzes scheinen sich zu *überschneiden*. Sein apodiktisches
Urteil wird in etwa zunächst rein begrifflich mit ausgedrückt: „Man braucht [1] alles".
Am Schluß setzt sich endlich die anscheinend von Anfang an simultan — zumindest
verschwommen — vorentworfene modale Prädikatskonstruktion durch: Man muß
alles haben. *Impuls und Gegenimpuls aufeinander abzustimmen,* ist N. erst gegen
Ende der Passage gelungen. Ihr Gegeneinander ist offenbar, was sich außer in den
Wiederholungen auch in den Lautantizipationen niedergeschlagen hat.

Eine Silbe ist *unmittelbar* vorweg genommen in dem Passus: „Friseur in Mi Micha-
elis" und — in etwa — anderthalb Silben (die zweite als offene Silbe) in der an den
soeben wiedergegebenen Passus anschließenden Äußerung: „Friseu der ganz der Fri-
seursalon". Vielleicht spielt gelegentlich auch einmal Stottern mit. Im allgemeinen
werden jedoch ganze Lautgruppen vorweggenommen oder leicht artikulierbare Einzellaute.

Anscheinend dienen N. Antizipationen bei verringerter Aufmerksamkeit dazu,
sich *stufenweise* in die *Formierung* eines Wortes hineinzuarbeiten: „Wir waren ö hau
haus...." Ein untrügliches Indiz nachlassender Aufmerksamkeitsspannung dürfte
das Verlegenheits-„ö" sein (vgl. a. S. 88).

„Ich stand hinter der Theke u u und d (abgebrochenes „da"?) macht mich da (?) au auf
aufmerksam, der kleine Junge. Das ist so ein kleiner Junge, macht mich darauf (?) aufmerksam."

Erst ein Laut, dann eine Silbe und schließlich das ganze Wort, das sind die einzelnen Stufen, auf denen sich N. zu dem endgültigen Wort *vortastet.*

---

[1] „Brauchen" ist hier zwar als Vollverb verwandt und insofern ohne Nähe zum Apodik-
tischen; die verneinte Notwendigkeit drückt man aber mit „brauchen" aus (in der Bedeutung
eines modalen Hilfsverbs + Negation).

Auch *mittelbare* Vorwegnahmen kommen vor: „Ich konnte schrei auf die Schreibmaschine geschrieben". Hier ist die erste Silbe der lexikalischen Einheit „schreiben" vorweggenommen.

Metathese

Eine seltenere artikulatorische Fehlleistung N.s ist die Metathese, z. B.: „Die Konzeß (Abbruch!), die Kri ... die wirkliche Konzession die fehlt". N. hat anscheinend die erste Silbe von „wirkliche" *rückwärts* artikuliert. Ein andermal sagt er: „Nachtarbeit ... genau wie schlaflos sagen wir wie schwafols". Nachdem N. zunächst das Wort „Schlaflos" richtig artikuliert hatte, bereitet ihm beim zweiten Mal die Lautgruppe „fl" offensichtlich Schwierigkeiten. Diese Schwierigkeit wirkt schon voraus. Als ob er sich Kraft zur Artikulation des „l" für die Formierung der Lautkombination „fl" aufbewahren wollte, ersetzt er das erste „l" des Wortes „schlaflos" durch ein „w". Trotzdem (?) mißlingt die Formierung der mittleren Konsonantengruppe des Wortes. Es kommt zur Metathese der Buchstaben „lo". Ein anderes hierher gehöriges Beispiel lautet: „Weil ich selbst den Charakter nicht mehr *machnachen* kann."

Kontamination — Nachwirkung

Von der gegenseitigen Hemmung und Konkurrenz der Konzepte war schon die Rede. Angemessener und unmittelbarer als in Vor-, Nachwirkung oder Umstellung drückt sie sich in Kontaminationen aus.

Nach PORZIG vermischen sich die beiden Zurufe „Paß auf!" und „Gib acht!" zu dem falschen „Paß acht!". „Eine gegebene Lage" kann „im Sprechenden zwei Äußerungen zugleich hervorrufen .... Die Entscheidung zwischen ihnen braucht noch nicht getroffen zu sein, wenn schon das Sprechen beginnt ..., so daß beide möglichen Äußerungen teilweise und durcheinander verwirklicht werden. Man nennt den Vorgang und sein Ergebnis ‚Mischung' oder ‚Kontamination' " (PORZIG).

N. sollte eine Vorgeschichte zu Bild 7 des TAT erzählen (Vater-und-Sohn-Szene). Er sagte u. a.: „Vater und Sohn, nicht? (Ja, und?) Tschö Tschu ja Hitler gibt z. B. den t... (unverständlich artikuliert) Lederriemen hat er immer getragen ... braun (?) ... ich hatte grün (hastig gesprochen). Grün ist auch schön (?) ... (Waren Sie im ND? [1]) — Nee (?) Klappe (meint wohl Uniformklappe, wie aus anderen Textzusammenhängen mit „Klappe" deutlicher hervorgeht!) ... ist ein anderer Sohn, ist das, ein anderer Sohn von Hitler. Keitena." (Die ersten beiden Silben könnten den Namen von Hitlers militärischem Mitarbeiter Keitel bedeuten — besonders undeutlich gesprochen!)

Die artikulatorische Undeutlichkeit und der hier *besonders zersplitterte* Text, zu dessen Gestaltung N. jetzt vorübergehend nicht einmal mehr einfache Syntagmen aufbringt, verdeutlichen das z. T. hohe Maß an Zerfahrenheit. Gegen Gesprächsende und an manchen Tagen überhaupt war N. besonders zerfahren. Was aus den Satztrümmern rekonstruierbar ist, läßt erkennen, daß am Ende des Passus zwei ursprünglich und vor allem sachlich verschiedene Vorstellungen zusammenfließen: einmal scheint ihn das TAT-Bild an Hitler zu erinnern, andererseits hat er sich durch das Bild wohl auch auf das Thema Vater-Sohn lenken lassen; bruchstückhafte Gedanken

----

[1] Abkürzung für den Jugendbund „Neu-Deutschland".

oder Formulierungen mögen es sein, was schließlich in dem Beisatz gipfelt: „Ein anderer *Sohn* von Hitler."

An sich ist es erstaunlich, wie differenzierte grammatische Fügungen von N. geleistet werden. Hin und wieder werden aber auch grammatische *Konstruktionsmuster* ein Opfer von *Kontaminationen*. Das trifft etwa für den zweiten Satz der folgenden Satzverbindung zu: „Ich konnte in die Maschine übertragen; ich konnte . . . auf die Maschine geschrieben . . . ."

N. hat im zweiten Satz eine Konstruktion angewandt, die ein vorausgehendes „ich habe" erfordert hätte. Wäre er wenigstens bei dem Begriffswort „übertragen" geblieben! Dessen Infinitiv und Perfektpartizip sind identisch. Deswegen kann es sowohl mit einem temporalen als auch modalen Hilfsverb verbunden werden. Daß N. den zweiten Satz mit einem Perfektpartizip beschließt, weist darauf hin, daß er den Beginn des zweiten Satzes mit dem temporalen Hilfsverb „haben" intendiert hatte. Mit diesem Konzept hat er sich aber wohl gegen die *Nachwirkung* der *Konstruktion* des ersten Satzes zunächst nicht durchsetzen können. Eine derartige Nachwirkung ist ja um so stärker, als sie nicht nur gedanklich-innersprachlicher Natur ist, sondern ihr Material auch sensomotorisch zurückempfunden wird (GEHLEN). Erst im Verlaufe der Formulierung des zweiten Satzes hat sich N. von der Nachwirkung des ersten lösen können. Das intendierte Konzept des zweiten Satzes hat sich allmählich durchgesetzt, jetzt aber zu Unrecht. Nachdem N. auch den zweiten Satz *erst einmal* mit dem modalen Hilfsverb *begonnen* hat, sind ihm in der *Wahl* der Prädikatsergänzung *Schranken* gesetzt. Nur, wenn er bei dem Begriffswort „übertragen" geblieben wäre, hätte sich der Übergang auf das andere Satzmuster nicht bemerkbar gemacht. Es ist eben nur die Identität von Infinitiv und Perfektpartizip (für das Verb „übertragen" gegeben), was (für die Stelle des Hilfsverbs) die Möglichkeit eines Austausches zwischen einem temporalen und modalen Hilfsverb beläßt. Diese „Austauschmöglichkeit" wird „neutralisiert" (GUIRAUD), sobald das Prädikat mit einem Begriffsverb ergänzt wird, dessen Infinitiv und Perfektpartizip auseinanderfallen.

Eine häufige Phrasenkontamination ist die Vermischung von „und so weiter" und „oder sonst was" zu „oder so weiter".

Reihenanknüpfung

Welche sprachlichen Faktoren bestimmen sonst noch N.s Rede?

Während erneuter Besprechung der Lebensgeschichte reihen sich folgende Sinnträger aneinander, jeder für sich inmitten verschiedentlichst ausgeflickten syntaktischen Beiwerks: Militärzeit — Adler (unmittelbar nacheinander wiederholt. — Auf Befragen:) Obergefreiter (Auf Befragen:) Truppenteil (Waffengattung?) Divisionsfahrzeugen. Dann folgt eine Reihenanknüpfung: „Zu Lande, zu Wasser und in der Luft". Diese Reihe ist nicht absichtlich, nicht individuell zusammengestellt. Sie wird vielmehr gedankenlos als ganze *Phrase* eingesetzt. Vermutlich gehört nur ein Glied der Reihe in den Sinnzusammenhang: „Zu Lande". Darüber hinaus schwebte N. vielleicht — mehr oder weniger verschwommen und unausgesprochen — das Wort Luftlandedivision vor. Er war ja Fallschirmjäger, wenn er es auch diesmal auf entsprechendes Befragen nicht gesagt hat, und von Division hat er noch kurz vor der Reihenanknüpfung gesprochen. Bestimmungs- und Grundwort (-division) der Wortzusammensetzung Luftlandedivision sind also durchaus gebahnt.

In einer anderen Art von Reihenanknüpfung verfängt sich N. anläßlich von Äußerungen zum TAT-Bild 1 (Junge vor Geige): „Wir hatten uns gar nicht gekannt. Wir waren, ich war, ich bin ... .“ Zunächst tauscht N. unter Beibehaltung von Person, Numerus, Tempus, Modus und Genus die temporalen Hilfsverben aus. Dann beginnt er zu *konjugieren*, indem er Person und Tempus nacheinander abwandelt.

Fremdanknüpfung

Auch an Äußerungen des Vl. knüpft N. gerne an. So antwortete N., als Vl. ihn ermahnend danach gefragt hatte, was seine Rede mit dem Bild (TAT 1 — Junge mit Geige) zu tun habe:

„Mit mit dem Bild ist, der ö ich sagt ich also genau so wenn wir einem Auto ..“

Obwohl N. einen Präpositionalausdruck des Vl. aufgegriffen hat, wiederholt er die Präposition. Warum zögert er, da er den Präpositionalausdruck doch nur nachzusprechen brauchte? Beschäftigt ihn schon die Formulierung der weiteren Antwort, oder ist er sonstwie abgelenkt?

An anderer Stelle übernimmt N. mit kleinen Abweichungen einen ganzen Satz des Vl.

Er war folgendermaßen ermahnt worden: „Sie reden immer von sich und Ihrem Anstaltsaufenthalt; sprechen Sie mal hier über dieses Bild!“ Ihm lag Bild 2 des TAT (Landszene) vor. Auf die Vorhaltungen entgegnete N.: „N ja, ich bin heute, ich bin ich also io ich war schon mal auf dem Flugplatz in Tempelhof und wir nennen, sie sprechen jetzt gerade von sich. Ich bin auch (?) k selbst geflogen in der Luft ...“

„Sie sprechen jetzt gerade von sich“ lautet N.s Neuformulierung. Der ursprüngliche Satz heißt: „Sie reden immer von sich“. N. flicht den übernommenen Satz nicht unvermittelt in sein eigenes Konzept ein. Schon vorher war er der Sachgruppe „sprechen“ schon einmal nahegekommen, indem er sagte: „ ... Stimme am morgens ... .“

Warum drückt sich N. mit Worten und Satzabschnitten des Vl. aus? Vermutlich aus Sprachnot! Er verwertet alles, was er aufgreifen kann, um drauflos reden zu können.

Als er gefragt wurde, ob er in Essen Stenographie gelernt habe, antwortete er erst mit „ja“, verneinte aber sofort danach. Er fügte hinzu: „In Vohwinkel.“ (In Vohwinkel sind Sie aufgewachsen?) „Ja, in Essen ... Er spielt Schifferklavier. Ich habe weder kein Auto, kein Schifferklavier habe ich alle. Ich habe nichts.“

Hinter dem inversiven „habe ich alle“ fehlt ein „nicht“. Es wird nach Wiederholung (= „ich habe“) in Form von „nichts“ aber doch noch angebracht. Themawechsel, doppelte Verneinung („weder“ — „kein“) und einige Abbrüche zeigen an, daß N. nicht recht bei der Sache ist. Dafür ist auch ein Indiz, daß N. die erste Frage zunächst bejaht und dann — wie es offenbar richtig ist — verneint hat. Auch für die unsachliche Verwendung des in der ersten Frage gebrauchten Präpositionalausdruckes „in Essen“ wird man Zerstreutheit, Gedankenlosigkeit und Geschwätzigkeit verantwortlich machen müssen. Eine suggestive Verwertung fremder Formulierungsangebote im Sinne der *Echolalie* braucht man *nicht* zu unterstellen, zumal Übergangsphänomene vorkommen, in denen weniger wörtlich als vielmehr *approximativ* an Äußerungen des Gesprächspartners *angeknüpft* wird. Auch unterscheiden sich Eigen- und Fremdanknüpfung nicht.

Zur 5. Rorschach-Tafel wurde N. gefragt, ob er schon umgedreht habe. Er antwortet: „Das Gegenteil, das Gegenteil". Weil N. oft jede Idee zum Sprechen fehlt — man braucht nur die vielen Pausen zu beachten, mit denen manche Textabschnitte fast übersät sind — *knüpft* er gern *sprachlich* an Fragen an, weit davon entfernt, sie dabei *sachlich* zu beantworten.

Auch reine Form- oder *Strukturelemente* entnimmt N. gern den Äußerungen des Gesprächspartners: (Was war mit Hitler?) „Das war nicht hier". Das interrogative „was" wird zu „das" umgewandelt und die Verbalform unverändert beibehalten. Die Antwort ist der Form nach bereits eine Aussage, aber sie hat keinen Inhalt. N. hat gesprochen, *ohne überlegen* zu müssen!

Grammatik

Gelegentlich entsteht ein falscher *Numerus* dadurch, daß N. Bestandteile einer Frage des Vl. übernimmt. So wurde er z. B. — wieder während der Vorlage der Tafel 5 des Rorschach-Tests — gefragt: „Was ist das?" Er antwortete: „Erinnerungen ist das . . . ." Seine Formulierungsspontaneität bricht nach dem Einzelwort „Erinnerungen" sofort wieder ab. Die Fortsetzung bestreitet N. mit vom Vl. übernommenen Worten. Nicht einmal für die Kongruenz des Numerus zwischen Subjekt und Prädikat reicht die Eigenleistung aus. — Die erörterten Phänomene der Übernahme fremder Formulierungen lassen sich als Fremdnachwirkungen den Eigennachwirkungen gegenüberstellen.

Auch Eigennachwirkungen können Ausgang eines falschen Numerus-Gebrauches werden. Der nachfolgende Textbeleg ist besonders angeordnet, damit der Gang der Nachwirkung ersichtlich ist.

<table>
<tr><td>„Das sind doch</td><td>auf der Straße zu viele Autos</td></tr>
<tr><td>also kaum zu glauben</td><td>die ganze Straße</td></tr>
<tr><td>waren</td><td>die ganze Dinges zu viel."</td></tr>
</table>

(Die beiden letzten Zeilen sind künstlich getrennt; Phrasierung und Ton durchgehend!)

Nach JUNKER bedeutet Sinnbezogenheit des Satzes, daß sich die Aufmerksamkeit nach einem Punkt richtet. In ihm konzentriert sich der Satzinhalt. Aus ihm entfaltet sich die Gestalt des Satzes. Dem *Sinnpunkt* gegenüber ist jedes *Wort* nur in *einer* Richtung *fixierbar*. Der *restliche* Bedeutungsgehalt bleibt latent und *verschwommen*.

In dem zitierten Text liegt die Aufmerksamkeit zunächst auf „zu viel Autos". Im nächsten Satz wandert sie unter Beibehaltung der Grundvorstellung zur Ortsbestimmung „die ganze Straße" und mit der Aufmerksamkeit die Bezeichnung der ungenau bekannten Menge. Das unbestimmte Zahlwort verwandelt sich zugleich von einem Mehrheits- in einen Allheitsausdruck („zu viele" — „ganze"). Trotzdem überwiegt der Pluralcharakter der Mehrheitsvorstellung gegenüber der singulären Ganzheitsvorstellung. Anscheinend deshalb ist für die zweite Verbalform („waren") der Numerus der ersten („sind") beibehalten, obwohl das regierende Subjekt in der Einzahl steht. Die Pluralvorstellung taucht erst hinter dem letzten Ganzheitsausdruck („die ganze Dinges") nochmals auf und schließt ab („zu viel").

Daß N. eine *Leitvorstellung nicht los wird,* scheint der Grund dafür zu sein, daß er an der folgenden Stelle den Numerus für das Prädikat des nächsten regierenden Subjekts verfehlt:

„Da haben die Kinder mal 'ne Sauna gehabt. Das war das waren Gut Steinberg."

Er setzt zwar richtig ein, wird aber unsicher und wiederholt falsch. Der Plural „Kinder" dominiert.

Auch auf die *Genus*-Bildung scheint ein vorausgegangener Text nachzuwirken; voraus:

„Auf den Jahrgang, wir hatten einen Jahrgang gewählt." Und jetzt: „Wenn man *auf den* Alter jetzt zurückgreift, auf die Zukunft zurückgriff ... auf den al alten Jahrgang ... auf die Jugend nicht zurückgriff ..."

N. korrigiert sich zwar, tauscht aber das Begriffswort im Präpositionalausdruck aus. Er fährt nämlich fort: „Auf die Zukunft zurückgegriffen". Er bleibt bei der präpositionalen Fassung, tauscht weiter die Begriffsworte aus, so daß Reihen entstehen: Alter — Zukunft — alter Jahrgang — Jugend. Auch das Tempus wechselt: Gegenwart — Vergangenheit — Vergangenheit. Indem N. ein *wenig variiert,* bestreitet er ohne nennenswerten Denkaufwand *ganze Textabschnitte.* Verliert er sich in den *endlos möglichen sprachlichen Kombinationen?* Bleibt er in den Ähnlichkeiten und *Analogien* stecken? Mangel an Denkantrieb macht ihn sicherlich oft zur Beute der Sprachverführung.

Auch falsche *Tempus*-Bildungen sind mit gedanklicher Zersplitterung verbunden:

„Ich war also", so beginnt N. während einer psychiatrischen Exploration, „man sagt doch früher ö Vohwinkel wird existieren und so und so und so und ich (?) und ich wußte gar nicht, wo Vohwinkel war."

Tempus („sagt") und Temporaladverb („früher") widerstreiten einander! „Man sagt" kommt im allgemeinen Sprachgebrauch sehr häufig vor; besonders N. bedient sich gern dieser handlichen, abgegriffenen Wortkombination.

„Ich wußte garnicht, wo Vohwinkel war".

Die lexikalischen Bestandteile der Phrase „ich wußte gar nicht" werden in der fixen Kombination von N. häufig gebraucht und haben größtenteils Füllcharakter. Den haben sie sicher auch an dieser Stelle. Aber das Imperfekt hat ihn nicht! Es ist offenbar geprägt von dem *zeitlichen Fluidum* der Begriffe, die es *umgeben.* Auch das Prädikat des Relativsatzes (zugleich Objektsatz — „wo Vohwinkel war") steht im Imperfekt, obwohl der Satzsinn das *gnostische Präsens* erfordert. Seinen Sinn bezieht der Satz von dem Wort „Vohwinkel"; es ist das *Sinnwort.* Für sich ist es ein Name, für den Sprecher jedoch ein Begriff mit einem großen „*Hof*" (HUSSERL, JAMES, PIRO) voller gefühlshaltiger, sphärischer, *vergangenheits*bezogener Bedeutungen. Von diesem Begriffshof strahlt gleichsam ein Dämmerlicht aus, das die benachbarten Prädikate ins *Imperfektive* taucht. Das Imperfekt ist das Tempus der Versenkung in die Vergangenheit, des sinnenden Verweilens bei ihr; es ist das Zeichen dafür, daß die Vergangenheit durativ erlebt wird. Sie wird aus dem „Nie mehr" des „Abgeschlossenen" nochmals vergegenwärtigend heraufgeholt und mit neuem Leben erfüllt. —

Was bestimmt N. bei der Wahl der *verbundenen Personalpronomina?*

Als er die Bilder der Serie II des Hamburg-Wechsler-Tests (Verhaftung) ordnen sollte, sagte er u. a.: „Da ist eben die Polizei. Das schafft er, wenn er Schnaps getrunken hat, hat er eben ein Kotelett gegessen und Pfannkuchen … Ich esse Pfannkuchen und er trinkt Schnaps.“

Das Schnapstrinken ist noch ein andermal ausgesagt, und zwar von einem „Bruder“: „Ich habe jetzt noch drüben einen Gast; es ist ein „Bruder“. Daß einer „im Stehen so ein Kotelett wegessen“ konnte, wird von einem „Bekannten“ gesagt, „der … trägt Uniform“. — Eine andere Textstelle um das Stichwort „Kotelett“ umgeht eine finite Verbalform und beläßt es bei der nominalen Verwendung eines Mittelwortes der Vergangenheit: „Muscheln oder Gehirn *gegessen* oder Kotelett und Ei Spiegeleier“.

Die Reden vom Schnapstrinken und von Kotelett und Pfannkuchen sind überwiegend auf eine dritte Person gemünzt. Warum sagt N. da auf einmal: *„Ich esse* Pfannkuchen …“? Warum sagt er das auf einmal von sich selbst aus? Vielleicht ist es eine Gegensatzanknüpfung. Vielleicht hat sich das *Gegensätzliche* zwischen Pfannkuchen und Schnaps, zwischen essen und trinken einfach auf die Personalpronomina *ausgeweitet* und zu einer Entgegensetzung der dritten und ersten Person Singular geführt.

N. münzt öfter, zumindest der Form nach, an sich neutrale *Sachbezüge auf sich selbst* um. So hatte er sich nach vielen Abbrüchen und Neuansätzen um die verschiedensten scheinbar beziehungslosen Syntagmen herum an ein Begriffswort heranführen lassen, das auf die vorliegende TAT-Tafel 5 (Zimmer-Wirtin) sinnbezogen war: „Zimmer“.

(Was mag das für ein Zimmer sein?) „Ein dunkles Zimmer ist ein dunkles Zimmer haben wir nicht.“ (Wer mag in diesem Zimmer wohnen?) „Eine Frau.“ (Meinen Sie, daß sie da zu Hause ist, in dem Zimmer?) „Da habe ich auch kein, ich meine, bei uns ist auch dunkel, hat er noch nie, noch nie …“

Von der Vorlage und entsprechenden Hinweisen des Vl. mögen verschiedene Vorstellungen und Gedanken auf N. eindringen. Was damit beginnen? Wie sich zurechtfinden? Wozu sich entscheiden? Viele Gedanken gibt es nicht, wonach sich N. richten könnte. Daß Partikel, Beziehungsworte, Phrasenfragmente, abgegriffene Phrasen und stehende Redensarten als Füllsel herhalten müssen, ist im Umgang mit N.s Äußerungen ein vertrauter Gedanke geworden. Verbindet er auch die Verbalausdrücke mit ihren Pronomina *unbesehen*, bedenkenlos, sachfremd, gewohnheitsmäßig, nach sprachlichen Zufälligkeiten? Auch wenn N. für den Satzgegenstand Personalpronomen verwendet, hält er sich vermutlich an Verbindungen, die der allgemeine Sprachgebrauch fixiert, schablonisiert und besonders verfügbar gemacht hat. *Statistisch viele Prädilektionsverbindungen* zwischen den (Subjektformen bestimmter) Personalpronomina und bestimmten Verben sind natürlich vom Verbalbegriff geprägt. Umgekehrt ist z. B. die Verbindung „ich belle“ sicher extrem selten.

N. verwendet sehr häufig die *erste Person* Singular oder Plural. Wenn ein Prädikat in der dritten Person steht, dann meist in der Form des indefiniten „man“ oder eines nicht weniger vagen „er“, das nur scheinbar bezogen ist. Der Gebrauch des „*wir*“ ist nach *Umfang* und Bestimmtheit sehr *unterschiedlich*. Mal scheint N. mit „wir“ nur sich und Vl. zu meinen, so, wenn er etwa sagt: „Sind wir uns schon wieder einig“. Die Familie ist offenbar gemeint, wenn es heißt: „Bei uns zu Hause war es so“. Auf die Kameraden der Rekrutenzeit bezieht sich das „wir“

der folgenden Stelle: „Wir wurden erst mal uniformiert, wir wurden Soldat".
Dann wieder sind die Frontkameraden gemeint. Auch die Schulklasse und die Män-
ner der Krankenhausabteilung sind hin und wieder Satzgegenstand. Oft läßt der
Kontext im Stich, nicht nur mangels Sinnkontinuität oder Sinnrichtung, sondern auch
infolge begrifflicher Indifferenz seiner Sinnwörter. Wen meint N. etwa mit folgender
Äußerung?

„.. Das Zwiegespräch hatten wir Zwiegespräch hatten wir gestern hatten wir gestern
gestern heute vorgestern mittag?"

Schon der allgemeine Sprachgebrauch kennt ein unbestimmtes „wir", das durch
seinen Kontext nicht weiter determiniert wird, etwa weil es für die *Information un-
wichtig* ist (BRUNOT). Wie sollte N. die *Determinationslücken der Sprache* nicht ausgenützt haben, um *Gedankenarmut* und Aussageschwäche zu *verbergen* und darüber
hinwegzulenken?

Während der Vorlage der TAT-Tafel 5 (Mann und Frau) sagt N. u. a. (Was ist los?):
„Das habe ich bisher gar nicht gewußt. (Gucken Sie sich's mal an!) Ja, das ist es ja nun ö
man würde es gar nicht tun. (Was?) Ja, eine Frau ist ja immerhin sch das die Menschen
stammen s von uns ab, dann dann na sind fis ist ist das Leben ist nur (?) Ansichtssache. („Die
Menschen stammen von uns ab", das ist Ansichtssache?) Ja, z. B., wenn ich als Arzt sage ö er
hat mi ö ins alte Leben wieder reingerufen, damit der Junge se sich wieder wohlfühlen kann
ne we und so weiter Geschäft wieder gut geht und so weiter. Mein Vater hat auch dafür mit
zu beigetragen und so weiter ...“

Man braucht wegen des Passus „Die Menschen stammen von uns ab" keinen Größenwahn zu vermuten. N. hat wohl selbst empfunden, daß der Passus unglücklich
formuliert ist; in ihrer ersten Fassung ist die Aussage jedenfalls mit „sozusagen" abgeschwächt. Vielleicht sind verschiedene *Gedankenbruchstücke* nebeneinander geraten
und zu einem Satz *zusammengeflossen*, dessen wörtlicher *Sinn* ein *Zufallsergebnis*
ist. Vor dem zitierten Absatz ist wiederholt von einem „anderen Leben" die Rede
gewesen. In der Verbindung „altes Leben" taucht das Stichwort auch in dem zitierten
Textabschnitt auf. Das „alte Leben" ist es, worin er (? — vielleicht ein Arzt, wenn
das Wort „Arzt" auch als Attribut mit „als" an „ich" angefügt ist) „ihn wieder reingerufen hat". Es bezweckt, daß „der Junge sich wieder wohlfühlen kann und ... das
Geschäft wieder gut geht". N.s „Vater hat auch dafür mit zu beigetragen".
Inmitten dieser Sinnwörter ist der Passus „die Menschen stammen von uns ab"
offenbar ein gedanklicher *Fremdkörper*. Fremd bleibt er aber nicht im größeren
Textzusammenhang. Vorher war vom Beginn eines anderen Lebens die Rede, kurz
nachdem das Stichwort „Frau" gefallen war. Meint N. mit Beginn „anderen Lebens"
Heirat? Er könnte vom Motiv des TAT-Bildes beeinflußt sein; es stellt Mann und
Frau dar. Auch dem Passus „die Menschen stammen von uns ab" geht unmittelbar
das Stichwort „Frau" voraus. So liegt denn das Wort „abstammen" durchaus in der
Luft. Auch sonst spielt N. gelegentlich auf Frau und Ehe an. Auf die Frage, was
eine Ehe sei (Hamburg-Wechsler-Test), antwortete N. z. B. prompt: „Die wünsch'
ich mir". Kurz danach sprach er von einem „sehr guten Zivil*leben*".
Welchen Umfang hat der Begriff „die Menschen"? Was sagt N. sonst vom Menschen, das auf den Umfang des jetzt erörterten Begriffs rückschließen ließe? Zur Rorschach-Tafel 4 sagte N.:

„Das menschliche Organ, die unteren Organe"; zu Tafel 7: „Die Beine sind auseinander,
Mensch." Zum TAT-Bild 6 (Vater und Sohn) äußerte N.: „Es sind Menschen, die sich in der

Welt irgendwie wohlfühlen." (Vorhin hieß es: „... daß der Junge sich wieder wohlfühlen kann!") Während der Vorlage der TAT-Tafel 8: „Der Mensch ist eine Uniformierung" und eine Zeitlang später „Menschengewühl..." und noch einige Sätze später: „Der Verstand auf den Menschen einwirkt." Während der Vorlage der TAT-Tafel 10 wurde N. gefragt, was mit der „Hand" sei. Er antwortete: „Das ist das Wichtigste, was der Mensch hat, sind ja fremd, sind fremde Menschen."

Allzu umfangreich ist der Begriff „Mensch" wohl nirgends gefaßt. Entsprechend *begrenzt* dürfte der *Begriffsumfang* auch in dem Passus sein: „Die Menschen stammen von uns ab".

Wenn das Wort „abstammen" nur nicht einfach deshalb verwandt worden ist, weil es in der *Linie der vorausgegangenen Sinnwörter* liegt! Wenn es sich nur nicht einfach dadurch angeboten hat! Besagt es aber, was es konventionell bedeutet, kann man es wörtlich nehmen — am Begriff „die Menschen" braucht der Satzsinn nicht zu scheitern. Der Begriff kann *begrenzt genug* gemeint sein, um biologisch *sinnvoll* zu bleiben, selbst wenn „uns" den Sprecher und eine (fingierte) Frau bezeichnet.

Aber auch das Personalpronomen „uns" schillert in aller Unbestimmtheit! Mag in ihm auch ein Text gipfeln, in dem es von einschlägigen Stichwörtern wie „Frau" und „anderes Leben" und somit von Anspielungen auf Ehe nur so wimmelt — über die vage Vermutung kommt die Deutung des Pronomens nicht hinaus. Man wird nämlich auch zu bedenken haben, daß — nachdem nun mal von „abstammen" gesprochen ist — der Rektion dieses Verbs genügt werden muß. Die Stelle des Präpositional-objektes verlangt Ausdruck und Erfüllung. Die Klammerstellung (stammen ... ab) erzwingt rasche Entscheidung. „Ab" ist ja noch fällig und darf nicht zu lange in der Schwebe bleiben. Sonst verlieren Sprecher und Hörer den Faden. Da stellt sich schnell das Personalpronomen ein; und wenn schon Personalpronomen, dann auch erste Person! Sie wird allgemein von N. bevorzugt. Ihr Plural könnte sich wegen des TAT-Bildes und der Leitvorstellung („Frau" — Ehe-)Paar, d. h. durch den Begriff der näheren Prädikatsbestimmung, aufgedrängt haben. Abstammen geht ja von einem Paar aus. Der Sprecher wird eben auch von der Eigengesetzlichkeit und Struk-turdynamik der Sprache getragen.

> Denn eben wo Begriffe fehlen,
> da stellt ein Wort zur rechten Zeit sich ein.
>
> (Goethe)

Die Sprache nimmt dem Sprecher manche *Denkarbeit* ab.

„Die Menschen stammen von uns ab" — ein anspruchsvoller Satz! Er ist formal korrekt und geschlossen. Seine Begriffswörter sind aufeinander abgestimmt. Trotz-dem vermittelt der Satz keinen Sinn. Seine *Sinnwörter* sind zu *unbestimmt*. Man weiß nicht, wer mit „Menschen" und „uns" gemeint ist. An Unbestimmtheit stehen sich das Begriffswort „Menschen" und das Pronomen „uns" gegenseitig nicht nach.

Im allgemeinen gewinnt das Pronomen der ersten Person im Gespräch an Konkret-heit durch seinen Bezug auf den Sprecher. Es gibt dadurch der Sprache zurück, was sie an Dichte, Einmaligkeit und Konkretheit verliert; muß sie doch aus allzu großer Besonderheit herauslösen und verallgemeinern, wenn sie ihre Mitteilungs-funktion erfüllen können will. N., der alle nominale Bestimmtheit in der Schwebe zu lassen weiß, entwertet und *lähmt* auch die *Bedeutungserfüllung* des Personalprono-mens (der ersten Person), die es durch seinen *Bezug* auf den *Sprecher* gewinnt. So wechselt N. vom eindeutigen Singular der ersten Person zu ihrem Plural über, wenn er etwa sagt: „*Ich wir* konnten nicht an den Schrank". Oft ist es sachlich wenig belangvoll, ob ein personales Subjekt im Singular oder Plural steht, ob die Gemeinschaftlichkeit einer Handlung ausgedrückt wird oder der Ausdruck des Gemeinschaftlichen zur Straffung und Vereinfachung eines Berichtes zurücktritt. Die Präzisierung des Ausdruckes all der Beziehungen, wie sie die verbale Satzfügung erfordert, geht oft weit über das hinaus, was die Information gebietet (redundancy — MILLER). Es gibt Sprachtypen, deren Konstruktionen das Maß an überflüssigen Ausdrucksmitteln niedriger halten als die flektierenden indoeuropäischen Sprachen. Eine Art von Sparsamkeit halten aber die flektierenden Sprachen in Form der nominalen Fügung bereit. Gewissermaßen auf dem Wege zu ihr liegt die *Vernachlässigung des Numerus.*

N. nimmt es nicht immer so genau mit dem Numerus. Mitunter bleibt es offen, ob N. mit dem angewandten Numerus etwas wesentlich anderes sagt, als er meint. Es gibt aber auch Textstellen, die verdeutlichen, daß N. mit dem Gesagten nur den *Aspekt* des Gemeinten wechselt, nicht das Gemeinte selbst. So sagte N. während der erneuten Besprechung seiner Lebensgeschichte:

„...ist selber auf der Etage und und *wir ich* mußte Parterre wohnen, nicht. Parterre wohnen und der... Möbelwagen und da sind wir ausgezogen."

Wenn ich zwar mit meiner Familie zusammen wohne, aber nur von der Lage der Wohnung sprechen will, kann es für die beabsichtigte Information gleichgültig sein, ob ich per „ich" oder „wir" spreche.

Ungewöhnliche Sachaspekte

Soweit die Äußerungen von N. gedankliche Substanz erkennen lassen, ist es statthaft, die unversehrten Formulierungen für das zu nehmen, was sie nach allgemeinem Sprachgebrauch ausdrücken. Gemeinhin ist mitunter ein Satz schon dann verständlich, wenn nur ein Teil von ihm erfaßt ist. Den Rest nimmt der Hörer vorweg nach Art einer Wahrnehmungsergänzung. Es ist das Ganze, wovon jedes der an sich oft vieldeutigen Einzelzeichen seinen Sinn erhält (KAINZ). Man kann einen Satz verstehend ergänzen, bevor noch das Schlußwort gesprochen ist. Das Verständnis orientiert sich an typischen syntaktischen Gruppen. Sie sind die eigentlichen Satzglieder, weniger die Worte (KAINZ). Zumindest ungefähr läßt sich gelegentlich voraussehen, wohin eine Äußerung abzielt, sobald ihr *Hauptsinnträger* vermittelt ist, in dem das Sinn- oder Beachtungs*relief* gipfelt. Das Sinnganze, sei es nun Situation oder Thema, erzeugt eine *Erwartungseinstellung.* Gewöhnlich — so PORZIG — lassen sich allerdings die Redeglieder nicht sinnvoll verknüpfen, bevor die Rede beendet ist. Er exemplifiziert: „Ich schätze diesen Maler — nicht". Wer voreilig verknüpft hat, muß umdenken (PORZIG).

Die Verständnisschwierigkeiten gegenüber N.s Äußerungen sind zusätzlicher Art. Einen Sachverhalt mit seinen Einzelzügen stellt die Sprache nach den für sie typischen und von Sprache zu Sprache abweichenden Sichtweisen dar. Sie bildet die dargestellte Sache nicht photographisch ab, sondern prägt sie gedanklich um und gestaltet sie nach charakteristischen Momenten (CASSIRER). Die Sichtweise ist ein Ausdruck der „inneren Form" (W. v. HUMBOLDT). Die Unterschiede sind überindividuell. Innerhalb der Sprachgemeinschaft ist die Art gemeinsam, wie die Sprache darstellt, und ist es Gemeinsames, worauf die Sprache angewiesen ist (BLONDEL)! Demgegenüber

sind es ungewöhnliche Sachaspekte, was sich in N.s Reden niederschlägt und ihnen —
sofern sie überhaupt verständlich sind — *sonderbares* Gepräge und *Kolorit* verleiht.

So sagte N., als ihm die TAT-Tafel 2 (Landszene mit Pferd) vorlag: „... da dachte ich
doch nicht an Pferde. Ich war war nur im im Raum und ö ein anderer Kamerad kam und
erzählte mir auch was von Pferden, nicht. Ich ich — ich ich hörte aber nur daß daß daß daß
ö daß er das erlebt hatte, nicht? Hatte er das erlebt."

Das Augenmerk soll sich jetzt auf den letzten Satz dieser Äußerung richten. N.
hebt hervor, daß der Erzähler einer Pferdegeschichte den Inhalt seiner Erzählung erlebt
hatte (Vorvergangenheit trifft wohl nur approximativ zu!). Es gibt zweifellos Ge-
sprächszusammenhänge, in denen der Hinweis berechtigt ist, daß eine Geschichte
erlebt worden ist. Nicht, daß N. die Erlebnistatsache der Pferdegeschichte aussagt,
mutet befremdlich an, sondern der Zusammenhang, in dem er es tut. Er *streift* ja
nur, daß ihm im (Tages-)Raum ein Kamerad von Pferden erzählt hat. Mit zwei
Sätzen ist das abgetan. Trotzdem wird sogleich und ausschließlich noch das Erlebt-
heitsfaktum mitgeteilt, nachdem man sich gerade erst auf das Thema eingestellt hatte.
Mehr erfährt man von der ganzen Sache nicht. N. spricht im nächsten Satz schon wieder von etwas ganz anderem. Hätte N. eine *unglaubwürdige* Geschichte ausgemalt
und abschließend — etwa zu besonderer Pointierung oder auch wegen eines rheto-
rischen Effektes — die Erlebnisechtheit betont, dann wäre sie sinnvoll eingebettet
gewesen. So belegt die erörterte Äußerung einmal mehr das Zerrissene und Einzel-
hafte N.scher Rede und die *Schiefheit* und *Unstimmigkeit* seiner *Sachaspekte*.

Gedankenzuordnung

Beachtlich sprunghaft ist der Gedankengang, als N. während der Vorlage von Tafel 3 des
TAT (kauernder Junge) sagt: „Er diktierte mir, und ich hatte Stenographie gelernt. Die
Stenograph dann ö z. B. also Stroh wurde in dem Strohbinder richtig gebunden, nicht... Es
war eben sein Beruf."

Nach einigen Abbrüchen und Füllwörtern (dann, zum Beispiel, also) springt die Aussage unmittelbar auf die Arbeitsweise der Maschinen über, die an seiner früheren Arbeitsstätte hergestellt werden. Wenn man schon in diesem Entfaltungsstadium der Rede
einflechten will, in welchem Betrieb man zur Berichtszeit gearbeitet hat, würde man
sich einer allgemeineren Aussage bedienen. Man würde etwa formulieren: Ich war
damals in einer Firma tätig, die Strohbinder herstellte. Das scheint es jedenfalls nach
dem Zusammenhang der Begriffswörter hier und mit anderweitigen Äußerungen von
N. zu sein, was er sagen wollte. Statt dessen erklärt er den Begriff „Strohbinder"
und schildert einzelhaft einen konkreten Vorgang innerhalb des Gesamtkomplexes
„Fabrikbetrieb". Das lebensgeschichtliche Material ist vom übergeordneten Thema
als dem „*Sinnselektiv*" (KAINZ) geschichtet. Die einzelnen Schichten unterscheiden sich
durch ihre *thematische Relevanz*. Singuläre und konkrete Einzelzüge rangieren zu-
unterst. Am wichtigsten sind zusammenfassende und raffende *Orts-* und *Zeitbestim-*
mungen. Ihre Schicht ist die vom Sinnganzen konstituierte, logisch zuständige und
repräsentative Kategorialebene. Sie ist es, wovon die Auswahl der Aussagen aus-
zugehen hat und woraus N.s Bemerkung über die Arbeitsweise der Maschinen *her-*
ausfällt. Darum ist seine Bemerkung *unangemessen konkret*, logisch abwegig und
entlegen. Das ist der Grund, warum man sagen kann, in dem zitierten Textzusam-

menhang werde der logische Kategorialbezug gewechselt. Der Wechsel ist ein Gegenstück zu dem bekannten Wechsel an Gefühlsgehalt in den schizophrenen Äußerungen. N. denkt anscheinend zu sehr vom isolierten Augenblick und *Einzelzug* her, ohne Kontinuität, ohne den langen intellektuellen Atem, den man braucht, um einen Sachverhalt *angemessen zu entfalten*. Der Hörer muß den Sachverhalt ja Schritt für Schritt erst kennenlernen und *nachvollziehen* können. Dazu müssen die Akzente richtig gesetzt und die *Beachtungsverteilung zweckmäßig gelenkt* werden. In mente vorausgegangen ist eine *Gestaltungs*leistung: die inextensive Sinneinheit muß transponiert werden in die sukzessive Ausgliederung des extensiven Sprachlichen. Die verständliche Mitteilung erfordert ein Minimum von *Zielstrebigkeit, Gestaltungsphantasie* und *Voraussicht,* wenn auch die im Laufe der Individualentwicklung übernommenen Sprachschablonen und Muster viel Denkarbeit ab- und selbst übernehmen. Der Denkantrieb muß vom *Mitteilungswillen* angespornt werden. Bis zu einem gewissen Grade muß man sich auf die Mentalität des *Partners einstellen* und abschätzen können, welche Voraussetzungen er für das Gespräch mitbringt. Ein Minimum an *sozialer Zuwendung* ist für das Sprachverständnis unerläßlich. Daß sie N. fehlt, dürfte ein unmittelbarer Ausdruck des krankhaften *Autismus* sein, von Desinteresse und Antriebsschwäche abgesehen.

Disparate Kombinationen

Einmal sagt N.: „So einfach haben wir den Schlaf konzentriert". Der Schlaf ist kein *logisches Objekt* für konzentrieren, höchstens in einem expressiven Sinn mit Stilwert. „Schlaf" als nähere Bestimmung und „konzentrieren" sind disparat. Sie gehören zwei *verschiedenen syntaktischen Wortfeldern* an. Informationstheoretisch ausgedrückt ist die *Frequenz* (GUIRAUD) ihrer Gebrauchskombination gleich Null. — Zum Begriff „syntaktisches Wortfeld" definiert PORZIG: „Alle Wörter haben gewissermaßen ein Kraftfeld um sich, in das Wörter nur ganz bestimmter Art eindringen können. Jedes Verbum kann nur einen ganz bestimmten Kreis von Subjekten und, wenn es transitiv ist, von Objekten haben. Auch die sonstigen Bestimmungen werden durch seinen Inhalt bestimmt".

Zu Tafel 7 des Rorschach-Tests sagte N.: „Tafel 7 (sein Echo darauf, daß Vl. das Wort zur Textgliederung ins Mikrophon gesprochen hatte!) Vogel, z. B. Schwarzdrossel, eine Schwarzdrossel. Plötzlich kommt eine neue oder eine Graudrossel, nicht. Eine die eine Schwarzdrossel kommt, dann kommt eine Graudrossel ... spiegelt (?) so schön zusammen, Graudrossel, Schwarzdrossel. Morgens ... Schnapstrinker und morgens der Milchbauer der Milchbauer mit dem Auto und morgens brachte, trank selbst ... Schnaps."

N. spielt mit Worten. Es ist ein *Wortspiel mit dem adjektivischen Bestimmungswort* des Kompositums von Drossel. Bestimmungwort und Grundwort sind disparat (Grau-Drossel). Wortzusammensetzungen veranlassen N. häufiger, an die Grund- oder wörtliche Bedeutung einer der Komponenten des Kompositums anzuknüpfen, z. B.: „Wir hatten einfach Blockhäuser gebaut ... Blockmalz war das".

Gelegentlich ist sich N. offenbar der Eigenart seiner Äußerungen bewußt. Vielleicht erklärt sich so am besten die nachfolgende Äußerung: „Man hat man hat mich *sozusagen* entfremdet". Sachlich mag sich in dieser Äußerung ein Entfremdungserlebnis niedergeschlagen haben. Der Behauptungscharakter ist durch den adverbialen Ausdruck abgeschwächt. (Wenn der Satz nur nicht das Zufallsergebnis einer Anreihung von Satzteilen ist!) N. beantwortete damit die Frage, wann er bei der Truppe gewesen sei.

„Begriffsverschiebung"

Auch korrigiert und kommentiert er sich gelegentlich selbst, z. B. nach dem Ausspruch: „Der Kuß ist also doch 'ne Fose". (Fose = Dirne — KAPELLER). Er fuhr fort: „Die zweite Frau meine ich". Dieser Zusatz enthebt von der Annahme einer „Begriffsverschiebung". Begriffsverschiebung läßt sich bei N. mangels eigentlichen intellektuellen Rapports nicht verifizieren. Der Terminus ist an Hand von andersartig gewonnenen Erfahrungen gebildet. Daß N. Begriffe verschiebt, braucht man nicht anzunehmen. Die Eigentümlichkeiten des begrifflichen Zueinanders bei N. werden von einer „Begriffsverschiebung" nicht betroffen. Überhaupt braucht ein Wortbegriff nicht verschoben zu sein, wenn ein Wort in einem *ungewöhnlichen* Sinn *individuell* verwendet wird. Diese Wortverwendung ist eine Benennung und *zunächst* nur *onomasiologisch* bedeutsam. Nach GAMILLSCHEG „ist die Benennung ... ein zweckbestimmter Willensakt". Den Ausschlag gibt das „benennende Subjekt". Von einer *Bedeutung* des so gebildeten Wortes kann erst gesprochen werden, wenn dieses, ohne Rücksicht auf den Ausgang der Bildung, *von der Sprachgemeinschaft aufgenommen* und nun zum *Symbol* des vorgestellten Gegenstandes geworden ist" (GAMILLSCHEG). „Die ‚Erde' ist bei den Römern nicht mehr als die ‚trockene', bei den Griechen als die ‚fruchtbare', bei den Germanen nicht mehr als die ‚bebaute' oder ‚bewohnte' empfunden" (WUNDT).

Während des o. a. Ausspruches von N. mag er bereits an die „zweite Frau" und den „Kuß" gedacht haben — und schon hat sich das Wort „Kuß" an der Stelle des Subjektes eingestellt — gleichsam als *Erlebnisanknüpfung* also — obwohl es gar nicht zur übrigen Aussage paßt.

Wenn N. etwa auf die Frage, wer „Büschenbeck" sei, antwortet: „Armbanduhr, Armbanduhr", dann braucht man nach allem nicht anzunehmen, daß sich in ihm der Begriff Armbanduhr „verschoben" habe. Warum sollte nicht der unverfälschte Begriff gemeint sein? Die gedankliche Beziehung zwischen „Büschenbeck" (Eigenname) und der Armbanduhr ist einfach nicht ausgedrückt, *das gedankliche Bindeglied nicht formuliert.* „Büschenbeck" mag der Uhrenhändler sein, bei dem N. die Armbanduhr gekauft hat, oder der Freund, der sie ihm geschenkt hat.

Die Antwort „eine Insel" gab N., als er das Wort „Oase" des Hamburg-Wechsler-Tests definieren sollte. Er hatte übrigens erst „Nachtarbeit" gesagt und verharrte kurz beim Stichwort „Nacht" („schlaflos"). Als ob er eine Latenzzeit benötigt hätte, sagte er dann plötzlich „eine Insel". Gewebe (Hamburg-Wechsler-Test) sei ein „Spaziergang", Parament ein „Gericht", so definierte N. weiter. Vor der letzten Definition hatte es erst geheißen: „Das weiß ich nicht". Was Trikot sei, „Turnhalle, z. B. Turnhalle, Turnhose, Trikot". N. arbeitet sich offenbar, wieder — gleichsam *laut denkend* — an die richtige Antwort langsam heran, ohne das gemeinsame parataktische Wortfeld zu überschreiten.

Warum er so durcheinander rede? Er antwortete: „Vaterschaft, an der Vaterschaft liegt das (Was für eine?) von Wilhelm. (Er hat schon einmal in einem früheren Zusammenhang Wilhelm gesagt, als eindeutig von seinem Vater die Rede war! — Ist das Ihr Vater?) Ja. (Hat er schuld, daß Sie so durcheinander reden?) Ich ö nein, ich habe (?) die Schuld. Der ist ja nu nur im (?) *Hering* ihre (?) ist schuld, der *Hering* also an und für sich, der *Hering*, den wir gegessen haben, wo bekommt man. (Unterbricht Gegenfrage des Vl.): Das sind das sind, ich bin aus dem Zivilleben".

Die logische *Reihenfolge ist verkehrt.* Daß N. selbst Schuld hat, will er ja nicht verneinen, sondern im Gegenteil behaupten. Es muß daher heißen: „Nein, ich!" Vielleicht ist die Umkehr wieder dadurch entstanden, daß N. in Raten spricht, voreilig eine Sache stichwortartig vorausnimmt, ohne sie durchdacht zu haben und dann erst, nach erneutem Ansatz, „ins Reine" formuliert. Indem er mit „ich" beginnt, hat er den Satz „Ich bin schuld" vorweggenommen. Erst dann ist ihm wohl eingefallen, daß er die Frage des Vl. noch zu verneinen hat. Die eigentliche Antwort und Begründung schließen sich an.

An einer ganz anderen Stelle sagt N. während der Vorlage von Bild 6 des TAT u. a.:

„Die Mutter ist ... wird wird den Jungen sicher soweit ernähren, (et)was Kaffee, Kuchen kann oder sonst was. (Warum sehen sich die Personen auf dem Bild nicht an?) Hö ist ja Geistzeug, der ja jed der Geistesgegenwart ... (Ist er böse?) Nein, das war durch den durch den *Hering* gekommen. Der *Hering* ist, ich habe die *Heringe* gegessen und die Dinges ö we wäre im Zivilleben ... wäre eben ganz anders ...".

Beiden Textkomplexen um das Stichwort „Hering" ist die Nachbarschaft mit der Bezeichnung eines Elternteils und dem Wort „Zivilleben" gemeinsam. Das Wort „Hering" kommt nicht von ungefähr an seine Stelle: „Nur im (?) *Hering* ihre (?) ist schuld". Hat sich der Begriff „verschoben"? Das Wort „schuld" dürfte aus dem vorausgegangenen Satz *perseverativ* angereiht sein. Es tritt an der Leerstelle des Prädikats auf, wo das Prädikativum, das nichtverbale Aussagewort, hingehört. Anscheinend hat sich ein anderes, neues Wort nicht rechtzeitig angeboten. Da ist dieses gerade noch am verfügbarsten. Doch noch korrekt mit einem prädizierbaren Verbalausdruck aus seinem syntaktischen Wortfeld verbunden wird das Wort „Hering" anläßlich seiner Wiederholung („gegessen"). An einer dritten, von den erörterten Textkomplexen unabhängigen Stelle ist es allgemeinem Sprachgebrauch entsprechend begrifflich eingebettet: „Ich könnte glattweg einen Hering essen, nicht".

Die *vergleichende Untersuchung des Wortgebrauches* bei N. — der Wortgebrauch ist Bedingung, Ausdruck und *Korrelat des Wortsinnes* (GUIRAUD) — legt nahe, daß „Hering" bedeutet, was es besagt. In der Textnachbarschaft zwischen den Wörtern Vater(schaft), Mutter und Zivilleben einerseits und Hering andererseits drücken sich vermutlich *Erlebnisbeziehungen* aus, die in der elterlichen Gastwirtschaft und beim Militär („Zivilleben" als Konträrbegriff!) entstanden sein könnten.

Einmal spricht N. über „die berechnete Person, die dafür aufkommt". „Man braucht alles" hatte er vorher gesagt. An einer anderen Stelle prägte er die Wendung „die betreffende Person". Vielleicht ist „berechnet" eine Vermischung aus „berechtigt" und „betreffend". Wüßte man nur von der ersten Wendung, nähme man vielleicht an, sie wäre *spezifisch gekünstelt.* Demgegenüber schafft die vergleichende Methode besseren *symptomdiagnostischen* Anhalt; man rubrifiziert vielleicht weniger voreilig.

Auf die rhetorische Frage, wie N. sprechen könne, wenn er — wie er gesagt hatte — gestorben sei, antwortete er: „War er (?) auch gegen und ö war unerklärlich, aber die Leute

wußten das, und war war wohl er (?) dagegen. Die die die Dinges ist eine (r — ?) ist eben
und die a also als also als Mädchen gekriegt hat, vielleicht als Kind. Die Frau wußte das so
selbst gar nicht, nicht? Wie soll man das selbst wissen, wenn man wenn man jetzt oi von
vielen schlechten Verhältnissen sagen wir mal ausgesehen sind sind nach doch gute Verhäl
hältnisse sind... Gute Verhältnisse einesteils wieder gesehen..."

Der Text faßt noch einmal viel von dem zusammen, was im einzelnen erörtert
wurde. Auch das inhaltslose „machen" verwendet N. gern — ebenso „herstellen" —
an der Leerstelle transitiver Verben. Der eigentliche Prädikatsbegriff erscheint dann
formal als Satzergänzung. In dem Ausdruck „mach doch gute Verhältnisse" ist sogar
die Satzergänzung begrifflich in der Schwebe gelassen. *Entgegen* seinem *Stellenwert*,
wonach es näher zu bestimmen hätte, entbehrt das Wort „Verhältnisse" der Bedeutungserfüllung und setzt nur eine weitere Inhaltslosigkeit. Im allgemeinen *schiebt*
N. die *Bedeutungserfüllung* immer von neuem auf. Statt dessen reiht er halb ausgesprochene Silben, Worte und Sätze aneinander, häuft Fragment auf Fragment,
fügt sie an den durch Abbrüche frei gewordenen Valenzen ein und besetzt ganze
Satzregulative mit seinen sprachlichen „*Halbfabrikaten*" (KAINZ).

Das Gesprochene hat *Sinnträgerfunktion*. Es besteht aus Einheiten, die vom täglichen Gebrauch der Sprachgemeinschaft *bereitgestellt* sind. Infolgedessen wirkt
sicherlich manche Äußerung des N. geschlossener und *einheitlicher als beabsichtigt*.
In der „Selbstüberlassenheit" (BERINGER) ist N. gewissermaßen *Nutznießer der Sprach-
Eigenmächtigkeit* geworden.

Andererseits sind — vermutlich auf dem gleichen Weg — gelegentlich auch Sätze,
wie der folgende, zustande gekommen:

„Die Frau hatte erschüttert Blockmalz gegessen." Der vorausgegangene Text lautet (während der Vorlage des TAT, Tafel 3): „Hütten und Krings (Firmenname?!) — Blockhäuser
gebaut — ein paar Kinder — Sauna — russische — Wagen — Taxe genommen — Blockmalz
(Gerüst der Namen und Begriffswörter). Später, d. h., nach dem wörtlich zitierten Satz, war
von „grauer Straße", „geputzt", „Frau" und „Junge" die Rede. An das letzte Stichwort
schloß sich der Satz an: „Er soll sich nicht erschüttern vor mir."
   Als N. die Rorschach-Tafel 4 deuten sollte, sagte er: „... und der Urin der der macht
das schon". Vorher hatte es geheißen: „Morgens einfach pissen gegangen oder sonst was. Ja
ist ist so Selbstverständlichkeit. Ja..."

Anschließend kommt N. in verständlichen Wendungen auf Beschränkungen zu
sprechen, die den Kranken wegen der Art ihrer Leiden und infolge des Gemeinschafts-
lebens zwangsläufig auferlegt sind.

Die Funktionen des Verbs „machen" im N.schen Sprachgebrauch wurden bereits
erörtert. „... der macht das schon" fungiert vermutlich als einheitlicher Komplex
für sich. Demnach ist er an das Wort „Urin" als formal *geschlossene Wortgruppe*
angehängt. Dadurch versieht er das Hauptwort ohne Zufuhr weiterer Bestimmung
gleichsam im Leerlauf des Formalen mit einem Satzwert, mit dem Index der Satz-
haftigkeit. Sachlich steht das Wort „Urin" beziehungslos da. Seine *formale Einbettung*
erzeugt einen Scheinbezug und vor allem — einen *Scheinunsinn!* In Wirklichkeit
ist der Satz aber nicht unsinnig, sondern sinnindifferent (HÖNIGSWALD). Seine *Begriff-*
lichkeit ist *zu kurz*, um einen Satzsinn zu konstituieren. Sie reicht nur für ein Wort
aus, nämlich „Urin", sie besteht ja nur aus dessen Begriff.

Zusammenfassung

Kein Satz kann alles enthalten, was über eine Situation aussagbar ist (STURTE-
VANT). Mitteilbar ist für ihn nur ein Teil dessen, was sich alles über das Gemeinte aussagen läßt. Jedenfalls muß die Mitteilung irgendwie das *Wesen* des Gemeinten zu fassen bekommen. Der Hörer muß das Gemeinte einigermaßen rekonstruieren und nach-
zeichnen können. N. stellt das Gemeinte — soweit es beurteilbar ist — sprachlich
lückenhaft dar, oft mit einem völlig nebensächlichen Detail, aus einer *abseitigen* Sicht,
in einer undeutlichen Beleuchtung. Seinen Äußerungen fehlt das mit dem Partner Gemeinsame, worauf nach BLONDEL die Sprache nachgewiesen ist. Sprache ist als Kom-
munikationsmedium ein soziales Faktum (URBAN).

Offenbar will N. gar nicht immer mitteilen. Nach dem Mitteilungs- und *Ausdruckswert* N.scher Rede lassen sich zwei *Äußerungstypen* unterscheiden. Nur ein
Teil der N.schen Rede ist persönlich *bedeutsam;* teils ist sie gleichgültig und neben-
sächlich. Überzeugungskraft fehlt weitgehend und dementsprechend offenbar auch
Affektdruck und innere Beteiligung. Darauf ist später in einem anderen Zusammenhang nochmals zurückzukommen.

Ganze Satzteile haben nur grammatisch-rhetorische Funktionen und sind inhaltlich bedeutungslos. *Aufmerksamkeitslücken* werden mit Phrasen und Phrasenfrag-
menten aufgefüllt, wie es normalerweise bei *Ermüdung* und *Erschöpfung* geschieht
(STRANSKY). Die Phrasenfragmente wirken nicht selten wie verlängerte Interjektionen
und Verlegenheitsartikulationen. Phraseologische Selbständigkeit kann gedankliche
Sprunghaftigkeit vortäuschen, wo in Wirklichkeit fast jede *Gedanklichkeit* überhaupt *fehlt*. Andererseits zeigt Häufung von Formelhaftem ebenso wie solche von
Lauten und Silben Zerstreutheit oder Abgelenktheit an. Daneben lenkt N. auch absichtlich ab.

Unter der Oberfläche eines unverständlichen Textzusammenhanges verbergen sich
nicht selten *Nachbarschaftsbeziehungen* zwischen bestimmten *Sinnwörtern*, deren Begriffen oder zumindest lexikalischen Einheiten. Um sie zu erkennen, muß man genügend weite Strecken absuchen, weil die Verbindungen weit reichen. An Hand solcher
weitläufigen Nachbarschaften — durch Vergleich verschiedenster Textstellen, z. B.
hinsichtlich Wortgebrauch und dessen Häufigkeitsverteilung ermittelt, seltener innerhalb kleinerer Textabschnitte anzutreffen — drängt sich die Deutung auf, daß sich
N. mit den beruflichen und sozialen Konsequenzen *seines Gemütsleidens* beschäftigt.

Andere *Stichwörter*-Zusammenhänge sind vage, mehr motivisch-thematisch angedeutet als logisch präzisiert. Vielfach zieht ein bestimmtes Begriffswort ein anderes
aus demselben Wortfeld nach sich. Das erste würde den Spontanbegriff, das zweite
einen Rezeptiv- oder Sekundärbegriff ausdrücken. Fast alle Ding- und Tätigkeits-
wörter — weniger die Adjektive — bieten ein Potential von „Polysemie" (SCHÖNE).
Ein Initialwort ruft die Idee eines Systems hervor, dessen Teile sich in gegenseitiger
Abhängigkeit miteinander beeinflussen und so zur Ökonomie des Verstehens beitragen sollen (SCHÖNE).

Die Testvorlagen *beeinflussen* den Gedankengang *nur teilweise* und auch dann
vorwiegend indirekt. Die weitgehende Vorlageunabhängigkeit imponiert als Ausdruck autistischen Verhaltens. So wenig sich N. von Wahrnehmungen anregen läßt,
so träge ist seine spontane Gedankenproduktion. Mangels *Denkantrieb* fällt er besonders leicht der Sprachverführung anheim. Rein sprachliche Beziehungen sind es

häufig, was die Kontinuität der Redeform unterhält. Die „*Sinnmacht* der Sprache" schafft eine Sinnhaftigkeit und Gedanklichkeit, die der Sprecher nicht beabsichtigt hat. Der Sinn kann das Zufallsergebnis der Vielfalt von Sinnbeziehungen sein, die in jedem Stück Sprache stecken. Man darf dem N. zugute halten, daß rein sprachliche Anknüpfungen ganz allgemein weit verbreitet sind. Sie sind supraindividuell und infolge häufigen Gebrauchs der Sprachgemeinschaft vorgeformt. Sie bieten sich bei Mangel an gedanklicher Substanz besonders leicht an.

So entbehren N.s Texte auf weiten Strecken sachlicher und gedanklicher Zuverlässigkeit. Die entsprechenden Verständnisschwierigkeiten setzen bereits bei der Wortbedeutung ein. Die Bedeutung eines Wortes wechselt ja mit seinem Kontext (CARROLL). Sie wird durch den Kontext aktualisiert und ist eine Funktion davon (SCHÖNE). Die Wortbedeutung muß in der Schwebe bleiben, wenn auch er bedeutungsleer bleibt. Sogar die einzelnen Sätze beziehen ihren Sinn aus dem übergeordneten Ganzen.

Am meisten Mitteilung aus sich selbst vermitteln noch die anschaulichen Worte. N. meidet sie. Auch ihnen gegenüber ist hinsichtlich wirklicher Mitteilungsabsicht Zurückhaltung am Platz. In mancher Gedankenlücke, in manchem Aufmerksamkeistief tauchen Bedeutungswörter auf, die nicht eigentlich gemeint, sondern nur sprachlich besonders disponibel sind. Dies mögen sie sein infolge häufigen Gebrauchs — individuell oder konventionell — infolge von Affektsteuerung oder psychotischen Erlebens, vergangen oder gegenwärtig. Daß solche Wörter inhaltsvoll, anschaulich oder sonst auffällig sind, verbürgt noch nicht, daß sie als echte Mitteilung intendiert sind.

So geschickt N. streckenweise den äußeren Fortgang der Rede mit sprachlichen „Halbfabrikate" (KAINZ) bestreitet, so sehr *versiegt* doch mitunter sogar der Zustrom rein *sprachlicher* Redefüllsel. Davon war schon unter „Abgelenktheit" die Rede. So wiederholt sich N. häufig, oder bringt nur noch Silben oder Laute zustande. Nach BÜRGER ist der Antrieb größer als der Einfallsreichtum; „Antrieb und Inhaltsetzung gehen nicht konform; es mangelt schließlich das Material" (BÜRGER).

Viele Wiederholungen unter Textabwandlung drücken konzepthafte Formulierung aus, als ob N. „in Raten" sprechen und *sprechend* seine Gedanken und Sätze *entwickeln* müßte. Können sich seine Gedankenentwürfe erst im Sprechen und in „sensomotorischer Rückempfindung" (GEHLEN) entfalten? Ist es, daß N. die *Klärungsfunktion* des Formulierens *steigert*, indem er laut spricht, was sich gemeinhin innersprachlich vollzieht? Vielleicht läßt er sich vom selbst Gesprochenen weiter anregen. „Das gesprochene oder gehörte Wort kann eine ganz andere Bedeutungssphäre erwecken als das nur gedachte" (BERINGER)! N. formuliert offenbar „phasenweise" (SELZ). *Entwurfsnot* (vgl. S. 88) *aus leerem Redewillen* (oder -drang) ohne Gedankenhintergrund und -ziel hat seine eigenen Gesetzmäßigkeiten. Manche phraseologischen Einheiten bezwecken als Füllsel und Überbrückungshilfen Zeitgewinn für die Formulierung.

N. entfaltet kaum irgendwelchen eigentlichen Sinnzusammenhang. Es fehlt offenbar an *Sinndirektiven*. Man kann keinen „intentionalen Sinn" (SNELL) erkennen. N.s „Rede strebt nicht auf ein bestimmtes Ziel zu". Sie „fügt sich" in kein neues „zweckvolles, verständliches Verhalten" ein (SNELL). — Mit der Begrifflichkeit seiner Aussagen nimmt es N. nicht so genau. Viele *begriffliche* Erfordernisse löst er nur *approximativ*. Er übersteigert ein allgemeines Sprechverhalten, wonach die Auswahl der

Worte das Gemeinte nur ungefähr trifft (SCHÖNE). Dieses Ungefähr ist nach SCHÖNE Bedingung und Korrelat der improvisierten schöpferischen Präzision, die gedankliche Beweglichkeit in der Diskussion zustande bringt. Dieses allgemeinsprachliche „Ungefähr", das Ungefähr des „langage", ist die Quelle von Mißverständnissen, die semantische Achillesferse, der locus minoris resistentiae, die Stelle erhöhter Störbarkeit, der Ort, an dem das Krankhafte einbricht; es ist Glanz und Elend der Sprache zugleich.

N. verwendet nicht nur die semantischen, sondern auch *syntaktischen Nuancierungsmöglichkeiten wahllos*. Aktionsart, Tempus, Modus werden unter Wiederholung des Kontextes abgewandelt, vielleicht zu einer Art von Legitimation der Wiederholung. Wiederholt N. auch hier, weil er sprechend seinen Entwurf verbessert? Auch die psychologische Modalität der Behauptung und Nachdrücklichkeit wandelt N. während der Wiederholung ab. Bemüht er sich um angemessene Wiedergabe seiner Überzeugung oder will er sogar die Variationsmöglichkeiten des Nachdrucks, die Register für die Fülle unterschiedlichster Ausdruckskraft rhetorisch ausspielen?

Ob Überzeugung und Leidenschaft des Redners mitreißen oder ob etwas „zum Geschwätz, zur Phrase, zur Trivialität wird", seinen Eindruck verfehlt und „beim Hörer nicht ankommt, wie die Schauspieler sagen", das ist eine Frage der Ausdruckskraft und des „Ausdruckssinns" (SNELL). Dieser *Ausdruckssinn fehlt* den N.schen Äußerungen großenteils. Kann er „sprechend nicht ausdrücken, was er meint" oder hat er „nichts, was sich ausdrücken ließe" (SNELL). Unterschiede des „Ausdruckssinns" sind es somit, weshalb bereits von zwei Äußerungstypen gesprochen worden ist.

Das *Perseverative* in N.s Rede ist weit verbreitet. Es erscheint im Gewande verschiedenster sprachlicher Formen und reicht vom Wort oder von der lexikalischen Einheit bis zur Satz*konstruktion* unter Austausch einzelner oder vieler semantischer Wörter. Beschränkt sich die Perseveration nicht lediglich oder vorwiegend aufs *Sprachliche?*

Perseveration braucht keineswegs immer krankhaft zu sein. GUIRAUD schreibt: „Die Konversation, besonders unter Ungebildeten, löst sich in Affektivität auf. Man redet fast immer, um nichts zu sagen; weniger um mitzuteilen, als sich zu äußern. Man redet mehr, um zu reden, als Informationen zu vermitteln; Informationen, die übrigens meist den Gesprächspartner nicht interessieren. Man wälzt dieselben Gedanken hin und her, kaut dieselben Worte wieder, sanft, erregt, mürrisch, je nach Charakter oder Laune... Man darf eine derartige Sprache weder gering schätzen noch ihre Bedeutung verkleinern. Sie erfüllt nämlich eine wichtige psychologische und soziale Funktion; noch weniger darf man sie mit dem Maß der Logik messen" (GUIRAUD in „L'argot").

N. *antizipiert* häufig Worte, Silben, Laute. Die Vorentwürfe überlagern sich, so daß kontaminiert wird. Ungewöhnliche Wortnachbarschaften rühren von Verschränkungen verschiedener Gedankenreihen her. So können z. B. ein Erinnerungs- und ein Situationsmotiv konkurrieren. Ähnlich den Perseverationen können die Kontaminationen ganze *Konstruktionsmuster* betreffen.

Gegensätzlich knüpft N. vermutlich selten — wenn überhaupt — aus Ambivalenz an. Meist geschieht es aus *sprachlichen* Gründen. Manches Hin und Her zwischen Verneinung und Bejahung bietet sich sicherlich wegen seiner sprachlichen Einfachheit an, wenn keine Mitteilungsabsicht eine bestimmte Gedankenrichtung vorbestimmt.

Der Text ist wenigstens äußerlich oft dadurch zusammengehalten, daß N. — ähnlich wie W. — *pronominale* Anschlüsse verwendet. Sie täuschen Begriffsbezogenheit vor. In Wirklichkeit schweben sie frei. Es gibt nichts, worauf sie sich beziehen könnten. Die Redestellen, auf die sie formal verweisen, sind selbst *ohne Begrifflich-keit*. Teils enthalten sie Begriffe, die *nicht* zum pronominal eingeleiteten Folgegedanken *passen*. Es gibt ohnehin *natürliche Determinationslücken*. Sprache ist ganz allgemein „offen", der Wortsinn bleibt „vage bestimmt, immer in Bewegung und bereit, neue Eingebungen zu empfangen" (GUIRAUD). Wie sollte N. diese Offenheit nicht ausgenützt haben angesichts seiner gedanklichen Unentschlossenheit (vgl. S. 188 oben über das „Ungefähr"!)

HUMBOLDT hat die Sprachgestaltung der sogenannten einverleibenden Sprachen am Mexikanischen dargestellt. Sie ist derjenigen der flektierenden Sprachen entgegengesetzt und kann als Extrem zur Klärung allgemeinster Gestaltungsprinzipien beitragen. Im Einverleibungsverfahren wird zuerst ein verbundenes Ganzes gebildet. Was noch nicht individuell bestimmt ist, wird als ein unbestimmtes Etwas durch ein Pronomen ausdrücklich bezeichnet. Dann wird das unbestimmt Gebliebene einzeln ausgemalt (nach CASSIRER). Bestimmung ist offenbar eine allen Sprachen gemeinsame Leistung, gleichgültig ob verbale oder nominale Fügungen bevorzugt werden oder flektiert, agglutiniert oder einverleibt wird.

Bestimmung ist es aber, was N. seinem Gesprächspartner am meisten schuldig bleibt. Er scheut das Begriffliche. *Benennung* verallgemeinert (URBAN); das mag dem *Autismus zuwider*laufen. Bestimmung, Determinierung erfordert intellektuelle Entschlossenheit und Verantwortung (vgl. BLONDEL), was N. vielleicht *mangels* Interesse und *Antrieb nicht* aufbringt. CASSIRER schreibt: „Von der im engeren Sinn logischen Form der Begriffsbildung unterscheidet sich die sprachliche ... vor allem dadurch ... daß die bloße Form der ‚Reflexion' hier überall mit bestimmten *dynamischen* Momenten durchsetzt ist".

Bis in die differenziertesten Schichten von Sprache und Denken kann man die Diskrepanzen der Rede von N. verfolgen. Selbst wenn das Thema der Rede noch deutlichen und einheitlichen Sachbezug hat — bei N. selten genug — entdeckt man noch, daß der „logische Eindruckscharakter" verfehlt ist. Wenn überhaupt, dann bezieht sich die Rede statt logisch präzise bestenfalls motivisch-thematisch auf ihre Sache. Ein Sachverhalt wird eigentümlich schief, einseitig, elliptisch, bizarr repräsentiert.

Spiegeln sich im Zwielicht der Bedeutungsabschattungen, im Schillern des Begriffsumfangs und im chaotischen Mangel an Sinndirektiven unmittelbar — über Zerstreutheit, Antriebsschwäche, Unentschlossenheit, Desinteresse und Autismus hinaus — Zwiespältigkeit und Zerrissenheit des Erlebens wider?

Fall Waldemar G. — (Ausdruck)

Nach der *Vorgeschichte* ist die frühkindliche Entwicklung normal verlaufen. G. soll in der Volksschule gut gelernt haben. Er habe anschließend eine Dreher- und Schleiferlehre begonnen und auch die Berufsschule besucht. 1942 sei er zur Wehrmacht eingezogen und später an der Ostfront eingesetzt worden. Im April 1944 habe er eine Verwundung erlitten, deretwegen Lazarettaufenthalt erforderlich wurde. Später sei er viereinhalb Monate in amerikanischer Gefangenschaft gewesen. Er sei nie erkrankt, wohl aber immer etwas schwächlich gewesen. — Zum Wesen teilte die Mutter, auf deren Angaben die objektive Vorgeschichte beruht, mit, daß G. früher sehr gesprächig und *vielseitig* interessiert gewesen sei. Nach seiner Rückkehr aus dem Ausland (1946) sei er still gewesen und habe alles nachgesprochen, was man ihm gesagt habe. Seit seiner Rückkehr habe er nicht mehr gearbeitet.

Bei der ersten nervenklinischen Behandlung im August 1948 war G. fast 28 Jahre alt (am 31. 8. 1920 geboren). Die erste und zweite klinische Behandlung erstreckten sich von August bis Ende Dezember 1948 und von August 1949 bis Dezember 1951. Seit April 1952 ist G. mit einjähriger Unterbrechung (1959/60) erneut im Psychiatrischen Krankenhaus. G. wurde zum ersten Mal wegen eines *Suicidversuches* aufgenommen; er hatte versucht, sich vor ein Auto zu werfen. In der Zeit war er auch einmal auf freiem Feld aufgegriffen worden. Im Krankenhaus soll er gerufen haben, er wolle zum Papst nach Rom; der liebe Gott habe ihm gesagt, er müsse sich vor den Zug werfen. G. wurde von *religiösen*, hypochondrischen und Beeinflussungsideen beherrscht. Er hörte Stimmen, der Gedankengang war *zerfahren*, seine Sprache langsam, müde, leise, demütig; er redete vorbei. Die Bewegungen waren spärlich, und G. wirkte *versonnen*. Oft klagte er, daß er mißbraucht würde und sagte: „Ich bin ein guter Kerl." Bei Anrede war er manchmal *ratlos*. Im übrigen wähnte er sich teils im Himmel, teils in der Hölle. Einmal glaubte er, „die Erdachse" zu sehen. Zeitweilig handelte er nach „Befehlen", denen zufolge er nicht essen dürfe. Er mußte mit dem Schlauch *gefüttert* werden. Schon zu Anfang war G. mitunter *gespannt*. Zu Hause soll er später öfters Speisen zum Fenster hinausgeworfen haben. Bei der klinischen Wiedereinweisung hat er den Fahrer des Krankenwagens erheblich verletzt. Später häuften sich *Erregungen* und *Stuporzustände*.

Bei der dritten Wiederaufnahme im April 1952 waren Bewegungen und Haltungen zeitweilig stereotyp. Er konnte stundenlang den Arm erhoben halten. Vielfach kicherte er vor sich hin. Später wälzte er sich unter starken Halluzinationen auf dem Boden. Er griff immer wieder an. Die Nahrungsaufnahme verschlechterte sich von Zeit zu Zeit. Einmal versuchte er, Knöpfe zu verschlucken. Hin und wieder versuchte er, mit dem Kopf *gegen* die *Wand* zu *rennen*. Dann wieder wirft er sein Essen zu Boden oder Geschirr auf Mitkranke oder Pfleger. Besonders 1955 neigte er zu häufigen schweren *Aggressionen*. Mitunter schlug er sich selbst.

Behandelt wurde G. mit Elektroschocks, später mit Reserpin und Megaphen. *Zeitweilig* besserte sich der psychische Zustand. Dann konnte sich G. auch *geordnet* unterhalten. So hat er ausführlich über seine Kriegserlebnisse berichten können. Auch kann er in Zeiten gebesserten psychischen Verhaltens Wünsche in *angemessener Weise äußern*. Auf der Höhe von Phasen der Sprachzerfahrenheit stößt er nur einzelne Worte vor; sie sind stereotyp, z. B.: „Vater friß!" oder „Vater sauf!" oder „Friere". — *Arbeitstherapeutisch* konnte G. *kaum* eingesetzt werden; gelegentlich beteiligte er sich an der Heimindustrie.

Zur Zeit der Gespräche stand G. unter Reserpin, 3mal tägl. 1 mg; sonst wäre G. allzu unberechenbar gewesen, und man hätte infolgedessen die Tonabnahme unterlassen müssen. Sogar trotz Reserpinbehandlung mußte während der Vorlage von Bild 16 die TAT-Untersuchung abgebrochen werden, weil G.s Unberechenbarkeit und *Impulsivität* zugenommen hatten. Am selben Tage hatte er einem Pfleger unters Tablett geschlagen, so daß Geschirr zerbrochen war. Während der Tonabnahme schlug er erst auf die Verbindungsschnur zwischen Tongerät und Mikrophon; später wollte er plötzlich den Tonabnehmer auf den Tonträger drücken.

Verständliche Äußerungen

Wie schon W. und N., so äußerte auch G. manches verständlich und beziehungsvoll. So sagte er zu Bild 3 (zusammengekauerte Gestalt): „Zusammengekauert". Das Mittelwort der Vergangenheit scheint einen ganzen Satz zu vertreten. Die Vervollständigung könnte etwa lauten: „Da ist einer . . . ." Nur das Sinnwort wird formuliert, läßt aber durch seine Form erkennen, daß ein Satz gemeint ist. Die Ergänzung ergibt sich aus dem begrifflichen und grammatisch-formalen Wert und dem Situationsbezug.

Nach GUIRAUD kann man eine Äußerung schon *ohne Grammatik verstehen*. Er schreibt in „La grammaire": „Ich kann z. B. vier lexikalischen Zeichen einen Sinn entnehmen: Katze, Kanarienvogel, schwarz, töten; unbeschadet der Ordnung, in der ich sie anreihe. Die *Bedeutung* jedes der Worte schließt nämlich notwendig die *Beziehungen* mit ein, durch die sie zu einer *Einheit* werden. Man ersetze aber Kanarienvogel durch Sperber. Das genügt, damit die Äußerung zweideutig wird.

Man benötigt jetzt eigens ein weiteres Zeichen, um die Beziehungen zwischen den Begriffen zu klären; man muß mit ausdrücken, ob die Katze oder der Sperber derjenige ist, der den anderen getötet hat". — An der Form des Wortes „zusammengekauert" erkennt man mangels flexivischer Anhängsel, daß es prädikativ gebraucht ist und nicht adjektivisch.

Auf Bild 4 des TAT greift eine Frau einen Mann bei den Schultern; Gesicht und Körper des Mannes sind von ihr abgewandt, als versuchte er, von ihr loszukommen. Im Hintergrund neben dem Kopf des Mannes ist undeutlich die Gestalt einer spärlich bekleideten Frau erkennbar (nach REVERS). „Sie verspricht ihm nichts", sagt G.

Bild 5 des TAT stellt eine Frau dar, die durch die halb geöffnete Tür in ein Zimmer blickt. G. sagte dazu u. a.: „Sie erhält von dem jungen Obdachsuchenden die Einrichtung."

Das *Bild* ist offensichtlich richtig *erfaßt;* der Satz bezieht sich mehrfach darauf. *Bildfremd,* abseitig und widersprüchlich mutet aber an, daß „sie die Einrichtung erhält". Wer Obdach sucht, dürfte im allgemeinen keine Einrichtung zu vergeben haben. Aber vielleicht erinnert sich G. an etwas Spezielles und Singuläres, so daß der Satzsinn für ihn nicht so entlegen ist. Der Entlegenheitscharakter mag daher rühren, daß der Satz für den Hörer unvorbereitet kommt, daß dem Hörer *fehlt,* was in der Dramaturgie gute *Exposition* heißt. Die Exposition bereitet vor und macht mit den gestaltenden und widerstreitenden Personen und Kräften vertraut. Im Einzelfall mag es vorkommen, daß ein Obdachsuchender die Einrichtung vergibt; aber es ist *ungewöhnlich,* und die Bezeichnungen sind zumindest unglücklich gewählt. Verbindet man doch mit dem Wort „Obdachsuchender" unversehens den Gedanken an Obdachlosigkeit. Von da aus bemächtigen sich der Kombination mit Vergabe „der Einrichtung" Befremden und *Widersprüchlichkeit.* Sie gehen weniger von dem sachlichen Satzkern als von *Bedeutungshöfen* aus, die — Vorzug und Nachteil der Verwendbarkeitsfülle des Wortes zugleich! — die einzelnen Sinnwörter umgeben. Die Begriffswörter müssen ja verschiedenste Bedeutungsabschattungen leisten, um überhaupt sprachfähig, d. h. in den tausend konkreten, individuellen Kontexten und Mitteilungsabsichten einfügbar zu sein.

„Die Tür sich zum Zwiespalt eröffnen", lautet ein anderer Satz zu Bild 5. Das Wort „Zwiespalt" trifft nur *approximativ* zu; getroffen ist nur die lexikalische Einheit. G.s Wort ist unangemessen abstrakt für das, was anscheinend gemeint ist, nämlich Türspalt. Auch ist die Tür nicht *eröffnet,* sonder *geöffnet.* „Eröffnen" stammt aus einer *höheren Stil*-Schicht. Ein Ball wird eröffnet oder eine Sitzung, eine Verkehrslinie, Feindseligkeiten. Am schlichtesten ist noch die Eröffnung eines Kontos, aber auch sie ist im allgemeinen bedeutsamer als die Öffnung einer Tür. *Eröffnung* ist da einfach *deplaciert!*

Dem Bild 11 des TAT (Die Felsschlucht von Böcklin) kann man Hals und Kopf eines Drachens entnehmen, aus der Felswand zur Linken hervorgestreckt (nach REVERS). Der Gegenstand erinnert auch an eine Schlange. Daher muten Äußerungen wie „die geächtete", „Fluch" und „Glühwurm" durchaus *bildbezogen* an. Vielleicht leitet sich auch noch folgende attributive Wendung von dem Bildzusammenhang her: „Ein großer Katastropheneingang". Das Grundwort (-eingang) des Kompositums fällt allerdings schon *aus dem Rahmen gewöhnlicher Wortzusammensetzungen.* Die nächstliegende Analogie des nach gewöhnlichem Sprachgebrauch noch eben Vollziehbaren ist bestenfalls ein „Katastrophenausgang". Dabei denkt man eher an einen „Notausgang" als an das Ende einer Katastrophe. Gelegentlich mag man von einem kata-

strophalen Ausgang sprechen können. „Katastropheneingang" dürfte es wohl in
keinerlei noch so speziellen Zusammenhängen geben. Vermutlich ist diese Zusammensetzung das Ergebnis gedankenloser, *redefüllender Anreihung*, diesmal eben im
Gewande eines attributären Ausdruckes mit einem zusammengesetzten Hauptwort.
Auf ungewöhnliche Zusammensetzungen wird noch zurückzukommen sein.

Approximativ beantwortet G. die Frage, ob er Stimmen höre, indem er „Narren" sagt. —
Erfahrungsumgang mit *Stimmen* scheint sich in folgender Äußerung widerzuspiegeln: „Da
lebt man nur, da lebt man nur, als wenn man das hört; das stört einen. (Was stört einen?)
Die Geister-Umra Umr, Umrankung." Vorher hatte G. gesagt: „Viele Jahre bin ich schon
hi, das bei hier hier drin." Ihm war gerade das Bild 12 des TAT vorgelegt worden. Jemand
liegt mit geschlossenen Augen auf einer Couch. Ein daneben Stehender hält in geringer Ent-
fernung die Hand über dem Gesicht des Liegenden. In den Sternschen Analysen ist der
Stehende als „Wunderdoktor" aufgefaßt, z. T. in einer Atmosphäre des Unheimlichen oder
Betruges. Demnach ist das Stichwort „Geisterumrankung" offensichtlich vorlagebezogen.

Einen annähernden Zusammenhang mit dem Bild hat die worthafte Antwort „ein Hohl-
saum". Sie wird zu Bild 14 des TAT erteilt; es stellt einen Schattenriß dar. Auf einer schwar-
zen Fläche ist ein geöffnetes helles Fenster und darin die Silhouette einer Gestalt, die mit
einem Arm an den Fensterrahmen gelehnt ist (REVERS). G. fährt fort: „Da sieht man einen
junger (!), ein junge (!) Pärchen, hinter dem ö andä andächtigen Lichtmenschen." Wenn man
so will, steigt auf dem Bild tatsächlich ein Mensch dem Licht entgegen. Später formierte G.
Laute, die sich wie „Selen" anhörten. Es folgten Stichwörter wie Parzelle (von Selen- oder
Gefängniszelle aus?), dunkel, im Duster. Der Themazusammenhang ist offensichtlich gewahrt.

Verbaler Stil

W. und N. bleiben die Determination in ihren Aussagen schuldig. Sie stellen pronominale Scheinbezüge her. Das Prädikat konstruieren sie mit Hilfsverben. Die Bestimmung, deren die Hilfsverben bedürfen, bleibt ihnen vorenthalten. Demgegenüber
verwendet G. durchaus Vollverben. Dafür läßt er oft die Satzergänzung aus. Seinen
Sätzen fehlt das *Handlungsziel*.

„Ein Verbum, das zum Ausdruck einer Vorstellung einer nominalen Ergänzung (Objekt)
bedarf, kann objektlos dargestellt werden, wenn das Wesen der Ergänzung nicht klar erfaßt
werden kann. Das führt zum ‚absoluten Gebrauch transitiver Verba', z. B. ‚das Herz schlägt'."

Dies schreibt GAMILLSCHEG in dem Abschnitt „Einfluß des grammatikalischen
Systemzwangs auf die Aktivierung der Bedeutung" seiner französischen Bedeutungslehre. Er meint es sprachgeschichtlich-gemeinschaftssprachlich. Er fährt denn auch fort,
daß ein derartiger Gebrauch notwendigerweise Bedeutungsverschiebungen des Ver-
bums im Syntagma zur Folge hat. Solcher Gebrauch enthebt von der Verpflichtung
zur Determination; fehlt doch die ergänzende Bestimmung (Kompletion nach WINK-
LER) des zu determinierenden Verbalbegriffes; er bleibt infolgedessen unerledigt und
offen. Dadurch werden die Richtekraft und der Beziehungsreichtum der verbalen
Fügung (STORZ) neutralisiert. Fixiert ist eine Tätigkeit nur im Hinblick auf ihr zu-
künftiges Ziel. Was die Tätigkeit eigentlich ist, kann daher auch nur vom Ziel her
begriffen werden.

Die Bedeutung der Verben ist ohnehin „weniger scharf umrissen, als es die der Substantive (zum mindesten im günstigsten Fall) sein kann; während sich genau sagen läßt, ob
dies ein Löwe oder ein Tiger ist, kann man nicht, was ‚gehn' heißt, genau abgrenzen gegen
‚laufen' oder ‚bummeln' oder sonstige Arten der schnelleren oder langsameren Fortbewegung"
(SNELL).

Analog unterscheidet BUSEMANN zwischen Verb und Adjektiv; nach ihm ist subjektive Schilderung durch Überwiegen der aktionalen Aussagen gekennzeichnet, und bei dem objektiven Bericht häufen sich die qualitativen Aussagen (SCHLIESSMANN).

G. bevorzugt den verbalen Stil. Seine Vorliebe dafür mag *persönlichkeitsbedingt* sein und als Stilfolie aus der prämorbiden Zeit stammen. Die Stilwissenschaft rühmt dem verbalen Stil die Bedeutung nach, seinen Urheber als eine aktive, *dynamische* Persönlichkeit zu kennzeichnen. Dem Verb eignet nach WINKLER eine besondere Dynamik, auch wenn sein Begriff undynamisch ist, etwa bei Verben wie: liegen, schweigen. Gilt der Stilwert des Dynamischen, Gerichteten, Beziehungsvollen auch noch angesichts von G.s „absolutem Gebrauch transitiver Verben"? Nivelliert nicht der absolute Verbalgebrauch im erörterten Sinn den Unterschied zwischen nominalem und verbalen Fügungstyp? Nach CASSIRER bildet die Indifferenz von Nomen und Verbum die durchgehende Regel, die den Bau der Mehrzahl der Sprachen bestimmt. MARTY billigt den Sprachkategorien charakteristische Besonderheiten der „inneren Sprachform" zu, vom Sprachlichen selbst konstituiert und innerhalb seiner gültig. Das Sprachliche ist jenseits und inmitten aller Mittelfunktionen eine ganze Welt und Werteordnung für sich. Demgegenüber entspreche jeder grammatischen Kategorie eine Vielheit von logischen Funktionen (WINKLER).

G. *gebraucht transitive Verben absolut* in Form von Kurzsätzen elliptisch. Er sagt etwa: „Er liest" oder „Ich freß'" oder „Ob ich helfen würde" oder „Nur hinten helf' ich" oder „Er hilft". Das Verb „helfen" erscheint auch mit Objektergänzung, z. B.: „Helfen Sie (sie?!) der Magdalena" oder „Helf' ich denen?" So fragt G. angesichts von Bild 10 des TAT, das den Kopf einer jungen Frau zeigt, der an die Schulter eines Mannes gelehnt ist (REVERS).

G. verwendet noch andere Mittel, die Determination des Verbs zu umgehen, indem er *infinite Verbalformen* bevorzugt (Infinitiv, Partizip). Der Infinitiv ist sehr handlich. Er kann sowohl Subjekt als auch Objekt werden (SNELL). Zum Objekt macht G. den Infinitiv in folgendem Zusammenhang: „ . . . er vollführt was (Was?) lesen". Hat G. den Infinitiv von vornherein als Objekt intendiert? Als Antwort auf die Frage ist er jedenfalls Objekt für „vollführen" geworden. Dadurch gibt „lesen" dem sinnleeren, funktionalen „vollführen" seinen Inhalt. „Vollführen" repräsentiert lediglich den *Stellen-* und Formwert des Verbs.

Ein andermal erscheint der Infinitiv in Form eines Kurzsatzes, d. h. eines Satzes, der nur den Hauptbegriff ausdrückt; er ist also *elliptisch* gebraucht. G. sagt: „ . . . Leseschule (Was ist mit ihr?) Hundert Jahre arbeiten". Wenn man sich an die Begriffe „Schule" und „arbeiten" hält, wird man als Beziehungsträger zwischen den beiden Begriffen etwa mit einem modalen Hilfsverb ergänzen, natürlich in finiter Form und mit pronominal-adverbiellem Anschluß an die Frage. So könnte man ergänzen: „Dort muß man". „Hundert Jahre" könnte hyperbolisch, der modal indifferente Infinitiv auch imperativisch sein.

Diese Deutung drängt sich jedenfalls für folgende Antwort auf: (Was denkt er?) „Licht meiden (Maiden?)". Der Imperativ ist auf einen Zweck aus (SNELL). Der, nach dessen Denkinhalt Vl. gefragt hat, will Zweckerfüllung; ist er nicht zugleich Adressat seines eigenen Imperativs? Fordert er sich nicht selbst auf nach Art eines Gesprächs? Der Kontext trägt *mangels* Kontinuität und übergeordneter *Sinndirektiven* zur Deutung nicht bei; um so mehr schillert der Infinitiv in aller Bedeutungs*unbestimmtheit*.

Den substantivierten Infinitiv im Präpositionalausdruck verwendet G. gelegentlich auch, jedoch seltener als N. und besonders W. So sagt G. zu Bild 10 des TAT („Kopf einer jungen Frau, an die Schulter eines Mannes gelehnt" — REVERS): „Lindenwirtin ... im Geben".

Völlig unbestimmt und weder situativ, noch kontextuell, noch durch den eigenen Begriff (teils zu allgemein!) determiniert bleibt der Infinitiv in folgenden Zusammenhängen:

(Was hat die Frau — auf Bild 5 des TAT im Türspalt — mit dem Zimmer zu tun?) „Statt öffnen..." oder „Ich was leben, helfen" oder „...Kunst gewöhnlich ö N(n)ichten helfen..."; die letzten Worte sagte G. während der Vorlage von Tafel 16 des TAT (weiße Tafel).

Die andere infinite Form ist das *Partizip*. Das Partizip Präsens bezeichnet oft ein Werden. Man kann es deshalb motorisch oder inchoativ nennen (STORZ). Dem prädikativen Gebrauch des Partizips liegen mehr Selbständigkeit und Bedeutsamkeit zugrunde. Er verleiht dem Partizip oppositionelles Gewicht; weil die Flexionssilbe fehlt, erhöht sich die Selbständigkeit. Schließlich wirken die Partizipien prädikativ auffälliger als attributiv. Partizipialausdrücke raffen und konzentrieren eine Aussage stärker als etwa relativische oder konjunktionale Nebensätze (STORZ).

G. verwendet auffallend häufig die lexikalische Einheit „leben". An Häufigkeit des Vorkommens steht sie mit weitem Abstand an der Spitze. Dem entspricht es wohl, daß auch die Partizipialausdrücke großenteils von „leben" gebildet werden; je dreimal kommen das Partizip Präsens und Perfekt vor. Folgende Präsens-Partizipien kommen sonst noch vor:
Das V(v)ernichtende, gelobend, in Gottes helfenden (?), die W(w)undernde. Mittelworte der Vergangenheit sind: eine G(g)erüttelte, eine frühere Erlebte. An einer anderen Stelle ist von „einer sicheren Erlebten" die Rede.

Die beiden letztgenannten *Partizipial*ausdrücke sind unzweideutige Vertreter *substantivischer* Verwendung. Den Substantivcharakter erhalten die Partizipien hier von den vorangestellten, flektierten Eigenschaftswörtern. Sie machen die Partizipien zwangsläufig, d. h. innerhalb des grammatischen *Systemzwangs*, zu Hauptwörtern, unabhängig von ihrem Inhalt und unabhängig davon, wie sie gemeint sind.

Ob Substantiv oder Adjektiv, bleibt unentschieden in Verwendung wie „das Vernichtende", „zwei Lebende", „eine gerüttelte", „die bewundernde". Wahrscheinlich adjektivisch ist wohl „in Gottes helfenden" gemeint. Vermutlich hat man „Namen" zu ergänzen.
Lassen sich die Erfahrungen mit Nachbarschaftsbeziehungen zwischen Sinnwörtern ausweiten und anwenden auf Beziehungen zwischen bestimmten grammatischen Formen einerseits und Sinnwörtern andererseits? In der textlichen Nähe der Partizipialausdrücke wiederholt sich unabhängig vom Partizipbegriff das folgende Sinnwort: gemütlich (dreimal); „helfen", „arbeiten" und „Licht" sind zweimal mit Partizipialausdrücken nachbarschaftlich verbunden. Ähnliche Nachbarschaftsverhältnisse haben — als Teil einer Wortzusammensetzung — die Wörter „Gang", „Eingangsdatum", „Umgangstransit" und „Zugangs-" (hier Bestimmungswort).

„Helfen" und „Licht" kommen so *häufig* in den G.schen Texten vor, daß man ihr Auftreten im Umfeld von Partizipialausdrücken *nicht spezifisch* deuten kann.

SANFORD sagt, daß die Beschreibung der Sprache wie eine Beschreibung der Persönlichkeit sein könne. Entspricht nicht das Partizip Präsens mit seinem motorisch-

inchoativen Charakter (STORZ) *ohne definitive* Kraft den amorphen, *dranghaften,* ziellosen und brüsken Handlungen G.s? Er ist z. B. wiederholt mit dem Kopf unmittelbar gegen die Wand gerannt. Hat er doch ganz plötzlich unter das voll beladene Serviertablett geschlagen oder Teller gegen die Wand geworfen. Auch die brüsken Gesten während der Tonaufnahmen spiegeln das Ungerichtete und Impulsive der Handlungen wider. Erstreckt es sich nicht also bis in die *Auswahl* differenzierter *grammatischer* Formen? Gibt es sich nicht in der Auswahl zu erkennen?

Gebärdensprache

Gelegentlich laufen sprachliche und handlungsmotorische Entäußerung nebeneinander her. Fast bis in die letzte Nuance der Bedeutung und des Stilwertes scheinen Gebärde und Sprache *übereinzustimmen,* wenn G. mit der Gebärde römischer Imperatoren sich streckt, sich zurücklehnt, den rechten Arm hebt und sagt: „Leben lassen!" Es ist ein imperativischer Infinitiv, den eine Imperatorengeste unterstreicht. Bezeichnend für den *Stilwechsel* nicht nur in der Sprache, sondern auch *im Verhalten* ist es demgegenüber, wenn G. überrascht tut und mit breitem, einleitendem „Ah" ausruft: „Ah, was hab' ich da?" und dabei dem Vl. auf die Nasenspitze tippt.

Viele Eigenschaftswörter im G.schen Sprachgebrauch sind ethisch bewertende Epitheta. „Gut" kommt zum Beispiel 14mal vor, wobei der ethische Sinn nicht immer verbürgt ist. Andere Wörter sind: gutgläubig, andächtig, opferfreudig. Während der Vorlage der Tafel 1 des TAT sagte G.: „Ein liebes Kind ... ein kurz geschnittenes (Was ist denn kurz geschnitten?) die Ärmel." Dann streichelte er dem auf der Tafel abgebildeten Jungen das Haar.

G. steigert den rein sprachlichen Ausdruck mit der Gebärdensprache bis zur vollen Handlungsgestalt. Bild 8 des TAT enthält im Vordergrund einen Jungen, den Lauf eines Gewehres und „im Hintergrund die Szene einer chirurgischen Operation, dunkel angedeutet — wie ein Traumbild" (REVERS). G. streichelt den Jungen und küßt ihn (schizophrener Konkretismus?!). Dann sagt er „Flatschmensch".

Auf Bild 13 des TAT ist es ein auf einem Bett ausgestreckter Frauenkörper, was die Aufmerksamkeit fesselt. Ein vor dem Bett stehender Mann hält einen Arm vors Gesicht. (Was ist geschehen?) „Er hat sich umgestülpt." Während dieser Worte legt sich G. weit nach hinten, als ob er sich streckte. (Was ist auf dem Bild geschehen?) „Grauer Konter."

Tätigkeitswort — Täternamen

Wie G. im Gegensatz zu W. und N. aktiver, d. h. motorisch reger, aber auch impulsiver ist, so bevorzugt er verbale Fügungen. Ist G.s Stil somit wirklich aktional? Und wenn er es wäre, würde er zuverlässig Spannkraft und Antriebsniveau ausdrücken? MARTY zufolge ist die Wortgattung eine Kategorie der „inneren Sprachform". Wortgattung und Wortbegriff *brauchen nicht übereinzustimmen.* Die von G. verwendeten Verben unterscheiden sich denn auch hinsichtlich des Tätigkeitsgrades ihrer Begriffe. Die Unterschiede reichen von der eigentlichen Tätigkeitsbezeichnung wie „begrüßen" bis zu den Bezeichnungen rein vegetativen Daseins wie „leben". Eigentliche Tätigkeitsbezeichnungen sind noch „fressen", „durchspeisen" und „gehen". Allgemeiner ist der Betätigungscharakter schon in folgenden von G. gebrauchten Verben: helfen, heilen, meiden, geloben. Eine dritte Gruppe umfaßt Bezeichnungen für geistige Tätigkeiten: denken, sinnen, lesen, lehren, lernen, beobachten. Das Intentionale, die böse *Absicht* betonen Verben wie schikanieren und stören. Mehr passiv sind die Vorgänge, die mit „erleben" bezeichnet werden. Eigentlich gehören auch „sehen" und „hören" hierher, obwohl das Genus verbi (Aktiv/Passiv) hier schillern mag, wenn man sich mehr ein Hinsehen oder Hinhören (passivisches Vernehmen) vorstellt oder die Vorstellung des (aktivischen) Aufmerksamkeitsfaktors beim Sinneseindruck dominiert. Lediglich raumzeitliche *Beziehungen* werden von „liegen", „sich aufhalten" und „fliegen" ausgedrückt.

Der grammatischen Form nach zwar ungeschmälert aktional ausgedrückt sind Verbindungen mit der Kopula „sein", aber der Tätigkeitsbegriff wird erst von der prädikativen Ergänzung gestellt. Ja nach Eigentlichkeit des Tätigkeitsbegriffs kann der Sprecher die aktionale Bedeutungserfüllung mehr oder weniger schuldig bleiben. W. und N. weichen gern bei der prädikativen Ergänzung in abstrakte Verbalsubstantiva, deverbale Nomina (Infinitiv und Partizipien — ähnlich wie G.) oder Allgemeinbegriffe aus; auch Funktionswörter müssen herhalten, deren Bedeutungserfüllung immer wieder aufgeschoben oder in der Schwebe belassen wird. G. verwendet zwar auch die Kopula „sein", dadurch *verdünnt* und *formalisiert* er gleichfalls zunächst die *Begrifflichkeit der Verbalform;* er füllt sie aber gleichsam von rückwärts wieder auf, indem er Täternamen als Prädikativa anschließt.

So antwortet G. auf die Frage, was dann geschehen sei: „Dann war er ein Hüter". Auf die Frage „Können sie nichts mit dem Bild anfangen?" entgegnet G.: „Ist ein S(s)chlichter". Manche Täternamen sind elliptisch gebraucht, z. B. „zwei wichtige Ehrer", als dem G. Bild 13 vorgelegt wurde (auf einem Bett ausgestreckter Frauenkörper). Man muß wohl „das sind" ergänzen. Andere elliptisch verwendete Täternamen, teils in attributiver Verbindung mit einem Adjektiv, lauten: „Dämische Ehrer", „ein kultureller neu Neugänger", „Lebenskünder", „ein großer Helfer".

Nach STAIGER findet sich, wo das präsentische Partizip häufig vorkommt, auch der *absolute Komparativ* (n. STORZ). In der Tat, man trifft ihn auch bei G. an.

So entgegnet er auf die Feststellung des Vl., daß die beiden auf Bild 6 des TAT dargestellten Personen (ältere Frau, jüngerer Mann mit Hut in der Hand) wohl nicht miteinander sprechen: „Ja doch, im Geiste leben sie für irgendeinen Höheren, Höheres..." Zu Bild 2 (Szene auf dem Lande) sagt G.: „Eine Feldbestellung, eine Feldbestellung an (m!) Weg oder ein Tier, welches größer sein dürfte ... welches größer sei ... (Wer ist das auf der rechten Seite?) Eine ältere Dorfangestellte..."

Dem Vorzug der elliptischen Satzform entspricht es, daß G. das Satzgefüge meist verschmäht. Es gibt zwar *formal untergeordnete* Sätze, sie *entbehren* aber des *erkennbaren gedanklichen Bezugs.* So beantwortet G. eine Warum-Frage äußerlich treffend mit einem kausalen Nebensatz: „Warum hält sie ihn zurück?" „Weil sie Gold hatte".

Als Vl. G. fragte, ob er das Anstaltsleben bald leid sei, antwortete er: „Da lebt man nur, da lebt man nur, als wenn man das hört; das stört einen (Was stört einen?) die Geister... Umrankung."

Der Nebensatz ist von einer subordinierenden vergleichenden Konjuktion (als wenn) eingeleitet. Das *Gedankenverhältnis scheint* sehr *differenziert* zu sein. Fehlt ihm nur der angemessene Ausdruck oder ist es nur vorgetäuscht? Dieselbe Frage gilt folgendem Konditionalsatz: (Ist denn die Blume ein „Napoleonist?"). „Nur dann, wenn er lebt".

Die Sinnfrage

Auf Bild 4 des TAT „greift eine Frau einen Mann bei den Schultern". Gesicht und Körper des Mannes sind von ihr abgewandt, als versuchte er, von ihr loszukommen. Im Hintergrund neben dem Kopf des Mannes ist undeutlich die Gestalt einer spärlich bekleideten Frau sichtbar (REVERS). G. sagt dazu: „Ein weiser Bursche; hört sich im Arme der Anne Dierung (?) Vorgesetzte (seine Vorgesetzte?) sieht man doch (Woran?) an der Achtung (Wer hat Achtung vor wem?) Der Große hat Achtung vor dem Rundumfang (Was ist da passiert?) ... ob sie sich helfen würden oder begnügen ..."

Die Wendung „hört sich im Arme der Anne Dierung" könnte den Niederschlag von akustischen *Halluzinationen* enthalten. Meint G., daß „Anne Dierung" die Vorgesetzte des weisen Burschen ist? Den Vorgesetzten kann man in der Tat daran erkennen, daß ihm Achtung entgegengebracht wird. In dem Satz „der Große hat Achtung vor dem Rundumfang" könnte „der Große" den Mann bezeichnen. Mit „Rundumfang" ist offenbar im Wortsinn gemeint, daß die Frau den Mann zu halten versucht, indem sie ihn bei den Schultern umfängt.

„Regne" ist, an einen Menschen gerichtet, eine sinnlose Aufforderung; sie ist sinnlos, weil sie sachlich unsinnig ist (SNELL). Das, was der Satz besagt, muß vorkommen können, wenn der Satz sachlich sinnvoll sein soll (SNELL). Die G.schen Sätze sind für sich genommen *sachlich sinnvoll*.

Intentionalen Sinn hat ein Satz, wenn er sich in zweckvoll-verständliches Verhalten oder in die einem bestimmten Ziel zustrebende Rede einfügt. Intentional unsinnig wäre, wenn etwa jemand zu seinem zufälligen Platznachbarn in der Straßenbahn plötzlich sagte: „Sokrates war ein Athener" (SNELL). In seiner Situationseinbettung ist dieser Satz *sinnfremd*.

„Ein weiser Bursche hört sich ..." ist etwas, was vorkommen kann. Aber in seiner Vereinzelung und Unbestimmtheit fällt dieser G.sche Satz aus zweckvoll-verständlichem Verhalten oder zielstrebiger Rede heraus. Besonders hervor tritt die Zusammenhangsfremdheit, wenn G. auf die Frage, was sich die an der Türschwelle stehende Frau ansehe (zu Bild 5 des TAT — Zimmerwirtin) antwortet: „Den Napoleonisten". Der Inhalt des Satzes (Kurzform!) ist möglich; seinem unmittelbaren Sachgehalt nach ist er sinnvoll. Indessen, im Zusammenhang mit der Aufgabe verfehlt er seinen Sinn; intentionalen Sinn hat er nicht. G. demonstriert es selbst, indem er auf die Blume zeigt, die in dem Bild den Tisch schmückt.

Auch einen *Ausdruckssinn* kann man in dem Satz *nicht* erkennen. Kein „echter Affekt", keine „innere Überzeugung" (SNELL) geben sich zu erkennen. Außer der elliptischen Satzform und der Begleitgeste *fehlt* jede *Expressivität*, keine „musikalische Modulation", kein semantischer Stilwert, abgesehen von der kontextuellen Fremdheit des gleichsam aus dem Nichts hervorspringenden historisch-politischen Terminus!

Ob die Frau durch die Tür gucke, weil sie vom jungen Obdachsuchenden die Einrichtung erhalte? „Nein, sie hilft mit Licht; (hatte der junge Mann kein Licht?) Er vollführt jedes."

Sachlich sinnvoll sind die Sätze also durchaus, so eigenartig sie auch anmuten mögen. Die sinnabbildende Kraft der Sprache, ihre Pluripotenz und Eigenmacht und die Vieldeutigkeit der einzelnen Sinnträger sind es, was immer wieder *Sinn schafft*. Sprache ist allzu sinnmächtig, als daß der Satz leicht einen letzten Satzsinn verfehlen könnte. Trotzdem befremden G.s Sätze. Man ist gewohnt, alles Gesprochene in seinem

Kontext und in einer Situationseinbettung zu erfassen. Der *Mangel* an *Intentional-sinn* ist es offenbar, was dem Fremdheitsgefühl (RÜMKES „Praecoxgefühl"?) zugrunde liegt, und daß die *Ausdruckskraft fehlt*. Vieles ist zu allgemein, phrasenhaft oder trivial. Es wirkt wie Geschwätz. Hinter ihm ist nichts, keine Überzeugung, keine Leidenschaft, keine Verantwortung.

Intentionaler Redesinn und Ausdruckskraft bilden als „subjektiver" Sinn viel-leicht das Gegenstück zum sachlichen Sinn als „objektiven" (SNELL). Nach dieser Kon-zeption *ermangelte* es der G.schen Rede vor allem des *„subjektiven* Sinns", d. h. sinn-vollen Ausdrucks und sinnvoller Intention zugleich. Und der objektive Sinn, ist er nicht mehr von der *Eigenmacht der Sprache* geschaffen als von G. individuell gelei-stet? Sprache denkt für uns (HÖNIGSWALD), und selbst jede Gedankenlosigkeit war einmal ein Gedanke (KRAUS).

Im Gegensatz zu W. und N. ist G.s Stil *vorwiegend verbal,* abgeschwächt aller-dings erstens durch den verhältnismäßig reichlichen Gebrauch verbaler Nomina. So faßt das Partizip das Tun als Eigenschaft, im Aktiv als Eigenschaft des Täters, im Passiv als Eigenschaft des Leidenden (SNELL). Beeinträchtigt und verwässert ist der Stilwert des G.schen Verbalgebrauchs vielfach zweitens durch den Verbalbegriff. G. verwendet viele Verben, deren Begriff passivisch ist (vgl. S. 126). Drittens *neutralisiert* G. den Stilwert des *Verbalen* durch den „absoluten Gebrauch transitiver Verben" (vgl. S. 123).

Das Verbalstil drücke Dynamik aus, heißt es. Das gilt also mit Vorbehalt; *Vor-behalt* ist überhaupt *gegenüber Psychologisierung* von Kategorien der „inneren Sprachform" (MARTY) am Platz. Einen Ausdruckswert zumindest innerer Spannung, wenn schon nicht Dynamik haben in G.s Sprache noch die Gedrängtheit, das Neben-einander, die Kürze der hingeworfenen Syntagmen, Ellipsen, einfachen nackten Sätze. Manche Aussage ist in einen untergeordnete *Nebensatz* (ohne Hauptsatz) gewandet. Sie hat dadurch mehr Eigengewicht, mehr parataktischen Charakter, ähnlich wie die prädikativ gebrauchten Partizipialausdrücke von G.

Äußert sich *Gespanntheit* außer in Stilwerten und im Ausdrucksverhalten auch in der *Themen-* und Wortwahl? Man möchte eher verneinen, wenn man G. mit dra-stischen Worten sich selbst herabsetzen hört: „Ich bin ein Affe, menschenunwürdig". Mit den Worten „Verflucht, ich bin das!" scheint sich G. mit dem hageren Mann zu identifizieren, der auf TAT-Bild 11 (Holzschnitt) zwischen Grabsteinen betet. Ab-wertend ist das Eigenschaftswort „dämisch" in der attributiven Fügung „dämischer Ehrer"; vorausgegangen war „sämischer Ehrer", eine eigentümlich disparate Attri-bution. (Ist „dämisch" Klangwirkung von „sämisch" oder „sämisch" Vorübung auf „dämisch"?) Mundartlich ist „Geplemper". Der *semantische* Stilwert schwankt und *wechselt* mitunter charakteristisch brüsk. Mal heißt es: „Ich freß' ", „Sau", „Narren"; mal fallen Worte eines gepflegten Stils wie wandeln, vernehmen, künstlerisch, Feuers-brunst. Eine Bildfigur denkt z. B.: „Wär ich gut" (Konjunktiv des Wunsches!). Einige Eigenschaftswörter entstammen der ethisch-religiösen Sphäre.

Die besonders häufig gebrauchten Sinnwörter rangieren der Häufigkeit nach wie folgt: L(l)eben 48mal, Licht 26mal, gut 14mal, helfen 12mal, Liebe 9mal, liegen 7mal, groß 7mal.

„Licht" und „Leben" sind öfter syntagmatisch verbunden. Dadurch beeinflussen sie sich in ihrer Bedeutung gegenseitig. Die Kombination verweist auf die religiöse Sphäre. „Ruhe sanft" (zu TAT-Bild 4 — eine Frau greift einen Mann bei den Schultern) ist eine andere fixe Wendung, welche die Bedeutung des Wortes „sanft" näher bestimmt. „Opferfreudig", „Lichtandacht", „in Gottes Namen", „in Gottes helfenden" sind andere Sinnwörter und Wortverbindungen mit thematischem Hinweis. Der intellektuelle Rapport mit G. ist ja auf der Höhe der schizophasischen Exazerbationen erloschen. Seine Rede hat alle Sinngeschlossenheit und -einheit eingebüßt. Aber letzten Mitteilungswert haben außer einigen formalen und Stil-Eigenheiten die *Sinnwörter*. Sie zeigen noch an, was den G. bewegt; sie bezeugen noch, was sonst nur die Krankheitsgeschichte dartut: daß G.s Denkinhalte besonders religiöser Natur sind.

Ethisch-*religiöse* Wertverwirklichung erfordert innere Dynamik im Kampf mit sich selbst. Sie setzt weitgespannte Antizipationen, weitreichende prospektive Kräfte voraus. Sie fundiert auf der Fähigkeit zur Entlastung vom Druck der Alltagsbedürfnisse (GEHLEN). Das Voluntativ-Antizipatorische ist dem Ethisch-Religiösen zugeordnet. Motiviert und mobilisiert es eine besondere Art von innerer Spannung oder Dynamik, vielleicht *persönlichkeits*bedingt, so daß sich das Wahndenken *religiöser* Inhalte bemächtigt? Ist es dieselbe Spannung, die sich in verbalem Stil, in der gedrängten Sprache, in den kurzen Sätzen und Ellipsen niederschlägt? Oder äußert sich in G.s sprachlichen Eigenheiten *katatone* Gespanntheit? G.s psychotische Produktivität ist größer als die von W. und N.

G. verwendet einige echte Neologismen (Traspis, Trinidani, gewillmt, garnti — Garantie?!). Bei W. kommt nur einer vor: zorg (?!). N.s Texte enthalten überhaupt keine. Häufig setzt er Worte ungewöhnlich oder neu zusammen und bildet ungebräuchliche Worte, in der Auswahl der Bildungsmittel korrekt.

Zusammenfassung

G. erfaßt viele TAT-Bilder richtig. An entsprechende Äußerungen knüpft er aber auch rasch Sinnfremdes an. Zumindest überrascht, was er in eine bildbezogene Äußerung einflicht. Der Hörer ist in der Vorrede nicht darauf vorbereitet worden. Es *fehlt* die *Exposition;* die sinn- und themagebundene Gedanken*entfaltung* geht z. T. vielleicht auf Erfahrung mit akustischen *Halluzinationen* zurück.

G. wechselt die Stilebene seiner Sinnwörter noch unmittelbarer und extremer als N. Er hat einen verbalen Stil; aber er *schwächt* das *Aktionale* ab, das sich im verbalen Stil, im Vorzug verbaler Fügungen (Gegensatz: nominale Fügung) bekundet. G. hebt es großenteils auf. Das tut er, indem er häufig die infiniten Verbalformen verwendet, deverbale Nomina benutzt und transitive Verben absolut gebraucht. Seine Verbalbegriffe sind vorwiegend *passivisch* oder *gedanklich*, oder sie bezeichnen *Beziehungen*. Grammatische Kategorien dürfen *nicht unbesehen psychologisiert* werden. Sie sollen „inhaltsbezogen" bleiben. Aber für die „innere Sprachform" haben sie ihr Eigengewicht. Darf man das „Motorisch-Inchoative" des Partizip Präsens „ohne definitive Kraft" (STORZ) in Parallele setzen zum Drang-Charakter mancher Handlungen von G.? In diesem Zusammenhang imponieren auch G.s Vorliebe für Ellipsen, hingeworfene Infinitive, Täternamen und isolierte Substantivierungen. Selbst seine Nebensätze — an sich Zeugen differenzierter Gedanklichkeit — bleiben beziehungslos und unverbunden. Ihre übergeordneten Hauptsätze kommen gar nicht vor. Bilden diese Auffälligkeiten einen Sprachbereich, der *Persönlichkeits*-eigenem Zuflucht und Reservat geworden ist? Oder ist das der sprachlich-formale und stilistische Ausdruck katatoner Gespanntheit und aktueller *psychotischer* Erlebnisproduktion? Inhaltlich geht es bei G. um Religiöses. Unter den Snellschen Sinnkategorien findet man wieder den sachlichen, *objektiven Sinn* in G.s Rede enthalten. — Einige Wörter (drei) muten als echte Neologismen an.

Ergebnisse — Diskussion — Zusammenfassung

Differentialtypologie?

Die Spracheigentümlichkeiten der drei Kranken unterscheiden sich vielfach. Sind die Unterschiede typisch? Die Antwort bleibt breiter Anwendung der Methode vorbehalten. Die Unterschiede sind jedenfalls nicht prinzipiell, sondern graduell.

Die grammatische *Struktur* wird von W. am besten bewahrt. Der nominale Fügungstyp herrscht vor. W. fügt viel bei, nach REINERS Zeichen eines *„schwankenden Geistes"*. Mit Hilfe vieler Präpositionalausdrücke reiht er Bestimmung an Bestimmung. Die Sinnwörter sind zahlreich und z. T. gedrängt. Seine Sprache wirkt dadurch *äußerlich reichhaltig*. In Wirklichkeit ist in ein beinahe kunstvoll gehandhabtes System von syntaktischen Baumustern ein meist *beziehungsloses* Nebeneinander *blasser* und vielfach gekünstelter *Sinnwörter* eingelassen. Es sind viel Verbalsubstantive und substantivierte Infinitive und Adjektive. *Scheinbeziehungen* stellen die Pronominaladverbien her, von W. geschickt eingestreut. Zur Überbrückung von *Begriffsleere* und Mangel an Sinnwörtern bedient sich N. gern sprachlicher *Halbfabrikate*, d. h. geläufiger Phrasen und Phrasenfragmente. Das geht oft auf Kosten syntaktischer Geschlossenheit, mitunter bis zur vorübergehenden Auflösung jedes auch nur äußerlich-formalen Textzusammenhanges. G. hat zwar Formen- und Gattungsreichtum, aber seine Sätze sind kurz, ja, z. T. elliptisch. Die syntaktischen Mittel sind spärlich. So subordiniert er am seltensten und schlechtesten, oder kleidet in bloße Nebensätze ohne übergeordnete Hauptsätze. Demgegenüber ordnet W. zumindest formal korrekt unter; N. hält gleichsam die Mitte zwischen den beiden Extremen.

W.s *Sinnwörter* sind großenteils *Abstrakta*. Sie entstammen vorwiegend der politischen, behördlichen und gelegentlich auch der militärischen Terminologie. Früher hatten sich bei W. *Größenideen* angedeutet. N. spricht dem Gehalt seiner hauptsächlichen Sinnträger nach außer vom Militär viel vom Gastwirtschafts*gewerbe* und dem *Anstaltsleben*. G.s Begriffswörter sind am anschaulichsten, lebendigsten und *bildhaftesten*. Sie gehören z. T. der *religiösen* Sphäre an.

W.s Stil ist papieren, gekünstelt, von der Art des *Kanzleideutsch*. N. hat das trivialste Vokabular, manchmal gleitet er ins *Ordinäre* und Obszöne ab. Sein Stil ist mittelmäßig. G. verwendet zwar viele Vollverben, aber nur in *infiniter* Form. Dadurch *verwischt* er das Aktionale eines verbalen Stils. Zudem haben seine Verben oft gar *keine aktionale Bedeutung*.

W. nuschelt mitunter und verschleift. N.s Artikulation ist streckenweise sehr undeutlich. Manche Lautdiakritika verschwinden, so daß er akustisch kaum noch zu verstehen ist. Am artikuliertesten spricht noch G. Manche akustischen *Verstehensschwierigkeiten* sind bloße Folgen des *Sinnmangels*. Infolgedessen muß der Hörer nämlich *auf Wahrnehmungsergänzung verzichten*.

W. und G. haben offenbar *während der Untersuchungen* wiederholt aktuelle *psychotische Erlebnisse* gehabt. Bei N. fehlen entsprechende sprachliche oder Verhaltenshinweise. Dafür wirkte er am kraft- und schwunglosesten. W. ist ein fleißiger Einzelarbeiter.[1] Mit N. und G. war arbeitstherapeutisch wenig anzufangen.

---

[1] Vgl. Tabelle Seite 141.

Ergebnisse — Diskussion

Die dargestellte Arbeitsweise hat sich der erkennbar gebliebenen Begrifflichkeit darunter auch des Grammatisch-Formalen und einiger Stileigenheiten angenommen, um den sprachlichen Äußerungen von drei schizophasischen Patienten mehr abzugewinnen, als die Inkohärenz fürs erste zuläßt. Im Fortgang der sprunghaften und zerfahrenen Rede wechselt der Inhalt fast ständig. Dieser Wechsel ist es, was die Zerfahrenheit ausmacht. Trotz des Wechsels gibt es *Konstanten*. Es sind feste Redewendungen oder Teile davon, von den Kranken individuell häufig gebraucht, und einige auffällige Sinnwörter (Sinnträger), weit über die Texte *verstreut*. Je nach Begriffsumfang oder -inhalt aktualisiert sich die jeweilige Bedeutung mehr oder weniger nur im Kontext. Das Syntagma kann schon als Kontext ausreichen, sogar ein Kompositum. Bei den untersuchten Spracherzeugnissen muß der *Kontext weit abgesteckt* werden. Viele Sinnwörter sind nämlich von längeren Passagen nichtssagender, banaler oder phraseologischer Füllsel umgeben. Die mittextlichen Beziehungen zwischen den Sinnwörtern sind daher weitmaschig. Ihre Bedeutung aktualisiert sich meistens erst über größeren Textstrecken mittels weitläufig benachbarter Sinnwörter. Wenn mangels Präzision die individuelle Bedeutung nicht aktualisierbar ist, können Nachbarschaftskonstanten den *Bedeutungsumfang* eines gesuchten Wortes wenigstens *einengen* helfen. So kann man sich z. B. an die individuelle Bedeutung des von N. häufiger verwandten Wortes „Geistesgegenwart" dadurch annähern, daß man einengende Nachbarschaftskonstanten sucht. Eine volle Aktualisierung der Bedeutung ist wohl nicht möglich.

Nachbarschaftskonstanten sind Wörter, die sich in der jeweiligen Nachbarschaft des zu deutenden Wortes auffallend häufen. Man kann auch die Nachbarschaften von Gliedern derselben lexikalischen Einheit, desselben Wortfeldes, derselben Sachgruppe oder desselben Vorstellungskreises des zu deutenden Wortes absuchen. Dadurch also, daß man auf Nachbarschaftskonstanten achtet, kann man die Verständlichkeit eines zerfahrenen Sprachinhaltes ausweiten, die *Unverständlichkeit* gestörter Spracherzeugnisse *verringern*. (Unverständlichkeit ist eins der Kriterien, mit denen man glossolalische und schizophasische Spracherzeugnisse unterscheiden kann; die schizophasischen gelten als unverständlich.) Ohne spezifische Technik wäre das nicht möglich. Man geht von möglichst *anschaulichen* oder *eindeutigen* Sinnwörtern aus.

Man erhält zur *Genetik* der Sprachzerfahrenheit interessante Einblicke. So ist die Sprache z. B. nicht eigentlich selbst gestört, sondern nur ein *Medium*, in dem sich psychische Veränderungen auf besondere Weise bekunden. Einerseits tritt das Automatische, das Eigengesetzliche und *Eigenmächtige* des Sprachlichen stärker hervor, weil die gedankliche *Steuerung zu schwach* ist. Die Eigenmacht der Sprache, ihre Sinnmächtigkeit, das was die Sprachgemeinschaft in ihr gedanklich investiert hat, konstituiert mitunter vielleicht *mehr Sinn als* der kranke *Sprecher* von sich aus aufbringt. Nach HÖNIGSWALD enthält die Sprache „überall Sinnbeziehungen". Weiterhin scheinen sich die Kranken mit einem gewissen *Geschick* oder einer Art von Intuition all dessen zu bedienen, was die Sprache an Halbfabrikaten (KAINZ) fertig zur Verfügung hält, um *Gedankenlücken zu füllen* oder die Rede unverbindlich und *unbestimmt* zu halten. Ohne beachtlichen geistigen Energieeinsatz lassen sich mit Pronominaladverbien, Indefinitpronomina und den infiniten Verbalformen bis zu einem gewissen Grad sprachliche Ordnung und Kontinuität herstellen, wo inhaltlich nichts gesagt wird.

Auch die nominale Fügung erspart (sprachliche) „Richtekraft" (Storz). Spracheigenmacht und indefinite Diktion stiften erstaunliche Dichte und *Geschlossenheit* im *Formalen,* wo *sachlich nichts* Entsprechendes dahinter zu stecken braucht.

So verwundert es nicht mehr, daß in vielen schizophrenen gestörten Spracherzeugnissen die Grammatik streckenweise verhältnismäßig wenig versehrt ist. Der individuelle Sprecher braucht deshalb noch nicht viel geleistet zu haben. Man könnte von einer sprachlichen „*Scheinordnung*" sprechen.

Allerdings erfordert Sprechen — wenn man einmal von dem hohen Leistungswert präziser Formulierung absieht — ein Minimum von *Konzentration,* um die Sprache formal korrekt anzuwenden. Die Aufmerksamkeitsstörungen *unterschreiten* oft genug selbst dieses *Minimum,* z. B. während eines gedanklichen Entwurfes, der die ganze Aufmerksamkeit auf sich gezogen hat. Dadurch kann sprachlich ein Zerfall in Erscheinung treten, hinter dem das *Gedankliche einheitlicher ist,* als man auf den ersten Blick vermuten würde. Auch dies kann die textvergleichende Arbeitsweise approximativ aufdecken. Ein falscher Plural z. B. kann seinen — halbwegs richtigen — logischen Ort in der diskursiven Gedankenentfaltung haben, etwa durch Perseveration eines vorgängigen oder im Entwurf wieder verworfenen pluralischen Begriffs. Perseveration, Antizipation, Kontamination können rein *formale* Elemente (Numerus, Kasus, Tempus usw.) zum Objekt haben oder zeitweilig darauf beschränkt bleiben. So kann die Eigengesetzlichkeit der Sprache etwas bewirken, was man — Gegenstück zur „Scheinordnung" — „*Scheinzerfall*" nennen möchte.

Hiervon zu unterscheiden ist Teuliés „Scheinzerfahrenheit" (Pseudoinkohärenz); sie enträt zwar des „objektiven" Sinnes, hat aber noch „subjektive" Bedeutung (wiederum anders gemeint als Snells „Sinnkategorien"). Die meisten Bedingungen von Teuliés Scheinzerfahrenheit werden gleichwohl von den Texten dieser Studie erfüllt. Gleich ihr enthalten sie sowohl die „Mangel"- als auch die „aktiven Symptome" Pfersdorffs. Neologismen sind allerdings selten. Deswegen lassen sich die hier untersuchten Texte auch nicht in die Schemata von Galant, Quercy und Cénac einordnen.

Ob *Paralogismen* vorkommen, muß man wegen der allgemeinen Deuteschwierigkeiten offen lassen; die verständlichen Textabschnitte enthalten keine. Was paralogisch sein könnte, stellt sich im Lichte der vergleichenden Textanalyse als geraffte oder auch sprunghafte Schilderung oder als Ausdruck eines ungewöhnlichen Sachaspektes dar. „Linguistischen Gebrauch" machen die drei Untersuchten von der Sprache doch wohl häufig, wenigstens der Absicht nach. Mitunter scheinen sie sich nachgerade um Mitteilung zu bemühen. Dementsprechend dürfte ihre Rede streckenweise durchaus Teuliés „subjektiven" Sinn haben, wenn auch dessen „objektiver" Sinn vielerorts fehlt und die Rede unverständlich ist. Rein „automatisch" (Pfersdorff) ist sie vorwiegend als „Redekitt" und bloßes Wortspiel wohl nur gelegentlich.

Piros Schema deckt sich nicht völlig mit der Realität, wie der Autor selbst sagt. Sein Gliederungsprinzip ist nur approximativ; „zu starre Einteilung würde sicher falsch sein" (Piro). Unter diesem Vorbehalt gehören die hier analysierten Texte vorwiegend in Piros *dritte Dissozioationsstufe.*

Zum Problem *Organizität* oder nicht können die hier verwandten Methoden nicht unmittelbar beitragen. Häufung derselben Laute und Vergröberung der Lautgefüge, nach Kleist Hinweise auf die Organizität der Schizophasie, sind hier nicht gefunden worden. Ungewollte Einzellaute brauchen nicht gleich „sprachapraktische" Mitbewegungen (KLEIST) zu sein. In ihnen interferieren vermutlich nur verschiedene Sprechansätze.

Partikel und Pronomen sind nicht „eingeschränkt oder weggelassen", wie KLEIST gefunden hat. Es wird lediglich schon mal über das Personalpronomen am Anfang des Satzes hinweggesprochen oder zu undeutlich oder zu leise artikuliert. W. und auch N. verwenden sogar besonders häufig Pronomen, handhaben sie geschickt und führen dadurch selbst komplizierte Satzgefüge — wenigstens W. — zu Ende.

W. spricht nicht „nur noch in kleinen, primitiven Sätzchen" (KLEIST). Er liebt besonders lange Sätze, konstruiert vielfältig und formuliert nuancenreich. Nach LORENZ findet man bei Schizophrenen denn auch kurze *und* lange Sätze.

Auf W.s Äußerungen läßt sich auch nicht anwenden, daß „bei den Geisteskranken zuerst die Wörter für die allgemeinen Vorstellungen und abstrakten Begriffe ihre Erregbarkeit verlieren" (KLEIST). W.s Rede ist vielmehr durch besonders viel abstrakte Wörter — zumindest stilistisch — gekennzeichnet. (Vgl. a. den „Abstraktionismus" in PIROS Dispersion!) Andererseits braucht nach LORENZ die schizophrene Konkretheit nicht einfach Unfähigkeit zur Abstraktion anzuzeigen. Die Konkretheit könne aus Abwehr gegen die „Hintergrundbedeutung" der Wörter stammen. Analog dazu imponiert namentlich W.s Vorliebe für Substantivierungen als Widerstand gegen Flüchtigkeit und Zerfließlichkeit von Gedanke und Vorstellung. Den W. lenken und drängen seine eigenen Gedanken davon ab, ein Thema zu verfolgen und auszuführen. Neue Gedanken und Vorstellungen treten dazwischen. (Vgl. SCHILDERs Kreuzimpulse und CLAUDEs Kontrollverlust.) Daß W. und auch N. und G. die Durchführung des Begonnenen schuldig bleiben, hat sein Korrelat im Vorwalten des Unbestimmten.

Wenn man sprach*psychologische* Deutungen mit heranzieht, könnte man der Vorliebe fürs Indefinite *Unentschlossenheit* entnehmen. Auch daß farblose Phrasen und Fragmente gehäuft werden, ohne daß ihre von der Sprache eigens offen gehaltenen Leerstellen mit Begrifflichkeit gefüllt werden, kann als Ausdruck von intellektueller Unentschlossenheit anmuten.

In den brüsken Ellipsen und imperativ-ähnlichen Verbalformen — und nicht zuletzt in deren Begrifflichkeit und Thematik — mögen sich die *Impulsivität*, Dranghaftigkeit und spannungsvolle *Unberechenbarkeit* von G. niederschlagen. Psychologie der Grammatik muß mit Vorsicht gehandhabt werden. WEISGERBER hat in seiner „Inhaltsbezogenen Grammatik" darauf hingewiesen, wie sehr die Deutung grammatischer Phänomene am Sprach*inhalt* orientiert bleiben muß (vgl. a. KANTOR). Die abnormen grammatischen Phänomene der hier untersuchten Spracherzeugnisse wurden erst gedeutet, nachdem die vergleichenden Textuntersuchungen mit den residuären Inhalten sehr vertraut gemacht hatten, abgesehen davon, das Vorgeschichte, Persönlichkeit und Symptomatik der untersuchten Kranken dem Untersucher gut bekannt sind, zumal sie eine Zeitlang seine Patienten waren.

Auf Grund der gewonnenen Erfahrungen wird man überdenken, wie weit der *ungewöhnliche Wortgebrauch* fürderhin unter Begriffsverschiebung subsumiert werden kann. Nachwirkung, Vorwegnahme, improvisierte Erlebnisanknüpfung oder unbedenkliche Auffüllung von Sprachlücken können ein Wort an begriffs- und *sinnfremde Stellen* rücken. Dadurch „verschiebt" sich seine Bedeutung. Aktualisiert sie sich doch erst im Kontext. Sie ist eine Funktion des Kontextes.

Vermutlich *mangels Denkantrieb,* Interesse und Sachhingabe *fehlen* den untersuchten Spracherzeugnissen vielfach erkennbare *Sinndirektiven.* Dadurch, daß solche Sinndirektiven fehlen, gerät der Sprecher immer wieder in die Blickrichtung auf *Einzelhaftes* und in dessen Eigengesetzlichkeit. Die Sprache erreicht ohnehin immer nur ein „gedankliches Ungefähr" (Schöne), das sich erst im Sinnganzen präzisiert. Die Sinndirektive könnte man als *Sinnpol* auffassen. Von ihm gehen ausrichtende Kräfte aus. Diese schaffen im *Kraftfeld* der vielen Bedeutungsabschattungen eines Wortes einheitliche Orientierung, *Eindeutigkeit.* Ohne einen derartigen Sinnpol bleiben die Wortbedeutungen vage. Mehr als das, die Wortwahl ist unsicher, wenn nicht willkürlich oder zufällig. So mögen sich die vielen Approximativausdrücke erklären, die den Text oft so unpräzise oder unverständlich machen.

Disparate Wortzusammensetzungen liegen in der Linie der Sprachhandlung ohne Sinndirektive. Die Redelücken werden ad hoc mit dem ersten besten ausgefüllt, was gerade in den Sinn kommt. Dem gleichen genetischen Prinzip scheinen auch die brüsken *Wechsel* der *kategorialen* Ebenen und der *Gefühlsgehalte* zu folgen. Faute de mieux wird alles geäußert und lexikalisch und syntaktisch nutzbar gemacht, was jeweils gerade am *verfügbarsten* ist. Einstellung auf ein bestimmtes Gedankenziel fehlt; von dorther wird kein Sprachmaterial evoziert. So bleibt der Fortgang der Rede auf sonstige Anknüpfungen angewiesen, damit die *vorgegebenen* (lexikalischen, syntaktischen und phraseologischen) *Muster* mit Inhalten besetzt werden können. Der Sprecher bezieht die Inhalte aus der Situation, der Affektivität und den Bedürfnissen des *Augenblicks.* Das kann die Chance für *Testvorlagen* sein, die gleichsam von außen her Sinndirektiven, bestimmte Aufgaben und Rahmenthemen stellen. Für derartige Aufgaben lassen sich die Kranken allerdings nur schwer und spärlich interessieren. Selbst wenn es gelingt, kann es noch an *Informationsabsicht* mangeln. Guiraud glaubt, daß — zumindest bei Ungebildeten — die Konversation nicht der Mitteilung, sondern nur dem Affektausdruck dient. Wieviel mehr mag das für autistische Schizophrene gelten! Um so wichtiger erscheint es, in Form von Testaufgaben eine für Vl. und Vp. gemeinsame Verständigungsgrundlage zu schaffen.

Was hat sich aus der Untersuchung zur Problematik Sprechen-Denken-Persönlichkeit ergeben? Daß die Äußerungen oft parakategorial (Berze) sind, braucht nicht zu bedeuten, daß es auch die Gedanken sind. Die Formel von der gedankenlosen Ausfüllung sprachlicher Leerstellen kann das Parakategoriale erklären, ohne daß man aufs eigentliche Denken zurückgreifen müßte. Daß die Kranken das „kategoriale Verhalten verloren" hätten (Kasanin, Hanfmann), wird man den Sprachauffälligkeiten der hier untersuchten Art nicht entnehmen mögen. Die drei Untersuchten haben die Tests selten „als Mitteilung mißverstanden" (Hanfmann), sondern fast immer als Aufgabe — an sie adressiert — erfaßt. Sie waren mehr oder weniger davon betroffen, die Anforderungen nicht zu erfüllen oder haben doch nach außen den Anschein zu erwecken gewußt, als ob sie sich um Lösungen bemühten (W. hat eigens ausgedrückt, daß es ihm leid tue, dem Vl. soviel Mühe zu bereiten). Völlig gleichgültig ist Vl. den Untersuchten nicht gewesen. Es kam durchaus etwas wie eine *Interaktion* zustande. Um diese mitzuerfassen und andererseits dabei zugleich über den Einfluß von Autismus auf das Sprachverhalten mit zu urteilen, wurde nur das Gesprochene untersucht, nichts Geschriebenes. Gerade das Sprachverhalten, Medium für Kommunikation und Interaktion, könnte ein Feld sein, in dem man sich mit dem Autismus vertrauter machen kann.

Whitehorn und Zipf haben zwischen Sprecher und Hörer Proportionalität gefunden: Für den Sprecher ist *Wiederholungstendenz* (verschiedene Bedeutungen hinter *einem* Wort) vorteilhaft, für den Hörer das Gegenteil, nämlich *Diversifikation*. Von hieraus eröffnet sich ein neuer Aspekt für den Autismus: Er ist ökonomisch, wenn der Antrieb geschwächt ist. In der Perspektive der Whitehorn-Zipfschen Proportionalität ist der *Autismus ökonomisierte Antriebsschwäche*. Im autistischen Sprachverhalten (vorteilhaft für den Sprecher) erspart sich der Sprecher Diversifikation. Das geschieht auf Kosten des Gesprächspartners, des Hörers. Daß gerade im Kommunikativen und Interaktionalen Energien eingespart werden, könnte darauf hinweisen, wie sehr Kommunikation und Interaktion die Gemütskräfte beanspruchen. Daß gerade *Kommunikation* und *Interaktion* unter den Antriebsmängeln leiden, könnte aber z. T. vom Charakter oder von der *Persönlichkeit* des Kranken bewirkt sein, z. B. in Gestalt einer Schwäche der sozialen Interessen.

Auffüllung von Redelücken dürfte oftmals den Eindruck erwecken, als hätten sich „verschiedene Erlebnisklassen verschmolzen" (Berze). In Wirklichkeit wurde zur Auffüllung einer Sprachlücke wahllos und rasch aus dem Erinnerungsschatz ausgewählt und herausgegriffen, was sich gerade angeboten haben mochte. Da kann es geschehen, daß Vertreter *„verschiedener Erlebnisklassen" nebeneinander geraten, ohne* daß dies *beabsichtigt* zu sein braucht.

Ob der Wortschatz verarmt, wie Kleist annimmt, kann auf Grund der hier gewonnenen Erfahrungen nicht sicher beurteilt werden; dazu müßte man etwa Häufigkeitsverteilungen ermitteln, und zwar vor und während der Erkrankung. W.s Wortschatz wirkt jedenfalls — gemessen an der Norm, nicht am eigenen prämorbiden Wortschatz — nicht verarmt. — *Impulsarmut*, nach Kleist eine Eigenschaft schizophrener Sprachstörungen, wird man an Hand der hiesigen Untersuchungsergebnisse bestätigt finden.

Man kann die Schizophasie als eine *Extremvariante* des Psychotischen auffassen. Sie spiegelt eine Gemütsverfassung wider, die am Ende einer Stufenfolge zunehmender Krankhaftigkeit steht und sich fixiert hat. Die schizophasischen Produktionen entrollen das Erleben in späten Krankheitsstadien, in einer Zeit erschwerten, verengten, verschlüsselten und versperrten Ausdrucks. Der Mitteilungsgehalt wurde hier mit besonderen Methoden erschlossen oder erweitert. Welche *Grundvorgänge* des Psychotischen deuten sich an, von den Ergebnissen dieser Studie aus gesehen? Was mag am Grunde des Psychotischen vor sich gehen? An der „Schwelle zwischen dem Organismischen und dem Erleben" (Panse)?

Conrad hat die Schizophrenie im Anfangsstadium studiert. Er findet das psycho-„*energetische Potential*" *reduziert*. Diese „Reduktion" ist — wie er sagt — „einer hirnorganisch bedingten Störung und ... dem stirnhirnbedingten Antriebsverlust auffällig ähnlich". Eine derartige Ähnlichkeit haben auch die Aufmerksamkeits- und Konzentrationsmängel, Kontamination und Perseveration, Gedankenlosigkeit und was sich an eigentlich mnestischen Schwächen hinter den schizophasischen Produktionen verbergen mag. Ähnlichkeit oder Identität des Erscheinungsbildlichen bedeutet noch keine ursächliche Ähnlichkeit oder Identität; aber sie macht aufmerksam und ist dazu angetan, hinter den psychotischen Phänomenen auch somatische Störungen zu vermuten.

Zusammenfassung

(Vgl. auch Zusammenfassungen S. 41, 55, 66, 116, 129.)

Eigentlich schizophasische Äußerungen schränken den intellektuellen Rapport sehr ein. Man muß zusätzliche Verständigungsgrundlagen schaffen und den *Gedankengang sachlich binden.* Dazu kann man Tests vorlegen. Hier wurden der Rorschach-, Hamburg-Wechsler- und Thematische Apperzeptionstest verwandt. LORENZ hat für ihre Untersuchungen der schizophrenen Sprache den Thematischen Apperzeptionstest (TAT) benutzt. Phonographische Registrierung gestattet Interpretation großer Texteinheiten mit unverfälschter Unmittelbarkeit. Das Phonogramm ist jeweils ins Stenogramm übertragen worden, ein Verfahren, das auch GOTTSCHALK und Mitarbeiter angewandt haben, als sie mittels „thematischer", „grammatischer" und „psychologischer" Kriterien psychotrope Arzneieffekte gemessen haben.

Umfängliche Sinn*einheiten* fehlen in der schizophasischen Sprache weitgehend.

Nach JUNKER bedeutet Sinnbezogenheit etwa des Satzes, daß sich die Aufmerksamkeit nach einem Punkt richtet. In ihm konzentriert sich der Satzinhalt; aus ihm entfaltet sich die Gestalt des Satzes. Dem *Sinnpunkt* gegenüber ist jedes *Wort* nur in *einer* Richtung *fixiert.* Der *restliche* Bedeutungsgehalt bleibt latent und *verschwommen.*

Die Bedeutung der Einzelworte schillert in der Schizophasie, weil die Worte von der *determinierenden* Kraft des Kontextes und von übergeordneten Sinn*intentionen entblößt* sind. Die Äußerungen sind so unverständlich, weil sie keinen „*intentionalen* Sinn" (SNELL) haben. Außer dem intentionalen fehlt auch der „*Ausdruckssinn*". Trotzdem können die Sätze — für sich genommen — durchaus sinnvoll sein. Das braucht schon im Hinblick auf die „Sinnmacht" der Sprache nicht zu verwundern. Nach SNELLs Terminologie sind sie „sachlich" sinnvoll. Sie ermangeln also des intentionalen und Ausdruckssinns (= *subjektiver* Sinn), während sie sachlich sinnvoll (= entsprechend dem *objektiven* Sinn) sein können. Das mag dazu beitragen, daß sie den Hörer fremd anmuten. Mangels „Sinn*direktiv*" (KAINZ) wird, nicht selten innerhalb eines umschriebenen Ausdrucks, eines „Syntagmas", ebenso wie der Gefühls-, Wert- und Mitteilungsgehalt auch der logische Kategorialbezug unvermittelt und brüsk gewechselt. Allzu anschauliche Wörter werden offenbar nicht nur aus Konzeptmangel, sondern oft auch mangels Mitteilungsabsicht vermieden. Derartige Wörter legen ja den Sprecher fest; außerdem schaffen Benennungen Gemeinsamkeit (URBAN). Das liefe dem Autismus zuwider. Statt also zu benennen, wird der *vage* Ausdruck bevorzugt. Besonders häufig kommen *Pronomina* vor, namentlich indefinite. Sie täuschen gedankliche Kontinuität vor. In Wirklichkeit haben sie *keinen Bezug.* Das Vorausgegangene, wovon sie ihre Sinnerfüllung beziehen wollen, ist nicht minder unbestimmt und vage.

Gedankenlücken wissen die Untersuchten geschickt mit sprachlichen „Halbfabrikaten" (KAINZ) auszufüllen. Auch häufig gebrauchte und entsprechend leicht verfügbare Begriffswörter dienen der Auffüllung von Leerstellen. Nach JUNKER enthält jedes *Begriffswort* in seinem *Umfeld Leerstellen;* sie liegen im „*Aufmerksamkeitsschatten*" (JUNKER). Dahinein strömen bei weniger Aufmerksamkeit usuell zugehörige, statistisch *häufig mitgebrauchte* Wörter. So ziehen sich manche Worte einander nach. Dadurch kann einerseits eine Sprunghaftigkeit in Erscheinung treten, hinter der größere gedankliche Einheitlichkeit stecken mag, als man auf den ersten Blick vermuten würde. Andererseits erhalten viele Äußerungen eine grammatisch-syntaktische Geschlossenheit, die zu ihrer inhaltlichen Inkohärenz im Gegensatz stehen.

Der Patient G. weiß sogar zu neutralisieren, was die *verbale* Fügung an Richtkraft (STORZ) erfordert. G. bevorzugt zwar den verbalen Ausdruck, aber er gebraucht das Verb häufig in seinen *infiniten* Formen (Infinitiv, Partizip). Die Unbestimmtheit geht so weit, daß sogar mit Artikel verbundene Partizipien unentschieden lassen, ob sie substantivisch oder adjektivisch gemeint sind. Es ist nicht nur die Verbalform infinit gehalten, sondern selbst ihre nominalisierte Funktion bleibt noch zwischen substantivisch und adjektivisch in der Schwebe. Auch der bei G. häufig angetroffene *absolute Gebrauch* transitiver Verben (GAMILLSCHEG) entlastet von allzu großer Bestimmung trotz verbaler Fügung. — W. fügt nominal — syntaktisches Gegenstück zum Nebengedanken! Infolgedessen kann er sprachlich legitim von Zeit und Richtung absehen. N. hält die Mitte zwischen G. und W.

Oft ist den Texten wenigstens ein Bedeutungsrest verblieben, anschaulich genug, um Rekonstruktionen zuzulassen. Zusammenhangsreste in Form von Nachbarschaftsbeziehungen zwischen weiter auseinander liegenden Textstellen können zur Interpretation beitragen. (Neuerdings sucht FUCKS „Bindekräfte zwischen mehr oder minder voneinander entfernten Textstellen mathematisch zu erfassen".) Wenn schon nicht Kontinuität, so ist es mitunter wenigstens weitläufige Kontiguität, was weiterhilft. Im übrigen verbindet mitunter auch *Erlebnis*zusammenhang prima vista Beziehungsloses. Das verbindende Erlebnis kann *psychotischer* Natur sein. Das allein mag noch Mitteilungswert haben, wenn sonst keine Sinnhaftigkeit erkennbar ist. Wortwahl und Thematik können noch entfernt andeuten, was den Kranken bewegt.

Perseverationen drängen sich bei Aufmerksamkeitslücken und Gedanken*armut* auf. Auch grammatische Formen und Konstruktionsmuster werden perseveriert. Das geschieht gleichsam über den Inhalt hinweg. Sprachliche „Halbfabrikate" (KAINZ) übernehmen die Gestaltung beinahe automatisch. Sucht der Kranke das Sprachautomatische aus Lust daran (GRUHLE), aus rhetorischer Verlegenheit und Not, oder überkommt es ihn drang- oder zwanghaft (Stammhirn!? — KLEIST), wenn er *verbigeriert?* *Entsteht* nicht *Echolalie,* indem Teile aus den Äußerungen des Partners aufgegriffen und wiederholt werden, etwa, um Zeit zum Nachdenken zu gewinnen?

Widersprüchlichkeit kann rein *sprachlicher* Herkunft sein. Partikel der Verneinung sind beispielsweise schnell bei der Hand. Eigentlich psychopathologische *Ambivalenz* braucht da nicht mitzuspielen.

Kontaminiert werden nicht nur Worte, sondern auch ganze Satzteile und Sätze. Selbst in einem falschen Numerus kann eine vorausgegangene Äußerung nachschwingen. Verschiedene *Entwürfe* können sich überlagern, die Elemente verschiedener Begriffe verschmelzen. Entwurfsnot, Unentschlossenheit und Unsicherheit bahnen vermutlich auch manche *Antizipation;* der Kranke spricht „in Raten". Das „stumme Denken", die „*innere* Sprache", wird nach außen verlagert, „*veräußerlicht*". An der „sensomotorischen Rückempfindung" (GEHLEN) findet schon der psychisch Gesunde Halt, wenn er gedankenlos ist. Hier hat vielleicht auch manche *Wiederholung* des Schizophasischen ihren genetischen Ursprung.

Daß einen manches fremd anmutet, rührt auch daher, daß Wörter aus hohen *Stil*schichten an ihrer Stelle *unangebracht* sind. Vielfach sind die Wörter unangemessen abstrakt, Zusammensetzungen ungewöhnlich und ungebräuchlich (was noch kein Neologismus ist). Stilbesonderheiten sind Gedrängtheit, Kürze (vgl. auch FUCKS' mathematische Stilanalyse mittels Frequenzberechnung der Wort- und Satzlängen) und staccatoartiges Nebeneinander von Disparatem. G. kleidet seine Aussagen gern in bloße Nebensatzform. Das verleiht ein Eigengewicht, das dem Aussageinhalt oft widerspricht. Es stimmt aber überein mit dem *allgemeinen* Ausdrucks*verhalten*, gekennzeichnet von Gegensätzlichkeit und Unberechenbarkeit.

Das Expansive unterschwellig persistierender früherer Wahninhalte scheint sich zusammen mit einer Neigung zu Heftigkeit und gelegentlicher *Gewaltsamkeit* grammatikalisch u. a. darin zu äußern, daß G.s *Infinitive* vielfach *imperativisch* wirken. — Nach STORZ hat das *Partizip* einen motorisch-inchoativen Charakter, entbehrt aber zugleich der Zielrichtung. Daß G. es gern verwendet, entspricht ganz dem amorphen, dranghaften, brüsken und ziellosen Gepräge seiner flüchtigen, aber heftigen psychomotorischen Ausbrüche. — W. liebt anspruchsvolle und hyperbolische Ausdrücke — anspruchsvoll infolge ihrer Thematik, hyperbolisch angesichts ihres sonstigen Gebrauches. Auch das sind offenbar Ausläufer eines expansiven Wahndenkens.

Über das Semantische hinaus sind es Grammatik und Syntax, sind es Stilwerte und Ort und Häufigkeit des Vorkommens, woran sich die Interpretation *orientieren* kann. Vermöge dessen dringt sie weiter in das Schizophasische vor, als mit „bloßem Auge und Ohr" möglich ist; Schizophasie gilt ihr dabei als besonders aufschlußreiche und repräsentative Extremvariante des Psychotischen überhaupt.

Mit dieser Studie ist versucht, textinterpretierende Methoden auf psychopathologische Extremphänomene anzuwenden und für medizinische Probleme nutzbar zu machen. „Die Sprache der Psychose", so schreibt WHITE, „und ihre Interpretation sind nicht ohne Analogie zu den Inschriften unbekannter Sprachen und ihren endgültigen Übersetzungen".

Einige Leitsätze sollen die Übersicht über Methode und Ergebnisse der Studie erleichtern

a) Methode

1. Das Schizophasische ist weitgehend *unverständlich;* deswegen ist es wenig untersucht.

2. In der Schizophasie *gipfelt* die Entstellung des Psychischen. Als *Extremvariante* psychotischer Symptomatik mag sie *besondere* Einblicke in das psychotische *Grund*geschehen vermitteln.

3. Die Unverständlichkeit wird verringert, indem Testaufgaben *Verständigungs*grundlagen zwischen Krankem und Untersucher schaffen.

4. Die derart ausgelösten und teilweise vielleicht thematisch gerichteten Äußerungen werden *phonographisch* registriert und auf *Sinnwörter, grammatische,* syntaktische und *Stil*-Besonderheiten und deren Kontiguität abgeleuchtet.

5. Dabei werden Vorgeschichte und auffälliges außersprachliches Verhalten mit berücksichtigt.

b) Ergebnisse

1. Es kennzeichnet die Schizophasie, daß Sprachinhalt und -form divergieren. Der *Inhalt* kann bis zur Unkenntlichkeit zerfallen sein; demgegenüber ist die *Form* oft erstaunlich gut erhalten und nicht selten hochdifferenziert.

2. An Stellen besonderer Zerstreutheit ist sogar die Sprachform zersplittert; ein *linguistischer Gebrauch* (PIRO) ist nichtsdestoweniger zumindest intendiert.

3. *Automatisches* Sprechen (PFERSDORFF) oder semantische *Dissolution* (PIRO) kommen kaum vor, ebenso selten *echte Zerfahrenheit* im Sinne von TEULIÉ.

4. Neologismen fehlen fast völlig. Daher sind die schizophasischen Texte indifferent gegen die Einteilungen der Neologien (BOBON, STUCHLIK u. a.).

5. Viele Phänomene gehen auf Mangel an *ideatorischer* Einheitlichkeit, gedanklicher *Zielstrebigkeit, Sachhingabe* und *Mitteilung*absicht zurück.

6. Mit Geschick und offenbar auch einer gewissen Übung verwenden die Kranken zahlreiche *phraseologische* Bestandteile, um über die Gedanken*lücken* hinwegzureden. Die Kranken verstehen sich sehr gut auf den Umgang mit den *unbestimmten* Ausdrucksformen der Sprache und deren Handlichkeit.

7. Andererseits verlieren sich die Kranken nicht selten in der Eigengesetzlichkeit und Mechanik des rein Sprachlichen. Infolge der „*Sinnmacht*" der Sprache rufen die Syntagmen und Satzfragmente — durchflochten mit oratorisch füllenden oder nahezu ornamental fungierenden Sinnwörtern — Bedeutungen hervor, die nicht beabsichtigt und zufällig sind.

8. Dadurch mag stellenweise der Eindruck gedanklicher *Sprunghaftigkeit* entstehen, wo in Wirklichkeit überhaupt *kein* Gedanke existiert oder beabsichtigt ist.

9. Manche Bedeutungs„verschiebung" ergibt sich zwangsläufig aus dem Mangel an Gedankenzielen. Dadurch fehlt der *Sinnpol,* der sonst die Aktualisierung der Wort*bedeutung* steuert.

10. Manche Sinnträger verkörpern Residuen *psychotischen* Erlebens.

11. Bizarr und *wechselhaft* (vom Logischen über das Semantische und Grammatische bis zum Stil) kann der Text dadurch werden, daß sich zwei *Entwürfe überlagern* oder iterative Äußerungen Gedankenlücken überbrücken.

12. *Wiederholtendenz* (WHITEHORN) ist autistisch, indem sie den Hörer benachteiligt.

13. Der Autismus hängt offenbar mit der Schwäche des *Denkantriebs* zusammen. Er ist gleichsam *ökonomisierte Antriebsschwäche.* [Dem Begriff der Antriebsschwäche braucht das zeitweilige Gedankendrängen bei W. nicht zu widersprechen angesichts der Ziellosigkeit von W.s drängenden Gedanken; Gedankenleere und -drängen basieren auf gestörter „Antriebsregulation" (HAASE) als gemeinsamem Nenner.]

14. Manches Psychopathologische imponiert als Auswirkung mangelnder *Aufmerksamkeit* im Sprachlichen (STRANSKY). Eine Verneinung ist beispielsweise rasch formuliert, ohne Ambivalenz ausdrücken zu müssen. Ungewöhnliche Wortzusammensetzungen erfolgen nicht selten aus der Interferenz zweier gleichwertiger Ansätze ohne übergeordnete *Sinndirektiven.*

15. *Organisch* bedingte Sprachstörungen wie Aphasien und Paraphasien (KLEIST, PFERSDORFF) haben andere Charakteristika und sind z. T. irreversibel. Die hier erörterten Spracheigenheiten können zeitweilig oder ganz verschwinden (KRAEPELIN). Sie gehen offenbar aus der Störung einer Grund*funktion* (PANSE) hervor; das braucht keinen Grund*defekt* (BERZE) anzuzeigen. Gestört erscheint der Antrieb in Gestalt von Konzentrationsschwäche, verringerter intentionaler Spannweite, Mangel an Zielstrebigkeit, in Gestalt von gesenktem energetischen Potential, versiegendem Gedankenzustrom, nachlassender prospektiver Spannkraft (auch einmal infolge von Gedankendrängen). Die Störung — eine Störung charakteristischen Typs: Schizophasie — ist mit interpretativ-linguistischen Mitteln analysiert worden. Verf. hat die schizophasischen Verständigungsschwierigkeiten nach Möglichkeit dechiffrierend umgangen.

So konnte der Ausdruck des Psychopathologischen im Gewande der Sprachzerfahrenheit wenigstens partiell nutzbar gemacht werden.

Anhang
Unterschiedliche Redeeigenheiten nach Pathotypen der Literatur

Pathotyp	Autor	Anhäufung von Lauten	Verformung von Lauten	Vokabular fix	Eigenartiger Wortgebrauch / Substanziierung von Kräften / Abstraktionismus	Neologismus	Paralogismus	Störungen der Grammatik (Form)	Anfangs korrekt	Ein Wort ersetzt das andere	Unverständlich	Störungen der Syntax	Ohne Sätze	Philologische Interpretation	Ausdrucks- und Mitteilungsabsicht gestört	Pat. weist Urheberschaft ab [1]	Spiel [1]	Widersprüche ([1])	Ohne Idee/Bedeutung [1]
Pseudoglossolalie	TANZI	+																	
Erweiterung des Bedeutungshofes	PIRO																		
Neoglossie		+				ø		ø											
Neophasie	STUCHLIK		+																
Glossolalie	TANZI							ø											
Distorsion	PIRO					(+)		ø											
Glossomanie	TEULIÉ					+		ø											
Pseudoinkohärenz	TEULIÉ									+					ø				
Glossolalie	STUCHLIK	+								+				ø					
Dispersion	PIRO							+		+									
Paralogie							+		+	+									
Manierismus	TEULIÉ				+			+	+	+		ø			ø				ø
Glossolalie						+		+											
Schizophasie	KRAEPELIN/					ø													
	TEULIÉ											+	+		ø				
Logolatrie	BOBON																		ø
Neologismus, aktiv	SÉGLAS				+							+			ø				
Neologismus, passiv	SÉGLAS														+	+			+
unabsichtl. Neologie, passiv	QUERCY									+						+			+
Dissolution	PIRO				+	+		+										+	
Inkohärenz, Zerfahrenheit	TEULIÉ/ MAUREL													+					+
Automat. Sprechen, Mangelsymptome	PFERSDORFF					+									+				
—, aktive Symptome						+													
Glossomanie	TANZI	+																+	+
Hiesige Ergebnisse					+++	((+))		(+)	+	+	+	((+))	+	(+)	(+)	+	(+)	+	((+))

¹ Wortgebrauch nicht linguistisch.

Erläuterungen zur Tabelle: Unterschiedliche Redeeigenheiten nach Pathotypen der Literatur

Rechts oben sind die häufigsten Redeeigenheiten aufgeführt.

Links seitlich stehen die Namen für die verschiedenen Sprachstörungen der neueren Literatur, dahinter die jeweiligen Autorennamen. Die einzelnen Autoren verwenden verschiedene Nomenklaturen. Daher ist es schwierig, die Redeeigenheiten der verschiedenen Pathotypen unter eine gemeinsame Nomenklatur zu subsumieren. Überschneidungen und Vergröberungen sind gelegentlich unumgänglich. Andererseits enthält die Tabelle Leerstellen, weil die meisten Autoren jeweils nur einen Teil der in der Tabelle aufgeführten Redeeigenheiten berücksichtigt haben. Manche Stellen wurden leer gelassen, damit die Leitmerkmale besser hervortreten. Sie verlagern sich von links oben nach rechts unten, d. h. von lautlichen Abweichungen, etwa im Bereich der Pseudoglossolalie, bis in die hohen Gestörtheitsgrade mit nicht-linguistischem Wortgebrauch in den unten aufgeführten Redeformen.

(+)   = nicht voll ausgeprägt,
((+)) = seltenes Vorkommen,
∅   = Fehlen.

Vgl. Seiten 20—23.

Erläuterungen zum Sprachpathogramm
Siehe Ausschlagtafel am Schluß des Buches

Rechts oben sind die phonetischen, semantischen, grammatischen und — in Anlehnung an die Rorschach-Signatur — einige psychische Auffälligkeiten aufgeführt. Links sind Ausschnitte aus den phonographisch erfaßten Texten wiedergegeben. Die Texte sind in Zeilen aufgegliedert, nach denen sich die Signatur richtet. So können die Auffälligkeiten Zeile für Zeile signiert werden. Die erste Zeile enthält z. B. den unbestimmten Artikel „ein", den Approximativ-Ausdruck „Sandsteingebirge" und eine Subjektkritik; diese bezieht sich auf den Satz: „Da werde ich nicht klug draus." In der zweiten Zeile ist „Entschlafen" ein situations- und textfremdes Sinnwort. Situationsfremd ist es, weil es keinen ersichtlichen Sinnzusammenhang mit dem Bild hat, textfremd, weil es mit „Kopfinvasion" zu einer attributären Fügung verbunden ist. Wenn signiert ist, kann man leicht feststellen, welche Sprachinhalte den im Text vertretenen Formalkriterien zugeordnet sind. Auffallend häufig gebrauchte Phrasen sind z. B. „daß ein (Bild) beobachtet ist", „daß immer einer in (Gefangenschaft) war", „das hat damit zu tun". Unter die Signierungen eines jeden Falles ist ein Summenstrich gezogen. Darunter stehen die Summen der Signierungen für die häufiger vertretenen Formalkriterien. So erscheinen im Textauszug des Falles W. fünf auffällige Sinnworte. Viermal wird ein Demonstrativpronomen ohne erkennbaren Bezug gebraucht. Je drei Abstrakta und Ellipsen kommen vor. Die Signatur ist zwecks Übersichtlichkeit stellenweise unvollständig gelassen.

R = Relativsatz,   ( ) = schwach
K = Koordination,   [ ] = fraglich
f = fremd-bestimmte Perseveration.

Unterschiedliche kasuistische Redeeigenheiten

	Fall W.	Fall N.	Fall G.
Laute	nuschelt z. T.	=/Ausfälle	(gut)
Neologismen	1 (?)	∅	+
Eigenartiger Wortgebrauch		+	
Abstraktionismus	+		∅
(Verbaler) Stil	„papieren"	(ordinär)	+
Grammatik (Formen)	(+)	(+)	∅
Syntax	am meisten geschlossen	Phrasen/Phr.-Fragmente	Ellipsen
Äußerliches Verhalten			
Einsatzfähigkeit	+	∅	∅

Erläuterungen

Links sind einige charakteristische Redeeigenheiten aufgeführt. Sie sind durch eine Rubrik
für das nicht-sprachliche Verhalten ergänzt. Eingeklammerte Einträge in den Fall-Rubriken
bedeuten, daß die entsprechende Eigenheit nicht voll oder nur teilweise ausgeprägt ist. Wo
eine Eigenheit sich nur gelegentlich oder andeutungsweise gezeigt hat, wurde von einer
Signatur abgesehen. Das sind die Leerstellen der Tabelle. ∅ bedeutet Fehlen der betreffenden
Eigenheit.

Textprobe zu Rudolf W.

(Warum bezeichnen Sie Haus 3 als Offizierskasino?)

Die Schranknummer. (Zeigt ein Nummernschild vor.)

(Wiederholung der obigen Frage.)

Durch die Schulungsläger der deutschen Wehrmacht.

(Was verstehen Sie unter „Schulungsläger"?)

Das sind theoretische Ausbildungen für Soldaten in Sitz- und Liegestellung.

(Sind die in Haus 3?)

Nein, Haus 1 und in den grenzbefestigten Zonengebieten. Das hat die deutsche
Wehrmacht der Hinterbliebenenanwartschaft der neutralisierenden Völker hinterlassen.

(Was verstehen Sie unter „neutralisierende Völker"?)

Immer wieder die Aufwertung gegen unsere Investationen, die jedesmal gegen
eine Beschuldigung eines Kanzlers verständigt werden ...

(Warum bezeichnen Sie Haus 3 als Offizierskasino?)

Ein Offizierskasino bestand schon in dem früheren Arbeitshaus 3, und es ist durch
den, durch das deutsche Volksbildungswerk entstanden, in der Aufsichtsbehörde
die Menschen zu schulen und in allen praktischen Bestimmungen ... Das ist das
Zusammengehörigkeitsgefühl der Mannschaften; nur darin bestehen Freidenker.

(Ist das denn dasselbe, „Schulungsläger der deutschen Wehrmacht" und „deutsches
Volksbildungswerk"?)

Ja, durch die Wechselverschreibungen und die Auswanderungen aller Völker.

(„Wechselverschreibungen" paßt doch gar nicht, das ist doch ein Begriff aus dem
Bankwesen!)

Ja, das sind Benelux-Staaten, das *ist* die Wechselverschreibungen für das neue
deutsche Wehrmachtsgesetz, Herr Doktor. Das sind die Benelux-Staaten. Die
Benelux-Staaten *gibt* eine Verfügung zu den Machenschaften der Völker, als wenn
die Völker nur entstanden wären durch die Herrschaft von Preußen.

Aus den Äußerungen zum TAT

(Zu Bild 17)

Bild 17 ist gute Macht in sich verkörpert; dazu war ihm die Ausdehnung seines
Körpers durch Gymnastik möglich.

(Woher? Wohin?)

Er kommt, er kam nicht aus dieser Zelle heraus; jetzt hat er eine seitwärts, wo
er sich aus dieser Gefahr herausbegibt, nicht?

(Welche Gefahr?)

In einer Ostblockstaatenvertriebenengesetz, und da war er als *Entrechtigter* wieder ermutigt und dem Sport in seinem Geistwahn entrissen, nicht?

(Woher?)

Unten aus diesem Raum, aus diesem Haus, aus seiner Zelle. Er befindet sich an *die* Wand, an *die* Zellwand.

(Was für eine Zelle?)

Eine Konzentrationszelle war das.

(Warum hinein?)

Nur seine Überlegung auszuklügeln und seine Selbstverwaltungen ... seine Selbstverwaltungen den Interessierten zu verständigen.

(Zu Bild 18)

Der könne sich als Künstler vorstellen, daß es an den Fingern abzuzählen wäre, was ihm in seinem Künstlerleben als kultivierter Mensch ein Unglück brachte, nicht?

(Was ist geschehen?)

Er ist in Gedanken bei seiner, bei seine (!) Vergangenheit. Liegt an dem Finger, daß es nur ein Erlebnis war, aber niemals eine Behauptung, die *ihm* immer wieder aus seinem Postalischen herausfordert ... Er lebt nur für sein Gewissen und seine Begnadigung, nicht? Das ist ein einwandfreier Mensch.

(Zu Bild 7)

Ein Künstlerbild ist es, das dem Vater weiß macht, den Sohn in melierter Nachahmung (gemurmelt): Soll gehorchen ... Den Mund sollst du zieren ... Meine Nase sollst du mich sinnen.

(Nase?)

Doch, die Nase steht viel zu weit der Stirn voraus.

(Zu Bild 8)

Es ist eine forstwirtschaftliche Heilung.

(Was geschieht?)

Der Vater arbeitet an seinem Freund und er ersetzt dabei eine Arzthilfe und die rechte Hand brachte ihm Wasser.

Beim Kaufmann im Vorbildnis. Wir wissen nun nicht, Herr Doktor, wie eine Unruhe uns schätzen dürfte. (Setzt ab) Er hat dabei (setzt ab) Illerprozeß (setzt ab — stottert zweimal) diese (?) Stellvertreter Gottes eine Beobachtung für sich dabei nur möglich gemacht, weil ihn der Prozeß gar nicht interessierte.

(Was war das für ein Prozeß?)

Das war ein Münchener Anklageprozeß.

(Gegen wen?)

Gegen die Hauptstadt der Bewegung München ... Da hat sich eine Ärzteschaft eingesetzt, damals.

Zum Rorschach-Test

(Zu Tafel 6 — Warum sagen Sie „Blattwerk", wenn Sie „Blatt" meinen?)

Ich habe meinen Naturschutz damit außer Kraft gesetzt, um etwas schaffen zu dürfen ... Nicht ganz in der Aufwertung eines Gegners. — Der Pilz ist eine erzieherrechtliche Mitbeobachtung, auch eine seelische Zusage zu allen Anschuldigungen, wo wir früher Ehrenbezeugungen zu machen durften.

Textprobe zu Heinz N.

(Zu Bild 9 des TAT — Männer im Gras — Was sehen Sie da?)

Das ist ja die besondere Schattierungen also ist ist auch Menschenkenntnis. Der Mensch ist eine ich sag' ja Andeutung. Schon mehr wie ein Seitentaschen, nicht wahr. Kann man blaue Uniform seits tragen, man kann aber grüne Uniform auch so tragen, daß man einfach ich hatte auch hier vorn eine Klappe hatte, nicht; und der Gasthof, war ich drin war, oder ein Dinges, bei uns in der Wirtschaft, nicht. Die bekommen Befehl is so o dann wenn man sich in der Schwebebahn befindet, dann die mal einen Stehplatz oder man nimmt Sitzplatz, nicht. Man fährt ja einfach mit der Schwebebahn so oder in der Straßenbahn in der Straßenbahn.

(Was sehen Sie denn noch sonst auf dem Bild hier?)

Sonst nichts.

(Ist da was los?)

Ist Menschengewühl, von Menschen, mehr nicht.

(Was machen die Leute?)

Geben das, geben das nicht zum Ausdruck, aber

(Was machen die denn?)

Das ist Noten auf der Leben nicht war, auf Leben, is anderes Leben ö nicht.

(Was für ein Leben ist das denn? Arbeiterleben, Bauernleben, Soldatenleben?)

Besonders die Hand zum Ausdruck.

(Wie?)

Die Hand wieder zum Ausdruck.

(Wie kommen Sie denn jetzt wieder auf Hand? Hören Sie eine Stimme, hören Sie was?)

Ja, ha all, ist Sinn des Lebens, ist ja ungefähr so, daß das immerhin der Verstand doch ö auf den Menschen einwirkt ge eben. Das da darf nicht sein, man mö ö ö der Mensch braucht Ruhe braucht er hau man wird braucht ö braucht ö bis bis man zum Schlaf kommt.

(Fällt noch was dazu ein, können Sie noch was erzählen?)

Des wo ist Lokal sicher wo is

(Ist doch kein Lokal! Halten Sie das für ein Lokal?)

Ja, ist auf Lokal.

(Gucken Sie genau hin!)

Ja

(Was ist nun da los?)

Ich sehe links, links war ein großer Anbau, ein großer Anbau und und wenn ich links geschlafen habe, habe ich links geschlafen, habe ich rechts geschlafen.

(Wie bitte?)

Jetzt habe ich rechts geschlafen.

(Was ist denn mit diesen Männern da, schlafen die auch? oder?)

Nein, die schlafen noch nicht.

(Was machen die denn?)

S das sehe ich noch der Schatten zum Ausdruck noch noch nicht, die ö die Geistesgegenwart fehlt, weil ich drüben, ich muß rübergehen, weil

(Wir gehen ja auch gleich ... Was meinen Sie mit dem Schatten?)

Ich bin rübergekommen von drüben, ich bin von ich bin von drüben rübergekommen.

(Ich bringe Sie ja gleich wieder zurück. Essen gibt es noch nicht. Es ist erst kurz vor halbsechs! Fällt Ihnen zum Bild sonst noch was ein?)
Das Gras, das Gras
(Sehen Sie, also doch kein Lokal! Im Lokal wächst ja schließlich kein Gras!)
Ja, es soweit ich mein Leben habe, nicht
(Hm?)
Weit(l?) ich mein Leben habe i i ich sehe mich auf der Fensterbank drauf, auf die drei Fenster, nicht wahr? drei Fenster
(Sie sagten, das wäre ein Lokal und jetzt sagen Sie mit Recht ...)
Links und rechts hatten wir
(Auf dem Bild ist Gras, also kann das kein Lokal sein!)
Links und rechts.
(Noch ein letztes Bild vielleicht?)
Ja.
(Zu Bild 10 des TAT — Kopf einer jungen Frau, an die Schulter eines Mannes gelehnt — Was ist da los?)
Vater und S. wieder Vater und Sohn, nicht wahr oder Vater und Sohn, ja, oder Frau und Mann
(Ja, und?)
Ist auch endü ist ja noch schwarz Tanzschule Schwarz habe ich kannt Tanzschule Eck
(Tanzschule Schwarz?)
Ja, ist das war ein guter Tänzer war das
(In Essen?)
Nein hm in Elberfeld.
(Was machen die beiden hier, können Sie was dazu sagen?)
Eine Wartehalle, z. B., eine ungefähr noch so viel Zeit, also, daß gerade im Moment richtig war, im im in hostanz (?) verwehrt noch bis bis Essen na fertig ist nicht.
(Sie wollen doch sicherlich jetzt essen oder nicht?)
Ja, ich wollte auch gar nicht hier rüberkommen, ich wollte drüben bleiben.
(Warum denn?)
Ich bin ja immer drüben, ich bin ja nie hier.
(Sie sind hierher gekommen, um ein paar Geschichten zu erzählen. Das tun Sie aber gar nicht! Z. B. möchten Sie eine Geschichte zu Bild 10 erzählen!)
Nein, tut man auch nicht.
(Warum denn nicht? Das könnten Sie doch!)
Nein.
(Das ist doch ein anregendes Bild hier!)
Nein, tut man nicht.
(Warum nicht? Dürfen Sie es nicht?)
Nein, weil man essen muß.
(Erst die Arbeit, dann das Essen!)
Nein.
(Möchten Sie nichts mehr erzählen?)
Nein.
(Fällt Ihnen nichts mehr dazu ein?)

Ja, wir haben die Hand, z. B. Hand Hand kann man Arbeit oder sonst was, sonst nicht.
(Was ist denn hier mit der Hand?)
Das ist das wichtigste, was der Mensch hat.
(Regt Sie die Hand hier noch zu einer besonderen Deutung an?)
Nein, sind ja fremde, sind fremde Menschen.
(Was tun die? Sind die traurig oder froh?)
Sprache, Sprache, Sprache nicht w weil Sprache ist Sprache
(Sprechen die denn miteinander?)
Ja, ja.
(Die sehen mir so ein bißchen stumm aus hier! Was denken sie?)
Ja, hier gemeinsam anzuhören, i ö ö vorher schlafen w wir erst mal. Ist ganz was anderes.
(Hm?)
ch ich ich we war nichts im Raum, jetzt ich an und für sich leicht geschlafen.

Sinnwörter-Umkreis zu „Bett"

(Zur Verdeutlichung der Sinnwörter — kursiv — gerafft.)
(Während der Besprechung der Lebensgeschichte.) „Drauf standen die Betten so gegenüber."
Vorher: Verbrecher — *Zuchthaus*,
Nachher: *Auto* — in die Anlagen *reingefahren*.

„Das fällt einem schwer, immer hier zu bleiben ... kann der *Arzt* auch gerade so bestimmen." (Sie hören keine Stimmen?)
„Nach dem Bett, vielleicht, daß ich nach dem Bett komme."
Vorher: *Kinder*
Nachher: (Was sagt die Stimme denn?) Daß, weil ich hier besser *schlafe;* ich *schlafe* hier besser —
zu Hause — einfach *geschlafen* — konnte aufstehen; alles fix und fertig — *Wurst, Lokal.*

(Welches Datum?) „Man sollte in diesem Zimmer noch ein Bett *aufstellen.*"
Vorher: *Leben* — Man braucht alles, man muß alles haben — berechnete *Person,* die dafür aufkommt — bevorzugt.
Nachher: Wenn man *schlafen* will — (TAT-Bild 12), das hab' ich ja nicht gemacht — vielleicht hab' ich selbst gemacht (Was ist los?) eine *Schattierung.*

(Hamburg-Wechsler-Test: „Überfall", Serie 2.) Die zwei Betten habe ich da *reingestellt.*
Vorher: „Nur *Lastwagen* gesehen, nur *gefahren* und Rheinisch-Westfälische Kalksteinwerke und nur *Lastwagen* — einfach *losgefahren*, habe ich nicht beobachtet. (Klappt es nicht?) Nee."
Nachher: „ ... sind die zwei spazieren gegangen, und ich *allein geschlafen* (Serie!)
Polizei — das schafft er, wenn er *Schnaps getrunken* hat. *Kotelette*, Pfannkuchen!"

(TAT-Bild 2) „War heute morgen einmal war auch *allein* im Bett,
 Vorher: In der *Anstalt* . . . wußte ich gar nichts davon.
 Nachher: Wußte auch nicht davon, wo ich war — Kuhlmann. Ich hatte selbst
 früher auch schon mal einen *G-Schreiber* getragen.

(TAT-Bild 5 — „Zimmerwirtin") Durch die Betten vielleicht . . . sie schauen . . .
Betten immer (Wie bitte?) Das eiserne Bett war mein Bett.
 Vorher: Kann ja sein, daß der Junge . . . lebt — ein *dunkles* Zimmer — eine
 Frau — auch *dunkel.* Habe ich noch nie habe ich noch nie.
 Nachher: *Arzt* hat das richtig vorgehabt mit uns beiden — und die ganzen —
 Blagen.

(TAT-Bild 5) Die Dinge . . . legte sich aber doch und die nächste *Person* noch ins Bett.
 Vorher: *Behandlung* — meine Mutter im Raum — *Lokal* — dritte Etage —
 fremd — Busen.

(TAT-Bild 7) Wie man mich hier im Bett gelegt hat.
 Vorher: Zu viel *Autos* — die ganze Straße — auf dem Bild.
 Nachher: (Was ist passiert?) Gegenwart, Zukunft, der *Arzt* hat abgelehnt.

Textprobe zu Waldemar G.

(Zu Bild 9 des TAT)
 Übungen.
(Was geschieht da?)
 Dort lebt man.
(Wer ist das denn?)
 Übungen.
(? — Was machen die da?)
 Die gehören geohrfeigt zu werden.
(Warum? Die tun doch nichts Schlimmes.)
 Ne, ich selber. (Schlägt sich dreimal) ohe wat soll ich tun.
(Warum schlagen Sie sich selbst? Sie sind doch ein braver Kerl.)
 Ja, ich freß'.
(Sie sind doch ein braver junger Mann.)
 Wa(?) Ich was leben, helfen.
(Was machen die da?)
 Draußen.
(Wie bitte?)
 Die stehen draußen.
(Die stehen doch nicht!)
 O leben, die leben
(Vielleicht sind sie schon tot, oder schlafen die nur?)
 Wenn dat sein würde . . .
(Was sind das für Leute?)
 Kinder
(Nein, gucken Sie bitte genauer hin!)
 Lichtpalast.

(Zu Bild 10 des TAT — Kopf einer jungen Frau, an die Schulter eines Mannes ge-
lehnt.)
    Lindenwirtin
(Die obere oder untere Gestalt?)
    Liegt ab (Wo?) g g g ö Gegend (?) geben im Geben (?) im Geben.
(Was macht denn die Lindenwirtin?)
    Macht eine Anekdotensache fertig.
(Mit wem zusammen?)
    Mit einer geruhevoll (?) neer (?) sau sau sau
(Wer ist die andere Person?)
    Ein Körper.
(Man sieht aber nur einen Kopf!)
    Magn (?) hundert Massen (hundert?) immer derselbe.
(Was machen die beiden auf dem Bild?)
    Kinder [1]
(Reden die miteinander oder schlafen die?)
    Die halten sich nachts auf.
(Oder wohnen sie miteinander?)
    Sie helfen sich.
(In welcher Hinsicht, wobei, wozu?)
    Am ein Gedächtnisstein.
(Geht das nicht besser? Sind die miteinander verwandt?)
    Durch einen Gerichtsvorbeschluß, nicht.
(Geschieden?)
    Gelebt, gelobend.
(Sonst noch was? Was denkt die?)
    Helf ich denen?
(Was denkt die andere Person?)
    Ich möchte nicht viel wissen.
(Die denken dann aber aneinander vorbei!)
    Ja, wir gehen über über über Lustbarkeiten.
(Tanzen die denn vielleicht zusammen?)
    Nein, ich werd' das schon
(Im Halbdunkel einer Bar?)
    Das säh man, das säh man
(Wie bitte?)
    Das könnte man sehen.
(Gute Idee!)
    Das liegt, das liegt
(Haben Sie daran gedacht, als Sie „Lustbarkeiten" sagten, daß die beiden tanzen
oder bin ich auf die Idee gekommen?)
    Beiderseits.
(Noch was?)
    Lesen müßte man.
(Warum?)
    Weil dann alles viel schöner wäre.

------

    [1] Vgl. S. 147, Zeile 3 von unten.

(Was, der Aufenthalt hier oder das Leben oder was?)
  Dann fühlte man ö Ruhe.
(Sind Sie denn innerlich so unruhig?)
  Ja, ich fli ich fliehe
(Wovor?)
  Vor Ungarn
(Meinen Sie Ungarn?)
  Ja
(Sie denken an die Flüchtlinge aus Ungarn, oder sind Sie selber aus Ungarn geflohen?)
  Nein
(Sie sind doch hier aus dieser Gegend, nicht?)
  Ja, auch nicht richtig
(Wo stammen Sie denn her?)
  Aus Wester ö oi Westin
(Wie bitte?)
  Aus West oi Westin
(Geboren und Wohnhaft in Essen! — Sollen wir das nächste Bild nehmen?)
  Hier in Göteburg
(Meinen Sie die schwedische Stadt? . . .)

(Zu TAT-Bild 6 — Spannung zwischen Sohn und Mutter):
  . . . Begrüßen täten die gern, aber Leben ist Leben an . . . Licht.
(Miteinander zu sprechen scheinen sie ja nicht, die beiden!)
  Ja, doch, im Geiste leben sie für irgendeinen höheren, höheres
(Für Gott?)
  Für Licht
(Also können sie sich im Geiste miteinander unterhalten! — Während dieser Frage
hebt G. nach Art der römischen Grußgeste die Hand und lehnt sich zugleich in seinen
Stuhl zurück.)
  Leben lassen . . .

(Zu TAT-Bild 7 — Vater und Sohn):
  Junge opferfreudige Lichtandacht.

Literatur

ACH, N.: Über die Willenstätigkeit und das Denken. 1905.
ALAJOUANINE, TH., et MOZZICONACCI: L'aphasie. Exp. scient. fr. 1948.
ANGYAL, L. v.: Über den subkortikalen Anteil der schizophrenen Sprachstörungen. Mschr.
  Psychiat. Neurol. 86, 137 (1933).
ARIETI, S.: Some aspects of the psychopathology of schizophrenia. Amer. J. Psychother. 8, 396
  (1954).
— Interpretation of Schizophrenia. New York: R. Brunner 1955.
BACHRACH, A. J., F. W. BANGHART, and E. G. PATTISHALL: Human behavior: Capacity,
  communication and control. Neuropsychiatry 4, 59 (1956).
BALKEN, E. R.: Psychological researches in schizophrenic language and thought. J. Psychol. 16,
  153 (1943).

BALKEN, E. R., and J. H. MASSERMAN: The language of phantasy: III. The language of the phantasies of patients with conversion hysteria, anxiety state, and obsessive-compulsive neurose. J. Psychol. **10**, 75 (1940).

BASH, K. W.: Lehrbuch der allgemeinen Psychopathologie. Stuttgart: G. Thieme 1955.

BATESON, G., D. D. JACKSON, J. HALEY, and J. WEAKLAND: Toward a theory of schizophrenia. Behav. Sci. **1**, 251 (1956).

BAY, E.: Sprache und Denken. Dtsch. med. Wschr. **87**, 1845 (1962).

BECKMANN, H.: Beitrag zur grammatischen Entwicklung der schriftsprachlichen Darstellung im Schulalter. Z. Pädag. Psychol. **28**, 264 (1927).

BERINGER, K.: Denkstörungen und Sprache bei Schizophrenen. Z. Neurol. Psychiat. **103**, 185, (1926).

BERZE, J., und H. W. GRUHLE: Psychologie der Schizophrenie. Berlin: Springer 1929.

BINSWANGER, L.: Schizophrenie. Pfullingen: Neske 1957.

BLEULER, E.: Lehrbuch der Psychiatrie. 9. Aufl., umgearb. v. M. Bleuler. Berlin-Göttingen-Heidelberg: Springer 1955.

BLONDEL, M.: Das Denken. München-Freiburg: K. Alber 1953.

BOBON, J.: Introduction historique à l'étude des néologismes et des glossolalies en psychopathologie. Liège: Vaillant-Carmanne 1952.

BODMER, F.: Die Sprachen der Welt. Dt. v. R. KELLER. 2. Aufl. Köln: Kiepenheuer & Witsch 1959.

BRADY, J. P.: Language in schizophrenia. Amer. J. Psychother. **12**, 473 (1958).

BROSIUS, C. M.: Über die Sprache der Irren. Allg. Z. Psychiat. Berlin: Hirschwald 1857.

BRUNOT, F.: La pensée et la langue. Paris: Masson & Cie. 1953.

BÜHLER, Ch.: Über die Prozesse der Satzbildung. Z. Psychol. **81** (1919).

BÜHLER, K.: Sprachtheorie. Die Darstellungsfunktion der Sprache. Jena: Fischer 1934.

BÜRGER, H.: Gedankenentzug, Sperrung, Reihung. Z. Neurol. Psychiat. **111**, 107 (1927).

BURKHARDT, H.: Das schizophrene Vorbeireden. Z. ges. Neurol. Psychiat. **145**, 99 (1933).

BUSEMANN, A.: Die Sprache der Jugend als Ausdruck der Entwicklungsrhythmik. Jena: Fischer 1925.

CAMERON, N.: Schizophrenic thinking in a problem solving situation. J. Ment. Sc. **85**, 1012 (1939).

— Experimental analysis of schizophrenic thinking. In: KASANIN: Language and thought in schizophrenia. Berkeley: Univ. Calif. Press 1954.

CARROLL, J. B.: The study of language. Cambridge: Univ. Press, Harvard 1953.

CASSIRER, E.: Philosophie der symbolischen Formen. I. Die Sprache. 2. Aufl. Oxford: Bruno Cassirer 1956.

CÉNAC, M.: Les glossolalies. Paris: Jouve 1925.

CHASLIN, P.: Éléments de séméiologie et cliniques mentales. Paris: Asselin et Housseau 1912.

CHAUCHARD, P.: Le langage et la pensée. Paris: Presses Universitaires de France 1958.

CLAUDE, H.: Troubles du langage dans la démence précoce et syndrome de Ganser. Le concours médical No. 15.

CONRAD, K.: Die beginnende Schizophrenie. Stuttgart: Thieme 1958.

DAL BIANCO, P.: Schizophasie et cybernétique. Étude de statistique linguistique. Acta neurol. belg. **57**, 937 (1957).

DELMOND, J.: Essai sur la schizophasie. Paris: E. Le François 1935.

DEMPF, A.: Die Hauptform mittelalterlicher Weltanschauung. Eine geisteswissenschaftliche Studie über die Summa. München u. Berlin: Oldenbourg 1925.

— Christliche Philosophie. Der Mensch zwischen Gott und Welt. Bonn: Buchgemeinde 1938.

DOBROGAJEFF, S.: Über Klassifikationsprinzip der Krankheiten der Sprache. Wissensch. Med. **9**, 151 (1922).

DODGE, R.: Die motorischen Weltvorstellungen. 1895.

—, und B. ERDMANN: Psychologische Untersuchungen über das Lesen auf experimenteller Grundlage. Halle: Niemeyer 1898.

DOMARUS, E. v.: The specific laws of logic in schizophrenia. In: KASANIN: Language and thought in schizophrenia. Collected papers, Univ. of Cal. Press 1944.

ERDMANN, B.: Logische Elementarlehre. 2. Aufl. Halle: Niemeyer 1907.

Ey, H.: Groupe des schizophrénies. Encyclopéd. méd.-chir., Psychiatr. Tme I, 37282, A 10, 1955.

Ferdiere, G.: Notes préliminaires sur les „Portmanteau words" de Lewis Carroll au cours de la schizophrénie. Acta neurol. belg. 57, 993 (1957).

Flegel, H.: Language disturbances in a schizophrenic, case study. Proc. 3rd World Congr. Psychiat. Montreal, Vol. II, Univ. of Toronto Press 1962.

Fleischhacker, H. H.: Über Sprachuntersuchungen an Schizophrenen. Vereinigg. Frankfurt. Neurol. Psychiat., Sitzg. 12. 6. 1929.

Forel, A.: Der Hypnotismus. 4. Aufl. Stuttgart: Enke 1902.

Fretet, J., et Mlle. Petit: Syntaxe d'une schizophasique. Ann. méd.-psychol. 1, 777 (1937).

Fucks, W.: Mathematische Analyse des literarischen Stils. Stud. generale, 6, H. 9 (1953).

— Gibt es mathematische Gesetze in Sprache und Musik? Umschau 57, H. 2 (1958).

Galant, S.: Die Neologismen der Geisteskranken. Arch. Psychiat. (D) 61, 12 (1920).

Gamillscheg, E.: Französische Bedeutungslehre. Tübingen: M. Niemeyer 1951.

Garcia, J. A.: Les troubles de langage. Paris: Masson & Cie. 1951.

Gehlen, A.: Der Mensch. 5. Aufl. Bonn: Athenäum 1950.

Gesell, A.: Wolf child and human child. New York: Harper 1941.

Giljarovskij, V. A., and J. Stuchlik: Prolegomena in the study of neophasias. II. On the psychology of neologism and neoglossias. Čsl. Psychiat. 54, 216 (1958).

Goldstein, K.: Language and language disturbances. New York: Grune & Stratton 1948.

Gomperz, H.: Weltanschauungslehre. 2. Bd. Noologie, 1908.

Gottschalk, L. A., G. C. Gleser, and G. Hambidge: Verbal behavior analysis. A.M.A. Arch. Neurol. Psychiat. 77, 300 (1957).

—, R. A. Daniels, and S. L. Block: The speech patterns of schizophrenic patients: a method of assessing relative degree of personal disorganisation and social alienation. J. Nerv. Ment. Dis. 127, 153 (1958).

—, C. G. Gleser, K. J. Spriger, St. M. Kaplan, J. Shanon, and W. D. Ross: Effects of perphenazine on verbal behavior patterns. A.M.A. Arch. Gen. Psychiat. 2, 632 (1960).

Grove, V.: The language bar. London: 1949.

Gruenbaum, A. A.: Z. Neur. 130, 385 (1930).

Gruhle, H. W.: Verstehende Psychologie. Stuttgart: Thieme 1948.

Guiraud, P.: La stylistique. Paris: Press. Universitaires de France 1957.

— L'argot. Paris: Press. Universitaires de France 1958.

— La grammaire. Paris: Press. Universitaires de France 1958.

— La sémantique. Paris: Press. Universitaires de France 1959.

Haase, H. J.: Amnestische Psychosyndrome im mittleren und höheren Lebensalter. Berlin-Göttingen-Heidelberg: Springer 1959.

— Das therapeutische Achsensyndrom neuroleptischer Medikamente und seine Beziehungen zu extrapyramidaler Symptomatik. Fortschr. Neurol. Psychiat. 29, 245 (1961).

Hanfmann, E.: Analysis of the thinking disorder in a case of schizophrenia. Arch. Neurol. Psychiat. 41, 568 (1939).

Heilbronner, K.: Über Agrammatismus und die Störung der inneren Sprache. Arch. Psychiat. 41, 653 (1906).

Hönigswald, R.: Die Grundlagen der Denkpsychologie. 2. Aufl. Berlin: Teubner 1925.

Hrbek, J.: Ein Versuch zur Deutung grundlegender physiologischer Mechanismen der Sprache und des Denkens vom Standpunkt der Lehre I. P. Pavlov's. Acta Iniv. palackian. olumucens. 2, 55 (1955).

Humboldt, W. v.: Über die Verschiedenheiten des Menschlichen Sprachbaues. Gesammelte Schriften, Bd. VI, 1 (Akademie-Ausgabe).

Hunt, W. A., and N. F. Jones: Clinical judgement of some aspects of schizophrenic thinking. J. Clin. Psychol. 14, 235 (1958).

Husserl, E.: Logische Untersuchungen. Bd. I, 2. Aufl. und Bd. II, 2. Aufl. Halle: Niemeyer 1913.

Jackson, H.: Aufbau und Abbau des Nervensystems. Berlin: Karger 1927.

James W.: The principles of psychology. Deutsch von Dürr 1909.

Jaspers, K.: Allgemeine Psychopathologie. Berlin: Springer 1948.

Jespersen, O.: Philosophy of Grammar. London 1924, [6]1951.

JOHNSON, W.: Language and speech hygiene. Gen. Semantics Monogr. No. 1 (2d. Ed.) Chicago: Institute of General Semantics, 1941.
— Studies in language behavoir. I. A. program of research. Psychol. Mongr. 56, No. 2 (1944).
JUDE, W. K.: Deutsche Grammatik. 7. Aufl. Braunschweig: G. Westermann 1958.
JUNKER, H. F. J.: Die indogermanische und die allgemeine Sprachwissenschaft. In: Festschrift für Wilhelm Streitberg, Heidelberg, 1924.
KAHLBAUM, K.: Die Katatonie oder das Spannungsirresein. Berlin: Hirschwald 1874.
KAINZ, F.: Psychologie der Sprache. 2. Aufl. Stuttgart: Enke 1954.
KANNER, L.: Irrelevant and metaphorical language Autism. Amer. J. Psychiat. 103, 242 (1946).
KANTOR, J. R.: An objective psychology of grammar. Bloomington: Indiana Univers. Publ. 2, 1952.
KAPELLER, L.: Das Schimpfbuch. Herrenalb: Erdmann 1962.
KASANIN, J. S.: Language and thought in schizophrenia. Berkeley and Los Angeles: Univers. Calif. Press 1954.
KLAGES, L.: Die Sprache als Quell der Seelenkunde. Zürich: Hirzel 1948.
KLEIST, K.: Aphasie und Geisteskrankheit. Münch. med. Wschr. 61, 8 (1914).
— Zur hirnpathologischen Auffassung der schizophrenen Grundstörungen. Zbl. Neurol. 56, 457 (1930).
— Gehirnpathologie. Leipzig: Barth 1934.
— Störungen des Denkens und ihre hirnpathologischen Grundlagen. Gegenwartsprobleme der psychiatrisch-neurologischen Forschung. Z. Neurol. 95, 681 (1940).
KORZYBSKI, A.: Science and sanity. Lancaster/Pa.: Science Press 1933.
— General semantics, psychiatry-psychotherapy and prevention. Abridgement Amer. J. Psychiat., Sept. 1941.
KRAEPELIN, E.: Über Sprachstörungen im Traum. Psychol. Arb. 5, (1910).
— und J. LANGE: Psychiatrie. Leipzig: Barth 1927.
KRAFT, W.: Wort und Gedanke. Bern u. München: Francke 1959.
KRAUS, K.: Die Sprache. 3. Aufl. München: Kösel 1956.
KREITLER, H.: Les bases psychologiques du langage des schizophrènes. Acta neurol. belg. 57, 950 (1957).
KRONFELD, A.: Lehrbuch der Charakterkunde. Berlin: Springer 1932.
KUSSMAUL, A.: Die Störungen der Sprache. Leipzig: Vogel 1877.
LACASSAGNE, J., et P. DEVAUX: L'argot du milieu. Paris: Michel 1948.
LAFFAL, J., L. D. LENKOSKI, and L. AMEEN: „Opposite speech" in a schizophrenic patient. J. abnorm soc. psychol. 52, 409 (1956).
LEISCHNER, A.: Sprachpathologie und Sprachtherapie in den Rheinischen Landeskrankenhäusern und Landeskliniken. Ärzt. Mitt. (Köln) 59, 413 (1962).
— Aufgaben der ärztlichen Sprachbehandlung. Öff. Gesundh.-Dienst 24, 96 (1962).
LIEBMANN, A., und M. EDEL: Die Sprache der Geisteskranken. Halle: Marhold 1903.
LORENZ, M.: Language behavior in manic patients. Arch. Neurol. Psychiat. 69, 14 (1953).
— Language as expressive behavior. Arch. Neurol. Psychiat. 70, 277 (1953).
— Expressive form in schizophrenic language. Arch. Neurol. Psychiat. 78, 643 (1957).
—, and ST. COBB: Language behavior in manic patients. Arch. Neurol. Psychiat. 67, 763 (1952).
— — Language behavior in psychoneurotic patients. Arch. Neurol. Psychiat. 69, 684 (1953).
MAIER, H.: Psychologie des emotionalen Denkens. 1908.
MAROUZEAU, J.: La linguistique ou science du langage. Paris: Geuthner 1950.
MARTY, A.: Über den Ursprung der Sprache. 1875.
MAUREL, H.: Essai critique sur la notion de glossolalie. Ann. méd.-psych. 118, 615 (1960).
MAYERS, and MAYERS, cit. n. LORENZ.
MESSER, A.: Empfindung und Denken. 2. Aufl. Leipzig: Quelle & Meyer 1924.
METTE, A.: Über Beziehungen zwischen Spracheigentümlichkeiten schizophrener und dichterischer Produktion. Dessau: Liebmann und Mette 1928.
— Bemerkungen zur Symptomatik und Theorie der Sprachverwirrtheit bei Schizophrenie. Psychiat., Neurol. u. med. Psychol. 7, 65 (1955).
MEYER, G., K. LEONHARD und K. KLEIST: Die paranoiden Schizophrenien auf Grund katamnestischer Untersuchungen. IV. Teil. Z. Neurol. Psychiat. 177 (1944).

Meyer-Eppler, W., und R. Luchsinger: Beobachtungen bei der verzögerten Rückkopplung der Sprache. Fol. phoniat. 7 (1955).

Miller, G. A.: Language and communication. New York-Toronto-London: McGraw-Hill Book 1951.

Näcke, P.: cit. n. Liebmann.

Niceforo, A.: Le génie de l'argot. Paris: Mercure de France 1912.

Ogle, C.: zit. nach Kussmaul.

Ossipow, W.: Verwirrtheit und sprachliche Inkohärenz. Psychiat., Neurol. u. exp. Physiol. 3, 1 (1923).

Otto, E.: Stand und Aufgabe der allgemeinen Sprachwissenschaft. 1954.

Owen, E. T.: Transact. of the Wisconsin Acad. XIV.

Panse, F.: Sprache als Bewegung. Arch. Psychiat. Neurol. 185, 423 (1950).

— Bericht zur neueren Entwicklung der Aphasieforschung in den USA. Nervenarzt 23, 105 (1952).

— Die Rückführung des Psychotischen auf funktionelle Grundvorgänge. Dtsch. med. Wschr. 87, 1593 (1962).

— Sprache, Sprechen, Denken und deren Störbarkeit. Neue dtsch. Hefte. H. 59, S. 203 (1959). Gütersloh: C. Bertelsmann.

—, G. Kandler und A. Leischner: Klinische und sprachwissenschaftliche Untersuchungen zum Agrammatismus. H. 48 Arbeit und Gesundheit. — Sozialmed. Schriftenreihe, Bundesmin. f. Arbeit. Stuttgart: G. Thieme 1952.

— und T. Shimoyama: Zur Auswirkung aphasischer Störungen im Japanischen. Arch. Psychiat. Nervenkr. 193, 131 (1955).

Perrot, J.: La linguistique. Paris: Press Universitaires de France 1957.

Pfersdorff, C.: Les catégories du langage aphasique et la dissociation schizophrénique. Ann. méd.-psychol. 93, 11 (1935).

Pfister, H.: zit. n. Kraepelin.

Piaget, J.: Le langage et la pensée chez l'enfant. Neuchâtel: Delacheux et Niestlé 1924.

Pick, A.: Die agrammatischen Sprachstörungen. Berlin: Springer 1913.

Pillsbury, W. B.: The Psychology of reasoning. 1910.

Piro, S.: Contributo allo studio della dissociazione semantica nel linguaggio schizofrenico. I. L'aumento dell'alone semantico. Acta neurol. Napoli 13, 392 (1958); III. La dispersione semantica. Acta neurol. Napoli 13, 485 (1958); IV. La dissoluzione semantica. Acta neurol. Napoli 13, 509 (1958); V. Caratteristiche generali del linguaggio semanticamente dissociato. Acta neurol. Napoli 13, 518 (1958).

— Semantica del linguaggio schizophrenico. Acta neurol. Napoli 1958.

Porzig, W.: Stand und Aufgaben der Sprachwissenschaft. In Festschrift für Wilhelm Streitberg, Heidelberg, 1924.

— Das Wunder der Sprache. 2. Aufl. Bern: Francke 1957.

Pottier, C.: Réflexions sur les troubles du langage dans les psychoses paranoides. Paris: Press. Universitaires de France 1930.

Poudéroux, J.: Remarques sur l'incohérence des propos de quelques aliénés. Bordeaux: Imp. Cadoret, 1929.

Prestwood, A. R.: zit. n. Lorenz.

Quercy, P.: Langage et poésie d'un aliéné. Encéphale 205 (1920).

Reiners, L.: Stilkunst. 3. Aufl. München: Beck 1950.

Revers, W. J.: Der thematische Apperzeptionstest. Bern-Stuttgart: Huber 1958.

Rohracher, H.: Einführung in die Psychologie. 3. Aufl. Wien: Urban u. Schwarzenberg 1948.

Rowland, L. W.: zit. n. Lorenz.

Ruesch, J.: Psychiatry and the Challenge of Communication. Psychiatry, 17, 1—18, Feb. (1954).

— Disturbed communication. New York: Norton 1957.

Rümke, H. C.: Die klinische Differenzierung innerhalb der Gruppe der Schizophrenien. Nervenarzt 29, 49 (1958).

Sahanek, O., und S. Novotny: Schizophasia traumatica. Lék. listy 9, 390—392 (engl. u. franz. Zusammenfassung 392) 1954.

Sanford, F. H.: Speech and personality. Psychol. Bull. 39, 811 (1942).

SCHILDER, P., und N. SUGAR: Seele und Leben. (Monogr. aus dem Ges. Gebiete der Neurol. u. Psychiatrie, Heft 35). Berlin: Springer 1923.

— — Zur Lehre von den schizophrenen Sprachstörungen. Z. ges. Neurol. Psychiat. 104, 689 (1926).

SCHLIESSMANN, A.: Der Mensch und sein Wort. Innsbruck: Rauch 1956.

SCHNEIDER, A.: Studien über Sprachstörungen bei Schizophrenen (Schizophasien). Z. ges. Neurol. Psychiat. 108, 491 (1927).

SCHNEIDER, C.: Beiträge zur Lehre von der Schizophrenie. II. Über Störungen der Sprache bei Schizophrenie. Z. ges. Neurol. Psychiat. 95, 623 (1925).

SCHÖNE, M.: Vie et mort des mots. Paris: Presses Universitaires de France 1951.

SCHWAB, H.: Die verworrenen Schizophrenien auf Grund katamnestischer Untersuchungen. I. Z. ges. Neurol. Psychiat. 182 (1949).

SECHEHAYE, C. A.: Essai sur la structure logique de la phrase. Paris: Champion 1926.

SÉGLAS, J.: Les troubles du language chez les aliénés. Paris: Rueff 1892.

SELZ, O.: Die Gesetze des gesunden Denkverlaufs. I, 1913.

SHANNON, C. E., and W. WEAVER: The mathematical theory of communication. Urbana: Univ. Illinois Press 1949.

SHEFFIELD, A. D.: Grammar and Thinking. New York: Putnam 1912.

SIGWART, C.: Logik. 1873/78.

SNELL, B.: Der Aufbau der Sprache. Hamburg: Claassen 1952.

SPOERRI, T.: Das Produktive an Ausdruck und Sprache Schizophrener. Mschr. Psychiat. 131, 49 (1956).

STAIGER, E.: Grundbegriffe der Poetik. Zürich: Atlantis-Verlag 1951.

STEINTHAL, H.: Einleitung in die Psychologie. 1881.

STENZEL, J.: Philosophie der Sprache. In: Handbuch der Philosophie, Bd. Staat und Geschichte. München und Berlin: Oldenbourg 1934.

STERN, C., und W. STERN: Die Kindersprache. 1927.

STERN, E.: Experimentelle Persönlichkeitsanalyse nach dem Murray-Test. Zürich: Rascher 1952.

STOCKERT, F. G.: Über Umbau und Abbau der Sprache bei Geistesstörung. Berlin: S. Karger 1929.

STÖRRING, G. E.: Besinnung und Bewußtsein bei Schizophrenie. Mschr. Psychiat. 124, 406 (1952).

STORCH, A.: Das archaisch-primitive Erleben und Denken der Schizophrenen. Springer: Berlin 1922.

STORZ, G.: Sprache und Dichtung. München: Kösel 1957.

STRANSKY, E.: Über Sprachverwirrtheit. Halle: Marhold 1905.

STUCHLIK, J.: Contribution à la Psychopathologie de l'expression verbale: les néophasie et les néographies. Acta neurol. belg. 57, 1004 (1957).

— Beitrag zur Klassifikation der sprachlichen Neoformationen. Neuro-psihijatrija (Zagreb) 6, 2 (1958). (Kroatisch, mit deutscher Zusammenfassung).

STURTEVANT, E. H.: Linguistic science, an introduction. New Haven: Yale Oxford 1947.

SULLIVAN, H. S.: The language of schizophrenia. In: KASANIN, J. S.: Language and thought in schizophrenia: Collected Papers. Univ. of California, 1944.

— The interpersonal theory of psychiatry. New York: Norton 1953.

TANZI, E.: I neologismi degli alienati in rapporto con i deliri cronici. Riv. sper. freniatr., 15, 352 (1889) u. 16, I (1890).

— und E. LUGARO: Trattato delle malattie mentali. Soc. ed. libr., Milano, 1923.

TEULIÉ, G.: La Schizophasie. Ann. méd.-psych. 89, 113 (1931), 89, 225 (1931).

THURZO, E. v., und J. v. FERENCZY: Psittazismus bei einem Fall von Dementia paralytica progressiva und dessen Differenzierung von der Verbigeration und Schizophasie. Psychiat. Neurol. Wschr. 1935, S. 136 u. 147.

TRAUGOTT, N. N., und A. S. CISTOVIC: Deutungsversuch der schizophrenen Sprachstörungen. Nevropat. i. t. d. 20, 31 (1951).

TUCZEK, K.: Analyse einer Katatonikersprache. Z. ges. Neurol. 72, 279 (1921).

URBAN, W.: Language and reality. New York: Allan a. U. 1939.

— Thinking and speaking. A symposium ed. by G. Révész, 1954.

VIGOTSKY, L. S.: Thought in schizophrenia. (Übersetzt von J. Kasanin.) Arch. Neurol. Psychiat. 31, 1063 (1934).

WARTBURG, W. v.: Einführung in Problematik und Methodik der Sprachwissenschaft. 1943.

WATSON, J. B.: Is thinking merely the action of language mechanisms? Brit. J. Psychol. 11, 87 (1920).

WEISGERBER, L.: Vom Weltbild der deutschen Sprache. 1. Halbband, Die inhaltsbezogene Grammatik. Düsseldorf: Schwann 1953.

WELLEK, A.: Das Problem des seelischen Seins. Leipzig: J. A. Barth 1941.

WERNER, H.: Einführung in die Entwicklungspsychologie. München: J. A. Barth 1953.

WHITE, W. A.: The language of schizophrenia. Arch. Neurol. Psychiat. 16, 395 (1926).

WHITEHORN, J. C., and G. K. ZIPF: Schizophrenic language. Arch. Neurol. Psychiat. 49, 831 (1943).

WINKLER, E.: Grundlegung der Stilistik. Bielefeld: Velhagen und Clasing 1929.

WUNDT, W.: Völkerpsychologie, Bd. I: Die Sprache. 2. Aufl., 2. Teil, 1904.

WYRSCH, J.: Der Geisteskranke und die Sprache. 2. Inter. Kongr. f. Psychiatrie in Zürich, 1.—7. 9. 1957.

Sachverzeichnis

Additional material from *Schizophasie in Linguistischer Deutung*
ISBN 978-3-540-03367-7, is available at http://extras.springer.com

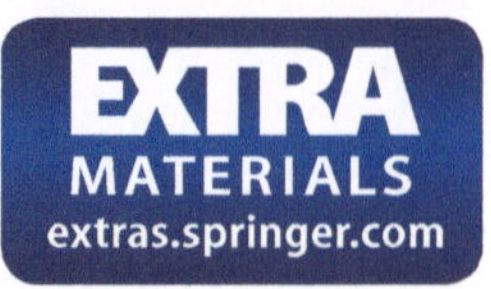